夢幻の空間

半側空間無視の
評価と治療の考え方

●編集 網本 和

Phantom of the Space
Assessment & Treatment for
Unilateral Spatial Neglect

HUMAN PRESS

人生よ，それが夢でなくて何であろう！ (Life, what is it but a dream!)

Lewis Carroll（ルイス・キャロル：1832 ～ 1898 年）
鏡の国のアリス（1865 年）より

Phantom of the Space
— Assessment & Treatment for Unilateral Spatial Neglect
(ISBN 978-4-908933-24-0　C3047)

Editor：Kazu Amimoto

2019. 9. 14　1st ed

ⒸHuman Press, 2019
Printed and Bound in Japan

Human Press, Inc.
167-1 Kawakami-cho, Totsuka-ku, Yokohama, 244-0805, Japan
E-mail : info@human-press.jp

序

　設計者の名にちなんでガルニエ宮とも呼ばれるパリのオペラ座には，地下深くに秘密の空間があって怪人が住んでいたという．Gaston Leroux（ガストン・ルルー：1868〜1927 年）が著したあまりにも有名な「オペラ座の怪人」である．原題は *Le Fantôme de l'Opéra* であり，英語では The Phantom of the Opera である．本書「夢幻の空間」の英語題名は，この顰に倣って The Phantom of the Space とさせていただいた．半側空間無視という決してまれではない徴候を示す人たちは，どのような空間に住んでいるのだろうか．単純に空間半分が失われて認知されるわけではないことは，多くの知見から明らかである．しかし，その全貌はいまだ十分には解き明かされているとはいえず，その性質は「夢幻」と呼んでも差し支えないのではないだろうか．

　1980 年，筆者が最初に着任したリハビリテーションセンター鹿教湯病院において，はじめて半側空間無視症例を担当した時の衝撃は忘れることができない．たいていの場合，右を向いていて重度な左片麻痺を合併していたためか，車いす上で麻痺側に傾斜し，座位保持も困難であった．その時，たいへん不思議に感じたことは，目を閉じると顔がまっすぐになることがあり，その場合には座位バランストレーニングが容易に行えることであった．長下肢装具を着用し，数カ月にわたり歩行練習を繰り返したところ，右向き傾向や線分抹消試験は改善したものの，最終的には日常生活の多くの部分に介助を要し自立にはいたらなかった．半側空間無視というのは，なんてたいへんな徴候なのだろう，というのが正直な感想であった．その後，多くの症例を担当するうちに，急速に改善する例もあり，バラエティに富んだ経過があることを知ったのであるが，その中でずっと抱いてきた疑問は「左側をみることができるのに無視するのは，なぜか」という

ことである.

　本書は,臨床的にきわめて重要な半側空間無視についての,理学療法士や作業療法士が行える評価と治療アプローチに焦点をあて,前述の「疑問」に可能な限り接近しようとする試みである.読者諸賢の批判的吟味によって進化することを期待し,さらにこの疑問の解決に多少の貢献ができるとすれば幸いである.

　2019年　　朱夏

網本　和

謝辞

　本書の出版にあたって,前著に引き続き筆の滞りがちな筆者を鼓舞し,精力的に文章校正を担当していただいたヒューマン・プレスの濱田亮宏氏に,深甚なる感謝を申し上げます.

目　次

第 I 章　序　論──夢幻の空間　　　　　　　　　──網本　和

第 1 節　プロローグ　*2*
第 2 節　半側空間無視の捉え方　*5*
第 3 節　治療的接近──プリズムアダプテーションのインパクト　*10*

第 II 章　半側空間無視の臨床像と評価

第 1 節　半側空間無視の特性と評価
1．机上評価の特性（適応・限界）──尾崎新平・吉弘奈央
- はじめに　*16*
- 代表的な机上評価　*17*
- その他の評価　*22*
- 包括的な机上評価─Behavioural Inattention Test（BIT）　*27*
- 机上評価の適応と限界　*28*
- 反応時間課題と新たな病態解釈　*29*

2．行動評価の特性（適応・限界）──沼尾　拓
- はじめに　*35*
- Catherine Bergego Scale（CBS）　*37*
- 主観的無視質問票（SNQ）　*40*
- Unawareness and Behavioral Neglect Index（UBNI）　*42*

3．姿勢動作の評価─バランスとの関連　──森下元賀
- 健常者における姿勢制御　*44*
- 半側空間無視症例における姿勢制御　*46*

● 半側空間無視症例における姿勢とバランス能力の特徴　*54*

第2節　半側空間無視の責任病巣とメカニズム

1. 責任病巣の歴史 ——松田雅弘

● 半側空間無視の責任病巣　*61*

● 病巣からみる半側空間無視への影響　*68*

● 半側空間無視サブタイプと病巣　*71*

● ネットワーク仮説における神経ネットワーク　*72*

2. メカニズムの仮説 ——渡辺　学

● はじめに　*75*

● 要素的メカニズム仮説と記憶・注意・表象の障害仮説　*76*

● なぜ無視するのか　*77*

● なぜ右半球優位なのか　*79*

● 半側空間とは何を指すのか　*83*

● その症状が常にあてはまるのか　*87*

● まとめ　*97*

第3節　半側空間無視の機能予後 ——藤野雄次

● 左半側空間無視の経過と予後　*104*

● 右半側空間無視の経過と予後　*106*

● 半側空間無視による機能的予後への影響　*108*

● おわりに　*112*

第 III 章　半側空間無視の関連症状

第 1 節　病態失認と半側空間無視 ——能登真一
- 病態失認の症状と発生率　*116*
- 病態失認の責任病巣とメカニズム　*120*
- 病態失認と半側空間無視の関係　*122*

第 2 節　半側身体失認・身体パラフレニアと半側空間無視 ——能登真一
- 半側身体失認の定義と解釈　*126*
- 半側身体失認の責任病巣とメカニズム　*128*
- 半側身体失認と半側空間無視の関係　*131*

第 3 節　Pusher 現象と半側空間無視 ——深田和浩
- はじめに　*137*
- Pusher 現象の発生頻度　*138*
- Pusher 現象と半側空間無視の合併率　*139*
- Pusher 現象の病巣　*139*
- Pusher 現象の回復過程と半側空間無視の影響　*142*
- Pusher 現象と半側空間無視の垂直性　*144*

第 IV 章　半側空間無視の治療アプローチ

第 1 節　半側空間無視の治療総論 ——藤野雄次
- 半側空間無視に対する治療の考え方　*154*
- 半側空間無視に対する治療　*154*
- 半側空間無視の治療効果　*157*
- まとめ　*160*

第2節　トップダウンアプローチ

1. 非侵襲的脳刺激アプローチ—経頭蓋磁気刺激（rTMS）・経頭蓋直流電気刺激（tDCS）

————万治淳史・和田義明・稲葉彰

- 半側空間無視に対する非侵襲的脳刺激　*163*
- 半側空間無視に対する非侵襲的脳刺激の方法と効果　*166*
- 慢性期の半側空間無視症例への経頭蓋直流電気刺激の適用
  —長期フォローアップの効果　*170*
- 今後の展望　*175*

2. ミラーアプローチ　——渡辺　学

- はじめに　*179*
- 正面（水平面上）に置いた鏡の使用　*179*
- 反転鏡の使用　*182*
- 矢状面上に置いた鏡の使用　*184*
- まとめ　*190*

第3節　ボトムアップアプローチ

1. プリズムアダプテーション（PA）・バーチャルリアリティ（VR）

————沼尾　拓

- プリズムアダプテーション　*192*
- バーチャルリアリティ　*199*

2. 体幹回旋　——志田航平

- はじめに　*207*
- 自己中心性無視と体幹回旋　*207*
- 物体中心性無視と体幹回旋　*210*
- 非空間性無視と体幹回旋　*212*
- 体幹回旋の介入研究　*215*
- 体幹回旋の可能性　*216*

3. 頸部電気刺激　——宮本真明

- はじめに　*220*

- 電気刺激の即時効果に関する報告　*223*
- 半側空間無視に対する視覚探索課題と電気刺激の併用効果に関する報告　*225*
- 臨床における電気刺激の活用方法　*227*

4. 振動刺激 ──廣澤全紀
- 振動刺激の特性　*229*
- 頸部振動刺激　*230*
- 半側空間無視症例への応用　*231*
- 頸部振動刺激の応用と禁忌　*233*

5. 直流前庭電気刺激（GVS）──國場　開
- はじめに　*235*
- 前庭刺激による半側空間無視への応用　*236*
- 半側空間無視に対する直流前庭電気刺激　*238*
- 4極性前庭直流電気刺激療法　*239*
- 自験例の紹介　*240*

第4節　リハビリテーションの実際

1. 座位バランス・立位バランス ──澤　広太
- 半側空間無視の座位・立位の特性　*245*
- 座位・立位バランス獲得のための一般的アプローチの原則　*246*
- 症例紹介　*247*
- 治療アプローチのまとめ　*255*

2. 歩行（装具療法を含む）──中村　学
- はじめに　*258*
- 症例紹介　*259*
- 介入前のリハビリテーション評価（25病日目）　*260*
- 治療経過および半側空間無視のサブタイプに対する評価　*263*
- 症例に対する介入方法と結果　*265*

第 V 章　症例提示

第 1 節　急 性 期

1. Pusher 現象に対する治療で半側空間無視の症状が改善した症例
——井上真秀

- はじめに　*272*
- 症例紹介　*273*
- 離床開始時のリハビリテーション評価（第 7 病日目）　*274*
- 非矯正化の座位姿勢と矯正した座位姿勢の観察（第 9 病日目）　*274*
- 介入内容　*275*
- 介入後のリハビリテーション評価（第 12 病日目）　*276*
- 考　察　*276*

2. 右被殻出血により左片麻痺と半側空間無視を呈した症例
——本村和也

- はじめに　*278*
- 症例紹介　*279*
- 統合と解釈　*283*
- 治療方針　*283*
- 治療経過　*283*
- 転院時の評価　*284*
- 考　察　*285*
- おわりに　*286*

第 2 節　回 復 期

1. 重度の注意障害と前頭葉症状を呈した半側空間無視症例 ——鈴木彩子

- はじめに　*288*
- 症例紹介　*288*
- 介入前のリハビリテーション評価（第 27 病日目）　*289*
- 神経心理学的検査①　*290*

- ●介入デザイン *291*
- ●結　果 *291*
- ●介入後とその後のリハビリテーション評価 *293*
- ●神経心理学的検査② *293*
- ●考　察 *293*
- ●おわりに *295*

2. さまざまな空間位置で左半側空間無視を呈した症例 ──田邉淳平

- ●はじめに *296*
- ●症例紹介 *297*
- ●画像所見 *297*
- ●初回評価におけるリハビリテーション評価 *298*
- ●治療経過①（第65病日目） *298*
- ●治療経過②（第92病日目） *304*
- ●治療経過③（第123病日目） *305*

3. Head Mounted Display（HMD）による介入で改善がみられた症例
──市川恭兵

- ●はじめに *307*
- ●症例紹介 *307*
- ●発症47日目および発症120日目のリハビリテーション評価 *307*
- ●Head Mounted Display（HMD）アダプテーションによる介入 *308*
- ●介入結果 *311*
- ●考　察 *313*

執筆者一覧

【編　集】

網本	和	首都大学東京 人間健康科学研究科

【執　筆】

網本	和	首都大学東京 人間健康科学研究科
尾崎	新平	関西電力病院 リハビリテーション部
吉弘	奈央	関西医療大学 保健医療学部 作業療法学科
沼尾	拓	社会医学技術学院 理学療法学科
森下	元賀	吉備国際大学 保健医療福祉学部 理学療法学科
松田	雅弘	順天堂大学 保健医療学部 理学療法学科
渡辺	学	北里大学メディカルセンター リハビリテーションセンター
藤野	雄次	順天堂大学 保健医療学部 理学療法学科
能登	真一	新潟医療福祉大学 リハビリテーション学部 作業療法学科
深田	和浩	埼玉医科大学 国際医療センター リハビリテーションセンター
万治	淳史	埼玉みさと総合リハビリテーション病院
和田	義明	玉川病院 リハビリテーション科
稲葉	彰	関東中央病院 神経内科
志田	航平	埼玉医科大学 国際医療センター リハビリテーションセンター
宮本	真明	渕野辺総合病院 リハビリテーション室
廣澤	全紀	東京都リハビリテーション病院 理学療法科
國場	開	埼玉みさと総合リハビリテーション病院
澤	広太	竹の塚脳神経外科リハビリテーション病院 リハビリテーション部
中村	学	東神奈川リハビリテーション病院 リハビリテーション科
井上	真秀	埼玉医科大学 国際医療センター リハビリテーションセンター
本村	和也	三宿病院 リハビリテーション科
鈴木	彩子	河北リハビリテーション病院 セラピー部
田邉	淳平	倉敷リハビリテーション病院 リハビリテーション部
市川	恭兵	新座病院 リハビリテーション科

（執筆順）

口絵 1

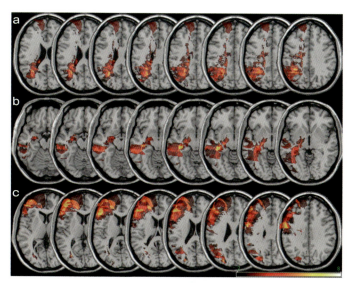

図 1-2-4　半側空間無視のタイプと病巣 (文献 6) より転載；p8 参照)
a：下頭頂葉・縁上回：線分二等分試験・読みでの文字見落とし→知覚性無視
b：側頭葉海馬傍回：複合語の読み障害→対象・物体中心の無視
c：下前頭回・背外側前頭皮質→抹消試験での無視・探索・運動性無視

口絵 2

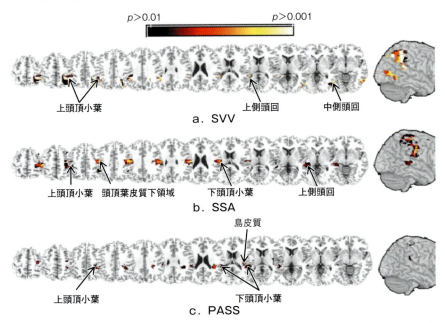

図 2-1-26　主観的視覚垂直（SVV），主観的正中定位（SSA）の偏倚，脳卒中姿勢評価スケール（PASS）の点数が低い症例における病巣の特徴
（文献 19）より転載；p58 参照）

　Voxel-based Lesion-Symptom Mapping（VLSM）法による病巣の描出．なお，VLSM 法はある症候を示す症例と示さない症例の大脳病変の特徴を統計学的に検定し，症候に特徴的な病変があるかどうかを検出する手法である．

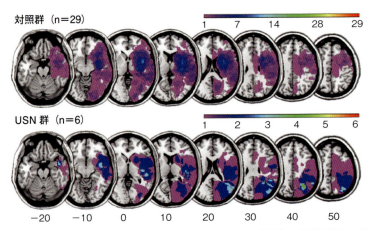

図 2-2-3　半側空間無視（USN）の有無での右半球損傷で損傷部位の比較
（文献 16）より転載；p66 参照）

　右半球損傷で USN が生じなかった対照群と USN が生じた USN 群の損傷領域の比較研究である．USN 群において視床から頭頂葉（後部）にかけて広範囲の脳損傷領域が確認できる．

口絵 3

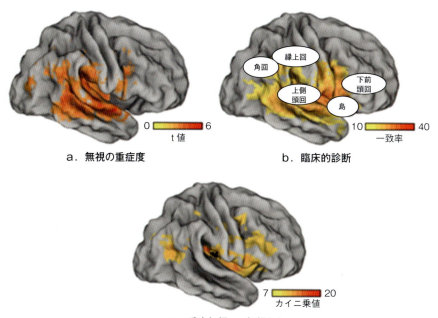

a. 無視の重症度

b. 臨床的診断

c. 重度無視 vs 無視なし

図 2-2-14　半側空間無視患者の皮質損傷部位（文献 53）より転載；p93 参照）
　無視の重症度に一致した損傷領域（a），無視と診断された症例での損傷領域（b），重度無視症例群と無視なし群との比較で有意差のあった領域（c）のいずれにおいても皮質損傷領域は類似しており，上側頭回や下前頭回といった腹側領域が含まれる

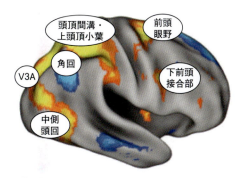

図 2-2-15　背側注意ネットワーク（文献 34）より転載；p94 参照）
　背側前頭頭頂領域（頭頂間溝-前頭眼野）は，空間位置に基づく視覚刺激に注意を向ける．頭頂間溝と上頭頂小葉では身体中心参照枠および刺激中心参照枠がコード（反応）されているが，同側空間の表象マップは含まず対側空間のみをコード（反応）している．左右大脳半球のいずれにも存在し，健常な状態では左右半球が相互に作用して均衡を保っている

口絵 4

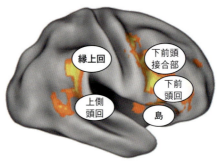

図 2-2-16 腹側注意ネットワーク（文献 25）より転載；p95 参照）
　腹側前頭頭頂領域（側頭頭頂葉接合部-上側頭回-前頭葉腹側部）は，非空間性注意の脳内マップを含み，注意の再定位，行動関連刺激（目標発見，覚醒）で活動する．このネットワークは，右半球に側性化されている．これらの領域は，USN の主要な病巣部位と一致する

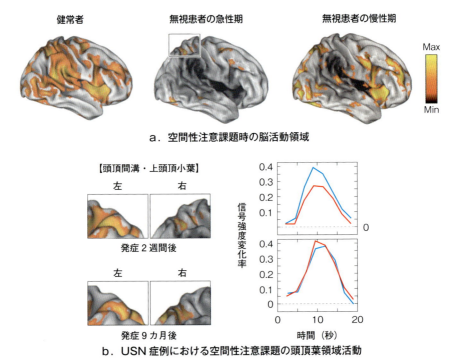

図 2-2-17 右半球損傷による半側空間無視（USN）症例の脳活動部位
　　　　　　（文献 50）より転載；p96 参照）
　右半球での活動低下の結果，急性期患者では頭頂間溝と上頭頂小葉における活動に大きな不均衡が生じる（b 上段）．この不均衡は慢性期で正常化する（b 下段）．a の影の部分は損傷部位

口絵 5

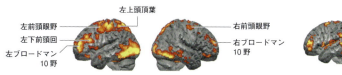

a. 急性期Ⅰ時点でのPPCとの全脳機能的結合性

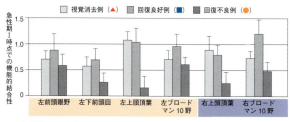

b. 急性期Ⅰ時点でのPPCとの連結—視空間注意障害の特性による群間比較

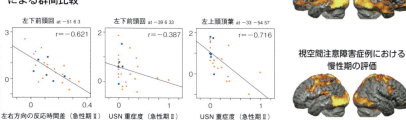

c. 急性期Ⅰ時点での神経結合と急性期Ⅱ時点でのUSNとの関連

d. 急性期Ⅱと慢性期における全脳機能的結合性

図 2-3-1　視空間注意障害症例における急性期Ⅰでの右後部頭頂皮質（PPC）の機能的結合性（p105 参照）

a：視空間注意障害症例〔視覚消去例，半側空間無視（USN）回復例，USN 回復不良例〕の右 PPC との全脳機能的結合は，主に左前頭前野および左上頭頂葉に認めた．そして，右前頭前皮質と比較的少ない関連がみられた

b：USN 回復不良例では，右 PPC と左上頭頂葉との連結（頭頂葉間結合）が有意に低下していた

c：急性期Ⅰでの右 PPC と左前頭前野および左上頭頂葉との神経結合は，急性期Ⅱ時点での USN 重症度，すなわち USN の早期回復を予測した（中央図・右図）．また，右 PPC と左前頭前野の関連性は，急性期Ⅱ時点での左右方向に対する反応時間の左右差の大きさとも負の相関を示した（左図）．このことは，これらの領域が急性期における USN アウトカムの予測因子として有用であることを示唆している

d：健常者の結合パターンは右側に側性化しており，脳卒中コントロール例ではばらついていた．一方，視空間注意障害症例では右 PPC と左前頭前野および左頭頂部に著明な神経結合があり，この特定のパターンは急性期Ⅱと慢性期にも持続していた

口　絵　6

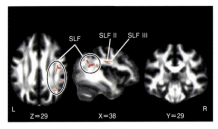 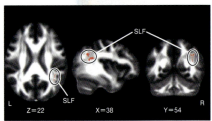

　　a．亜急性期の神経ネットワーク　　　　　b．慢性期の神経ネットワーク

図 2-3-2　白質損傷と半側空間無視（USN）重症度との関連（文献 2）より転載；p106 参照）

a：USN 重症度と右の上縦束（SLF）Ⅱ・Ⅲ損傷との関連性があった
b：慢性期 USN の重症度は SLF Ⅱ・Ⅲがともに走行する SLF の後部と関連していた

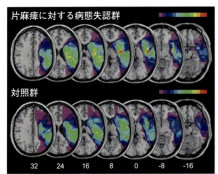 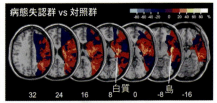

　a．病態失認群と対照群の病変プロット　　b．病態失認群から対照群を減算した病変プロット

図 3-1-2　病態失認の責任病巣（文献 11）より転載；p121 参照）

口絵 7

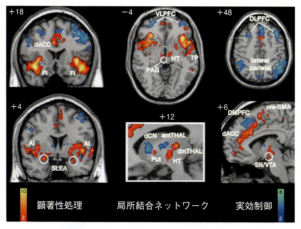

図 3-2-3　顕著性ネットワークと実行制御ネットワーク
（文献 19）より転載；p133 参照）

　dACC：前帯状皮質背側部，FI：眼窩前部島皮質，PAG：水道周囲灰白質，HT：視床下部，TP：側頭極，VLPFC：腹側外側前頭前野，lateral parietal：背側頭頂葉，AI：前部島皮質，SLEA：扁桃体レンズ核下部，dCN：背側尾状核，ant THAL：前部視床，Put：被殻，dmTHAL：背内側視床，DMPFC：背内側前頭前皮質，Pre-SMA：前補足運動野，SN/VTA：黒質/腹側被蓋野

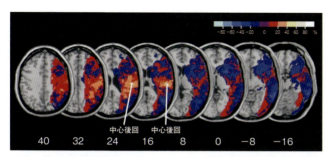

図 3-3-2　右大脳半球損傷に伴う Pusher 現象例の脳画像の重複領域
（文献 20）より転載；p140 参照）

口　絵　8

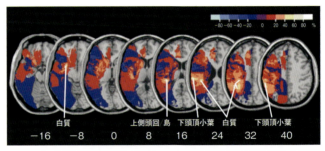

図 3-3-3　左大脳半球損傷に伴う Pusher 現象例の脳画像の重複領域
（文献 20）より改変転載；p140 参照）

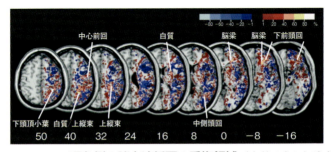

図 3-3-4　Pusher 現象例の脳血流低下の重複領域（文献 21）より改変転載；
p141 参照）

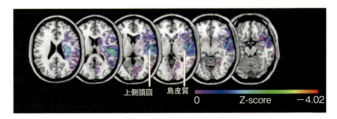

a．右大脳半球損傷に伴う Pusher 現象例

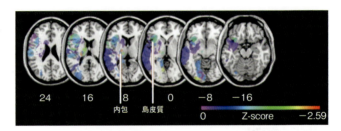

b．左大脳半球損傷に伴う Pusher 現象例

図 3-3-5　Pusher 現象例の脳損傷部位の重複領域（文献 22）より改変転載；
p141 参照）

第Ⅰ章

序論
夢幻の空間

網本 和

第1節 プロローグ

「道（1954年）」「8 1/2（1963年）」などの傑作を世に送りだした著名な映画監督であるFederico Fellini（フェデリコ・フェリーニ：1920～1993年）は，晩年，右脳梗塞（側頭-頭頂葉領域）を発症し，左半側空間無視（USN：Unilateral Spatial Neglect）症状を示した[1]．彼は，図1-1-1に示すように「自転車に乗った女性」を記憶から描いたが，左前輪のスポーク，人物の左側が欠落していた．Felliniは友人に対して，「*私の精神はかつてないほど素早く過ぎていくのに，身体のほうは，もはや私には従わず，まるで誰かほかのものに囚われているかのようだ*」と話していたことから，彼は自分の片麻痺，左空間の認識が不十分であることを概念的・意味的に理解していたという．特に無視性難読症と外空間の無視は顕著であったが，表象空間と自己身体に対する無視は認めなかったのである．この症例報告では，USNにさまざまなタイプが存在し，必ずしもすべてが同時におかされるというわけではないこと，すなわち障害されるタイプの乖離（dissociation）が起こりえることが述べられている．Felliniに関する報告は，

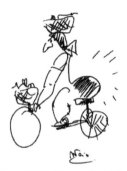

図1-1-1　発症後20日時点での自発画（文献1)より転載）

USN という臨床症状の理解と対応が一筋縄ではいかないことを強く示唆しており，症例はあたかも「夢幻の空間」にたたずんでいるかのようである．ここではそのような複雑性に接近し，症候の発見から現在の課題までを辿ることとしたい．

Brain[2] は「右大脳半球に関連した視覚的定位障害（visual disorientation）」を示した6症例を報告した．この論文こそ今日，USN 研究において今なおその輝きを失っていない記念碑的論文である．Brain[2] は，6症例を3症例ずつ2つのグループに分け報告している．第1のグループは，脳損傷と反対側の半側視野に限局した視覚的定位障害を示す3例で，ケース1は外傷による左頭頂葉損傷で失語，失書および着衣に対する失行を伴っていた．ケース2は，髄膜腫による右頭頂葉障害例で，左空間の絶対的・相対的距離の把握が困難であった．ケース3は，膠芽腫による右側頭葉障害例で，腫瘍摘出後左下4分の1半盲を呈し，左空間にある物体を発見できず，閉眼でも探索できなかった．このように左右半球いずれの障害でも物体を視覚的に定位することが困難となることから，半球間の優位性は認められないと述べた．

一方，第2のグループは，道順を発見する際に左右の区別が困難となる症状を示す3例で，ケース4は膠芽腫による右頭頂−後頭葉領域障害例で左に曲がる代わりに右に曲がってしまい，寝室から居間に行けず右回りで食堂に到着してしまった．また着衣動作が困難で，左胸ポケットにハンカチを入れて，それを目印にしてなんとか着られるようになっていた．ケース5は，高血圧性脳出血による右半球後方損傷例で，道順発見が困難であり，両手の触覚失認と軽度の左不全麻痺，左同名半盲を伴っていた．ケース6は，左手利きの脳膿瘍による右頭頂後頭葉損傷（術後）例で，左に曲がる代わりに右に曲がってしまい目的の部屋に行くことが困難であり，歩行では右寄りになる症状を呈していた．失読失書と観念失行を伴っていた．これらの観察結果から，（利き手にかかわらず）右頭頂葉損傷は外空間の左半側の無視をもたらし，道順では左よりも右を選択させるという誤りを惹起することを指摘した．こうしてみると，Brain[2] の報告した症例には

脳梗塞例はいないこと，右手利きだけでなく左手利きも含み，第1のグループでは左半球損傷例も含まれていたことなど，多彩な病変を扱っていたことが示されている．現在では，責任病巣に加えて機能的ネットワーク論がその説明概念として有力視されるなか，「右頭頂葉損傷」と「外空間の左半側無視」の関係の特異性にはじめて言及したことの意義は大きい．さらに，今日の USN の臨床症状でのほとんどの課題がすでに指摘されている点も注目すべきものといえよう．

　USN の臨床症状として，花の絵の模写では病巣と対側の部分が欠落する．線分や文字の抹消試験では病巣と同側からはじめて対側空間にたどりつかず，完全には抹消できない．車いす自走では，病巣と同側へ偏倚し，ドアをとおり抜ける時に対側をぶつける，あるいは食事の際，自分の病巣と対側（右半球損傷では左空間）のおかずに気づかないか，気づいても食器の相対的な病巣と対側のものを食べ残すといったことが起こる．臨床的には，左半球損傷による「右 USN」症例も少なからず存在するが，これ以降は右半球損傷による「左 USN」に関して，さまざまな基礎的・臨床的視点からの研究について概観する．

● 文 献 ●

1) Cantagallo A, et al：Preserved insight in an artist with extrapersonal spatial neglect. *Cortex* **34**：163-189, 1998

2) Brain WR：Visual disorientation with special reference to lesions of the right cerebral hemisphere. *Brain* **64**：244-272, 1941

第2節

半側空間無視の捉え方

USN に関心を示した研究者たちは，まずこの徴候をどのように捉えていくか，そしてなぜ起こるのかという点に焦点をあててきた．評価方法は，大別すれば机上評価（花の絵，線分二等分試験，線分抹消試験など）と行動評価〔Behavioural Inattention Test（BIT），Catherin Bergego Scale（CBS）など〕および自己身体に関する意識・認知課題〔主観的正中認知課題（SSA：Subjective Straight Ahead），Fluff test など〕になる．ここでは臨床的に頻用される「線分二等分試験」について触れておきたい．

線分二等分試験では，通常 200 mm 程度の長さの線分において症例は，あまり悩まずに真の中点から右寄りに印をつける．この現象は，石合[1] が指摘しているように「無視患者は右半分しかみていないので，右端から4分の1のところに印をつける，という単純な話ではない」と考えられている．Ishiai ら[2] は，同名半盲を示す脳血管障害21例（右視野障害8例，左視野障害で無視症状のないもの5例，無視症状を示すもの8例）および10名の健常者を対象として，150 mm と 200 mm の線分二等分試験を行い，同時にアイカメラ装着にて注視点の推移を記録した．**図1-2-1** は，その注視点軌跡の代表的なサンプルである．**図1-2-1** において縦軸のCは中点，Rは右端，Lは左端を示し，横軸は時間経過（秒）で，USN を有する症例では最初に注視した点からいったん右に移動するが，左方への移動は起こらず，そのまま最初の点に落ち着き，結果として「二等分点」は右寄りに定位されることを示している．この結果の解釈として，石合は「注視した点より右側の注意が向いた範囲と同じ長さだけ左方にも伸びた線分をみているのではないか」と指摘している．この現象は実際の症例において，いったん右に注視すると，そこから離れて左方へ向かうことが困難に

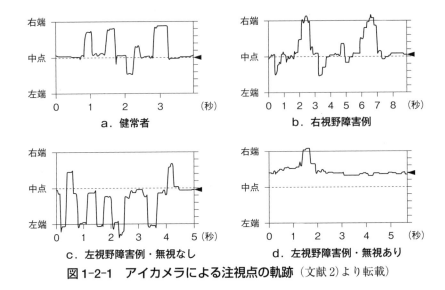

図1-2-1 アイカメラによる注視点の軌跡 (文献2)より転載)

なるという臨床的経験とよく一致する．このような注視パターンに加え，症例が依拠する空間がどこか，あるいは準拠する認知的フレームは何か，ということが事態を複雑にする．

重症な左USN症例は右を向いていることが多く，症例の正面から「こっちを向いてください」と声をかけると，かえって右後方を向くことさえ起こる．このような判断の基準あるいは認知的準拠枠（frame of reference）は，どこにあるのだろうか．Karnathら[3]は，4例の視野障害のない（左視野での二重同時刺激による消去現象はあり）USN症例を対象として，図1-2-2上段に示すような頭部と体幹の位置が異なった条件でサッケード反応時間を用いて検討した．図1-2-2において，条件Ⅰは頭部と体幹がともに正中位，条件Ⅱは体幹が左へ15°回旋位，条件Ⅲは体幹が右へ15°回旋位，条件Ⅳは頭部が左へ15°回旋位，条件Ⅴは頭部が右へ15°度回旋位となる条件である．その結果，条件Ⅱすなわち体幹が左へ15°回旋位において左視野での反応時間が減少したことを報告し（図1-2-2下段左），症例の身体表象の自己中心性座標は体幹の向きに依存していることを示した．杉本ら[4]も，単一症例において歩行が監視レベルの時点で，同様な結

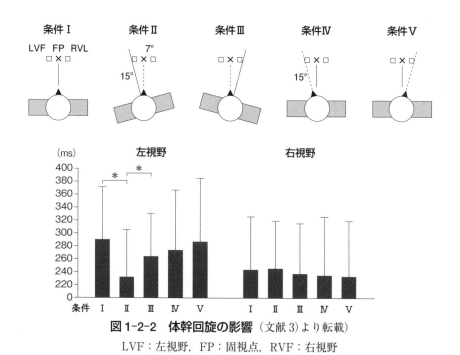

図1-2-2 **体幹回旋の影響**（文献3)より転載）
LVF：左視野，FP：固視点，RVF：右視野

果を線分二等分試験において報告している．このことは左USN症例の回復過程のある時期において，体幹の向き（回旋）を調整することで無視症状に影響を及ぼす可能性を示しており，たいへん興味深い．なぜなら，頭部・顔面が右向き症例に対しては，「顔」を左に向かせようとすることが臨床的には通常行われているが，むしろ体幹を左に回旋する（相対的に顔面は右に位置する）ことが有効な場合があるためである．

Rodeら[5]は空間の位置，そして無視の起こるモダリティ（様相）によりUSNのサブタイプがあることを論じている（**図1-2-3**）．すなわち，USNを捉えていこうとする場合は，「半側空間」とは何か，ということが重要となり，課題の性質，身体を中心とするか，対象を中心とするかなどが論点である．Verdonら[6]は，80例の亜急性期の右半球損傷例（25例はUSNなし，16例は重度，39例は軽度から中等度USNを示す）を対象として，検出課題の性質と病巣との関係を分析した（**図1-2-4**）．その結果，

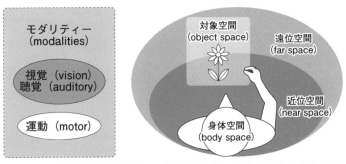

図1-2-3　半側空間無視（USN）のサブタイプ（文献5）より転載）

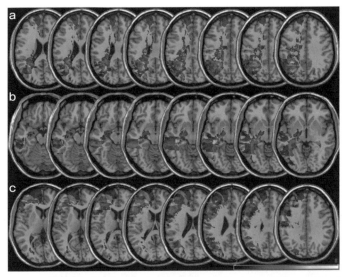

図1-2-4　半側空間無視のタイプと病巣（文献6）より転載；口絵1参照）
　　a：下頭頂葉・縁上回：線分二等分試験・読みでの文字見落とし→知覚性無視
　　b：側頭葉海馬傍回：複合語の読み障害→対象・物体中心の無視
　　c：下前頭回・背外側前頭皮質→抹消試験での無視・探索・運動性無視

知覚・視空間要素の障害には下頭頂小葉が，探索・視運動要素障害には背外側運動前野が，対象中心性の障害には側頭葉深部病変が関係することを報告した．一方，Spaccaventoら[7]は130例のUSN例を空間位置で分析し，そのサブタイプと日常生活活動（ADL：Activities of Daily Living）

の自立度との関係を論じている．彼らは，身体無視（personal neglect）を「櫛・眼鏡・髭剃りの使用の対称性」で判断し，近位（周辺）空間無視（peripersonal neglect）を「抹消試験，文章の読み課題」で，遠位（外）空間無視（extrapersonal neglect）を「お茶をいれる，カードを配る，部屋の様子を述べる」という課題に対する反応で分類し，それぞれ46%・69%・68%の出現率（重複あり）であったことを示し，近位（周辺）空間無視および遠位（外）空間無視のタイプが有意にADLを低下させることを報告した．

　以上のように，USNはさまざまな神経解剖学的基盤を有し，また与えられる課題の性質，空間位置などによっても異なった様態をみせる．したがって，このような多様性を念頭において治療アプローチを構築する必要があると考えられる．

● 文 献 ●

1) 石合純夫：失われた空間―半側空間無視を考える．高次脳機能研究　**34**：273-280, 2014
2) Ishiai S, et al：Visuospatial processes of line bisection and the mechanisms underlying unilateral spatial neglect. *Brain*　**112**：1485-502,1989
3) Karnath HO, et al：Trunk orientation as the determining factor of the 'contralateral' deficit in the neglect syndrome and as the physical anchor of the internal representation of body orientation in space. *Brain*　**114**：1997-2014, 1991
4) 杉本　諭，他：体幹左回旋により見かけ上の右無視（左偏位）を示した左半側無視の1例―線分2等分での検討．失語症研究　**15**：209-214, 1995
5) Rode G,et al：Semiology of neglect：An update. *Ann Phys Rehabil Med*　**60**：177-185, 2017
6) Verdon V, et al：Neuroanatomy of hemispatial neglect and its functional components：a study using voxel-based lesion-symptom mapping. *Brain*　**133**：880-894, 2010
7) Spaccavento S, et al：Effect of subtypes of neglect on functional outcome in stroke patients. *Ann Phys Rehabil Med*　**60**：376-381, 2017

第3節

治療的接近
―プリズムアダプテーションのインパクト

　USN は，リハビリテーションにおいて深刻な阻害因子であることはよく知られており，前述の評価方法の研究と同時に，その治療的接近についても当初より研究が進められてきた．Robertson ら[1] は USN に対する治療アプローチモデルとして，非特異的刺激，ボトムアップ刺激，トップダウン刺激，抑制的過程の操作，覚醒メカニズムの操作を呈示した．これらのうちトップダウン刺激とは，脳機能そのものに刺激を与える方法で，磁気刺激法などが該当する．また，ボトムアップ刺激とは抹消からの入力変容を重視するもので後述するプリズムアダプテーション（PA：Prism Adaptation）などがあげられる．Luauté ら[2] は，1962～2006 年の間の116論文から基準に合致した54論文についてのシステマティックレビューを報告している．その結果，最終的に①機能的レベルでの視覚走査トレーニング，②四肢の活性化，③イメージトレーニング（mental imagery），④注意維持トレーニング，⑤フィードバックトレーニング，⑥感覚刺激，⑦アイパッチング，⑧PA について論じている．ここで視覚走査トレーニング（Weinberg ら[3]）とは，パネル上で右から左に点灯してゆくボタンに対して指標を追視し，かつ上肢をその指標に合わせて動かすという課題であり，症例自らの運動を伴うことが特徴である．また，mental imagery とはイメージトレーニングを適用した方法であり，Smania ら[4] の報告が知られている．この方法は**図 1-3-1** に示すように，検査者がある特定の肢位を提示し，直後症例はその肢位をイメージする．その後，上肢の形と関係を口述する，という手続きによって行われるものである．

　これらの報告から Luauté ら[2] は，4～6 週間の効果を示すのは視覚走査トレーニング（VST：Visual Scanning Training），および VST に加えて

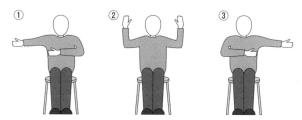

図 1-3-1　メンタルイメージトレーニング（mental imagery training）
（文献 4）より転載）

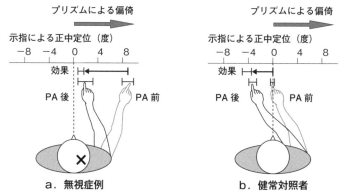

図 1-3-2　プリズムアダプテーション（PA）（文献 5）より転載）
身体中心を指示する課題．Pre-test は閉眼で施行

体幹回旋，VST に加えて頸部振動刺激，イメージトレーニング，ビデオフィードバックトレーニング，そして PA であったと指摘している．

Rossetti ら[5]は，16 例の回復期で持続的な左 USN を示す症例を対象に，右へ 10°偏光するプリズムゴーグルを着用して目標にリーチする課題を 50 回行ったところ，**図 1-3-2** に示すような体幹の正中位を認知する課題において，プリズム前は右方向へ偏倚していた点が左側へシフトすることを示した．このような効果は，模写試験などの短期的な神経心理学的課題の改善をもたらすだけでなく，長期的な無視症状の改善にも寄与するという．この課題では，症例は右側にみえているが，実際には正中位の指標へと手を伸ばすことになり，指標に対して相対的に左空間へと上肢運動を行うことになる．その後，図形模写での USN 症状の改善が即時的にも 2 時間後

でも示され，さらに車いす操作時間の短縮など，他の課題にも般化が認められたという．

　PA のインパクトは大きく，この後，多数の研究報告がなされている．さらに，この PA は，左側空間を無視している症例に「右へ偏光」する，すなわち視野を右方向へ偏倚させて，その状態の中で上肢運動を伴う目標到達課題であるという点でユニークである．すなわち，左を無視しているから左方向へ注意を喚起するのではなく，逆に右方向へシフトしているので，より困難な状況（いわば逆境）で適応を求める課題なのである．この結果，プリズムを外した後に生起する効果（after effect）が期待できることになる．従来の方法，例えば後頸部電気刺激などでは，その刺激中の効果（online effect）は得られるが，取り去った後は，その影響は急速に減衰することが知られており，外的な装置を装着したままでは日常生活を送ることは困難であることを鑑みると ADL に汎化できる可能性において PA の重要性が理解できる．Azouvi ら[6] は，USN のリハビリテーションに関する研究において，37 編のランダム化比較試験を分析し（12 編のボトムアップアプローチ，12 編のトップダウンアプローチ，1 編の半球間相互補完アプローチ，12 編の複合的アプローチ），いくつかの有効な報告はあるものの依然として，方法論の質的不十分さ，サンプルサイズの小ささなどが課題であると報告している．とりわけ，その効果判定のために「無視現象」を把握するための「机上検査」を用いている一方で，ADL の指標として Functional Independence Measure（FIM）などの一般的な（USN に特異的でない）評価を用いていることが，USN 症例の実際的な生活へのリハビリテーションの影響を議論できない要因であると指摘している．

　以上のことから，USN に対する治療アプローチを症例の視点からまとめたものが**図 1-3-3** である．縦軸は USN の起こるレベルを示しており，いわゆる機能障害レベルを「USN 現象」とし，能力障害レベルを「USN を呈する症例」とした．すなわち適用する治療アプローチが何をターゲットにするかという実践的な観点を記述した．一方，横軸はその対象者がど

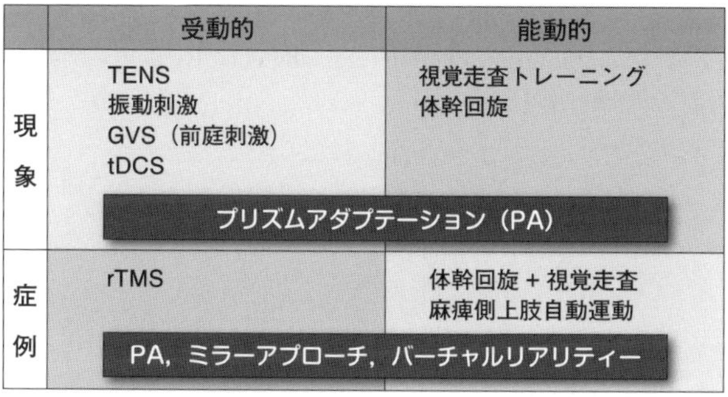

	受動的	能動的
現象	TENS 振動刺激 GVS（前庭刺激） tDCS	視覚走査トレーニング 体幹回旋
	プリズムアダプテーション（PA）	
症例	rTMS	体幹回旋＋視覚走査 麻痺側上肢自動運動
	PA, ミラーアプローチ, バーチャルリアリティー	

図1-3-3 半側空間無視（USN）の治療アプローチ・モデル

TENS：経皮的電気神経刺激療法，GVS：直流前庭電気刺激，tDCS：経頭蓋直流電気刺激法，rTMS：反復経頭蓋磁気刺激療法

のようにアプローチを経験するか，あるいは遂行するかというレベルである．「受動的」とは文字どおり，症例は自らの積極的な活動は必要としない方法である．「能動的」とは逆に，積極的に関与していくアプローチである．これらのすべてのドメインに関与しうる方法が，今のところPAであると考えられる．もちろんPAも，非麻痺側上肢運動を伴うことが半球間相互作用において非損傷側の脳活動を高め，インバランスを助長する可能性がないとはいえないため，この点を考慮した新しい方法（バーチャルリアリティーなど）の開発が望まれている．

● 文 献 ●

1) Robertson IH, et al：Rehabilitation of brain damage：brain plasticity and principles of guided recovery. *Psychol Bull* **125**：544-575, 1999

2) Luauté J, et al：Visuo-spatial neglect：A systematic review of current interventions and their effectiveness. *Neurosci Biobehav Rev* **30**：961-982, 2006

3) Weinberg J, et al：Visual scanning training effect on reading related tasks in acquired right brain damage. *Arch Phys Med Rehabil* **58**：479-486,1977

4) Smania N,et al：Visuomotor imagery and rehabilitation of neglect. *Arch Phys Med Rehabil* **78**：430-436, 1997

5) Rossetti Y, et al：Prism adaptation to a rightward optical deviation rehabilitates left

14 第 I 章 序　論

hemispatial neglect. *Nature* **395** : 166-169, 1998

6) Azouvi P,et al : Rehabilitation of unilateral neglect : Evidence-based medicine. *Ann Phys Rehabil Med* **60** : 191-197, 2017

第Ⅱ章
半側空間無視の臨床像と評価

第1節 半側空間無視の特性と評価

1 机上評価の特性（適応・限界）

はじめに

半側空間無視（USN：Unilateral Spatial Neglect）とは，病巣と反対側の刺激に反応しない，またそちらを向こうとしない症候で[1]，日常生活活動（ADL：Activities of Daily Living）の自立を阻害する．USNの病態は複雑で，その病態の違いからいくつかの分類（サブタイプ）に分けられる（図 2-1-1）[2~4]．そのサブタイプは，左右どちらか特定の視空間に注意喚起できない方向性注意障害[5]，ある視空間の一方向の刺激など環境を記憶

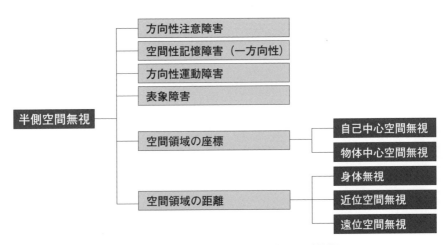

図 2-1-1　半側空間無視のサブタイプ分類

できない空間性記憶障害[6]，特定の視空間へ手などを動かすことが困難となる方向性運動障害[7]，視覚表象レベルで特定の視空間が欠落する表象障害[8]と分けることができる．また，空間領域の座標で分類すると，自己の身体を中心座標として一方の視空間を認識しない自己中心空間無視と，固視した環境内のある物体を中心座標とした物体中心空間無視に分けられる[9]．さらに視覚対象となる空間領域の距離で分類すると，身体に最も近い無視である身体無視[10]，手の届く範囲の近位空間無視，手の届かない範囲の遠位空間無視に分けられる[11]．これらのサブタイプは，USNを呈する症例により障害の有無や程度によって異なるとされている．そのため，USNの病態を検出する机上評価は，単一課題のみでは困難であり，さまざまな課題を複合的に施行する必要がある．また，それぞれの課題により特性が異なるため，これらの机上評価の特性をUSNの病態を踏まえて説明する．なお，今回は発生頻度の高い左USNを想定し述べる．

代表的な机上評価

1）抹消試験

抹消試験には，線分抹消試験，星印抹消試験，文字抹消試験がある．線分抹消試験（図2-1-2 a）は，用紙に描かれた短い線に印をつけていく評価（Albert試験とも呼ぶ）である[12]．この試験では，用紙の右上から右下，左上から左下に探索し，すべての線に印をつけて消していく作業を行う．

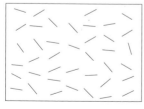

a. 線分抹消試験

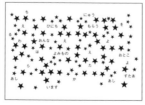

b. 星印抹消試験

c. 文字抹消試験

図2-1-2　抹消試験

表 2-1-1　側性指数（LI）

LI＝0：左側の抹消数なし
0.1 ≦LI≦0.47：左側の抹消数少ない
0.48≦LI≦0.52：抹消数の左右差なし

他の抹消試験と比べ，印をつけるもの以外の妨害刺激がなく，試験は容易である．そのため，軽症例では問題なく試験を完遂できる場合がある．

星印抹消試験（**図 2-1-2 b**）は，大小 2 種類の星印と，仮名文字，単語が混在している用紙の中から小星印にのみ印をつける評価法である．小星印は 54 個描かれており，3 個以上の見落としで USN と判断される．線分抹消試験と比較し，印をする対象とは関係のない妨害刺激が多いため難易度が高い．なお，抹消試験では注意機能が大きく関係するとされているが[13]，妨害刺激が線分抹消試験より多い星印抹消試験では，USN の方向性注意障害をより検出しやすくなる．

文字抹消試験（**図 2-1-2 c**）は，用紙に平仮名が描かれており，その中にランダムに配置された「え」と「つ」に印をつけさせる評価法である．40 個ある対象物のうち 6 個以上見落とした場合，USN と判断する．線分抹消試験や星印抹消試験は，一般的に右側から探索を始める場合が多いのに対し，文字抹消試験は左側から探索を始める．これは，日常で新聞などの横文字を読む際に，左側から右側へ読む習慣も関わっていると考えられる．そのため，文字抹消試験は他の抹消試験と比べ，左側に注意を向けやすくなる．

これらの抹消試験は単なる見落としよりも，見落としの空間位置の左右差が重要となってくる．この左右差は，側性指数（LI：Laterality Index）を用いた方法で解析される[14]．LI は総抹消数のうち左側の抹消数の割合で，「LI＝左側の抹消数÷（左側の抹消数＋右側の抹消数）」で算出される．LI が 0 となる場合は，左側の抹消数がないことを示す．LI が 0.1〜0.47 の場合は，左側の抹消数が右側より少なく，左側への方向性注意障害があると判断される．LI が 0.48〜0.52 の場合は，左右差がないと判断される（**表 2-1-1**）．このように左右差を指数として算出することで，USN による病

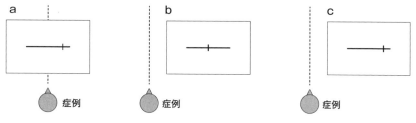

図 2-1-3 線分二等分試験
症例の前に描かれている点線は，症例の正中を示している
a：評価用紙を症例の正面前方に提示した場合，線分の右側で二等分する半側空間無視（USN）症例
b：評価用紙を症例の右側に提示した場合，線分の中央近くで二等分できる USN 症例
c：評価用紙を症例の右側に提示した場合でも，線分の右側で二等分する USN 症例

態の回復経過が追いやすくなる．抹消試験で留意することは，用紙の左側に手を動かそうとしない方向性運動障害が影響し，左側の抹消ができないことがあるので考慮する必要がある．

2）線分二等分試験

線分二等分試験は，用紙に書かれた 200 mm の線分を二等分する評価である．線の中央より 10 mm 以上偏倚する場合を陽性とする．USN 症例が，線分を二等分する場合，右側への偏倚が大きくなる（図 2-1-3 a）．これは，USN の注視が右側に偏ることや[15,16)]，線分の右端の位置を基準としていることが関係している[17)]．

この評価は，用紙の提示位置や病巣によって結果が異なる場合がある．例えば，用紙を症例に対し右側に提示すると線分の中心で二等分することができる症例もいれば（図 2-1-3 b），提示位置を右側や左側に変えても，線分を二等分する結果が右側に偏位し変わらない症例もいる（図 2-1-3 c）．前者は，自己の身体を中心座標として片側の視空間の認識しない自己中心空間無視が影響した結果で（図 2-1-4 a），後者は固視した環境内のある物体を中心座標とした物体中心空間無視が結果に影響していると考えられる（図 2-1-4 b）．次に，病巣と二等分試験の結果との関連につい

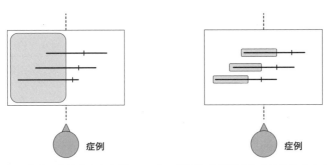

a. 自分の身体が中心座標　　b. 固視した環境内にある物体を中心した座標

図 2-1-4　線分二等分試験の空間座標による影響

症例の前に描かれている点線は，症例の正中を示し灰色部分が半側空間無視（USN）領域である

a：自分の身体を中心座標とした自己中心空間無視がある場合，用紙の右側に視線が偏る

b：固視した物体を中心座標とした物体中心空間無視がある場合，線分に対し右側に視線が偏る

て述べる[18]．前頭葉損傷例では二等分試験は容易であるのに対して，頭頂葉損傷例では二等分試験は困難となる．前者の前頭葉損傷例では，方向性運動障害が病態として起こるが，線分二等分試験は自分の正中に線を引き二等分するため，左側に方向性運動障害があっても容易にできる．一方の頭頂葉損傷例では，左側への注意が低下する方向性注意障害が起こり，二等分試験の左端に注意を向けることができないため，線分二等分試験が困難となる．このように，二等分試験は簡易な評価であるが，USN の多様な病態を把握することが可能である．

3）描画試験・模写試験

描画試験は，誰もがよく知っているものを自分の記憶から視覚的に表象させて描かせる評価法で，例えば時計など比較的左右対称なもの描かせ左右差を検討する．宮崎ら[19]は方向性注意障害と表象障害の影響を時間描画を用いて報告している[20]．例えば，時計描画で開眼して描いた場合，1〜12 までの数字を円の右側に詰めて書く症例を臨床上経験するが（図2

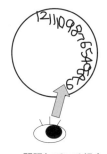 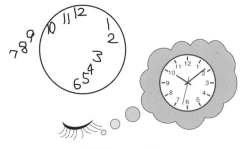

a．開眼している場合　　　　　　b．閉眼している場合

図2-1-5　時計描画

a：開眼して評価している場合は，右側に注意が固執し解放できないため描けない
b：閉眼して評価している場合，右側の注意から解放され視覚的表象により描くことが可能となる

-1-5a），閉眼させると病態が改善する場合がある[21]．この場合，閉眼することで右側の注意が解放され，自分の記憶から視覚的に表象させることで病態が改善したと解釈できる（図2-1-5b）．つまり，開眼では方向性注意障害が影響していたと思われる．一方，表象障害の影響を受けると，閉眼しても記憶から視覚的に表象させることが不可能となり，開眼および閉眼ともに評価結果に影響すると考えられる．このように症例によっては病態が違うため，評価結果の点数のみではなく，どのような障害が影響しているかを考える必要がある．なお，時計描画の結果は，言語性IQと相関するため[22]，重症なUSN症例でも言語性IQが保たれていれば描ける．描画試験の判定には，言語性IQの結果を把握したうえで解釈がする必要がある．

　模写試験は，症例に図の見本を提示し模写させる評価法である．描画試験のように図を描くといった似た過程で試験を行うが，模写試験では見本図と自ら描いた図の間で視線が反復し，見本図の細部に注意が向けられることが特徴である[23]．たとえば，USN症例では花模写試験で絵の全体に対して左側を見落とす場合と（図2-1-6a），花など注目した対象物の左半分を見落とす場合がある（図2-1-6b）．前者は自己中心空間無視を示し，

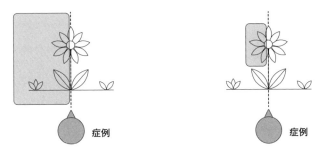

a．絵全体の左側全体が模写できない場合　　b．花の左側のみ模写できない場合

図 2-1-6　模写試験

症例の前に描かれている点線は症例の正中を示し，灰色部分は半側空間無視（USN）領域である

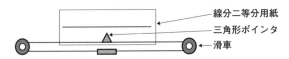

図 2-1-7　Bisiach の線分二等分課題（文献 25）より改変転載）

　線分二等分課題装置の操作方法は，①三角形ポインタを直接操作する方法（一致条件），②手前の長方形部分を持って操作し三角形ポインタが運動と逆向きの動きをする方法（不一致条件）の 2 種類があり，方向性運動障害を検出する課題である

　後者は物体中心空間無視を示すと考えられ，この判定に模写試験は適している．模写試験は，USN の病態を最も検出しやすいとされているが[24]，模写試験，描画試験ともに構成障害の影響を受けやすく，この場合は低得点となりやすい点に注意が必要である．

■ その他の評価

1）Bisiach の線分二等分課題

　この課題は，三角形ポインタで線分二等分をする装置を用いた課題である[25]（**図 2-1-7**）．左右の滑車に紐が取り付けられた装置は，三角形ポインタを直接操作する場合（一致条件）と，長方形部分を持って操作して三

角形ポインタが運動と逆向きの動きをする場合（不一致条件）の2種類が
ある．この課題によって，USN の方向性運動障害を検出することができる．

　例えば，方向性運動障害がある症例では，左側に向かう手の運動が難し
いため，一致条件では三角形ポインタを右端から線分の中央へ操作するこ
とが困難となる．しかし，三角形ポインタを左端から線分の中央へ操作す
ることは可能である．一方，不一致条件では三角形ポインタが左端から開
始しても長方形部分は右端から中央への動きとなるため課題は可能である
が，三角形ポインタを右端から開始した場合は長方形部分を左側から中央
に運動させる必要があり，方向性運動障害がある USN 症例では困難となる．

2）図形識別課題（Ota test）

　この課題は，自己中心空間無視と物体中心空間無視である2種類の空間
座標の USN を評価することが可能な方法である[26]．線分二等分試験や模
写試験でもこの評価は可能だが，2種類の空間座標の USN が混在してい
る場合には，この図形識別課題でどちらがより影響しているか判定できる．
試験内容は，A3用紙に右が欠けた図形，左が欠けた図形，欠けていない
図形の3種類をそれぞれ20個ランダムに配置する．右または左が欠けた
図形には×印を付け，欠けていない図形は丸印で囲むよう症例に指示する．
自己中心空間無視がある場合は，用紙全体の左側の図形に丸印や×印をつ
けない（**図2-1-8 a**）．一方，物体中心空間無視がある場合は，対象図形
の左側を無視するため（**図2-1-8 b**），左が欠けた図形を欠けていない図
形と誤認し丸印で囲むことになる．

3）空間性記憶課題

　空間性の記憶に左右差があるかを評価する方法である[27]．課題は抹消試
験と同様の方法で，A3用紙に描かれた丸や絵のすべてをペンで抹消する．
次に，絵の配置が違う用紙で抹消する課題を行うが，最初と違う点は用紙
の下にカーボン紙を敷き，その下に白紙の用紙を設置して課題を行う（**図
2-1-9**）．また，用紙はペンにキャップを付けた状態で印をつけさせ，そ

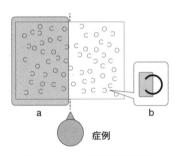

図 2-1-8 図形識別課題

　症例の前に描かれている点線は症例の正中を示し，灰色部分は半側空間無視（USN）領域である．a は，自分の身体を中心座標とした自己中心空間無視がある場合，灰色部分を抹消できない．b は，固視した物体を中心座標とした物体中心空間無視がある場合，灰色部分を見落とすため丸であると誤認する

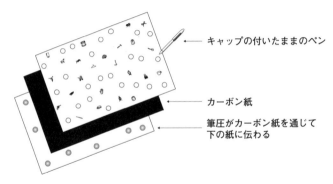

図 2-1-9 空間記憶課題

　用紙はキャップの付いたペンで印をつけさせ，印をした箇所は症例に記憶するように指示する．ペンの筆圧により下に引いた白紙でどこを印つけたかがわかる

の箇所を記憶するように指示する．キャップの付いたペンで印をするため，印の部分は評価用紙には示されず，筆圧によりカーボン紙の下の白紙にのみ示される．課題の判定は，抹消試験と同様に左右差の見落としで判断されるのに加えて，視空間性記憶障害の特徴である，消去した印の位置に再び印をする現象がみられるかも判定できる．

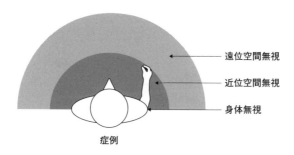

図 2-1-10　空間領域の距離における半側空間無視（USN）分類

空間領域の距離で USN を分類すると，身体に最も近い無視である身体無視，手の届く範囲の近位空間無視，手の届かない範囲の遠位空間無視に分けられる

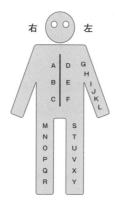

図 2-1-11　Fluff test（文献 28）より改変転載）

文字の書かれた身体の各部位に直径 2 cm の円形ベルクロが症例に貼り付け，すべてを取り外すことを症例に図で提示して説明する

4）Fluff test

　身体に最も近い USN である身体無視（**図 2-1-10**）を評価する試験である．身体の各部位に直径 2 cm の円形ベルクロを合計 24 カ所に貼り付け，すべてを取り外すことを症例に図で説明し実施する（**図 2-1-11**）．取り外す際は，開眼または閉眼で試験を行うが，閉眼することで検出率が高くなる[29]．左身体に 2 つ以上に取り忘れがある場合は，身体無視があるとする．

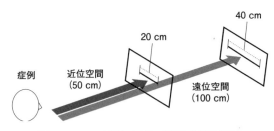

図 2-1-12 近位空間・遠位空間試験
近位空間無視の評価は 50cm の距離から，遠位空間無視の評価は 100 cm の距離から，レーザーポインターを使用して二等分する課題である

5) 近位空間・遠位空間試験

手の届く範囲の近位空間無視と，手の届かない範囲の遠位空間無視（**図2-1-10**）を定量的に評価するために開発された試験である[30]（**図2-1-12**）。近位空間試験は，50 cm の距離から A3 用紙に書かれた 20 cm の直線を二等分する課題である．遠位空間試験は，100 cm の距離から A3 用紙に書かれた 40 cm の直線を二等分する課題である（**図2-1-12**）．いずれの課題も症例がレーザーポインターを使用して二等分するように実施する．解析方法は，中点からの偏倚距離を測定し偏倚率として算出する．偏倚率の算出方法は，「偏倚率＝偏倚距離(mm) ÷ 近位空間 100 mm または遠位空間 200 mm」で結果を示す．

6) 逆転模写課題

網本ら[31]によって報告された課題で，左右非対称な見本をそのまま模写させる場合（順方向模写）と，イメージの中で逆転させる心的回転をした後で描く場合（逆転模写）の 2 種類を比較し評価する．順方向模写は，前述で紹介した模写試験と同様の過程で，方向性注意障害や表象障害などの知覚的要素が関係する（**図2-1-13 a**）．

一方，逆転模写では逆転された絵の右側を書き落とす場合と，左側を書き落とす場合がある．見本図をみて知覚的要素で見落としがあると，逆転模写は見本のトラック荷台部分を書き落とすが（**図2-1-13 b 上**），心的回

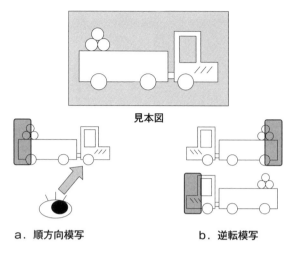

図 2-1-13 逆転模写課題
矢印部分は，右側に注意が固執し解放できない病態を表している．灰色部分は症例の見落とす領域を示している

転を行う過程や，左側に方向性運動障害があるとトラック先端部分を書き落とす状況がみられる（**図 2-1-13 b 下**）．USN に心的回転を行った評価は，いまのところ少なく今後の研究が期待される．

■ 包括的な机上評価—Behavioural Inattention Test (BIT)

USN の病態は，多様であることから単独の机上評価で USN がわからない場合でも，他の評価では確認できることがある．そのため，USN を評価する際には複数の評価を組み合わせて包括的に評価を行う必要がある．BIT は，国際的に用いられている包括的な USN の評価法であり，通常検査と行動検査から構成されている（**図 2-1-14**）．通常検査は，前述で示した代表的な机上検査（抹消試験，線分二等分試験，模写試験，描画試験）を含んだ6つの検査から構成されており，USN が示す病態の多様性を検出しやすくするため，複数試験としている[32]．また，通常検査は6つとも

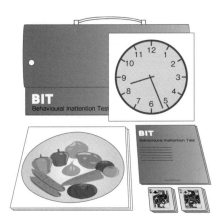

図 2-1-14　包括的な机上評価―Behavioural Inattention Test（BIT）

にそれぞれ高い相関がある[33]．行動検査は，写真課題，電話課題，メニュー課題，音読課題，時計課題，硬貨課題，書写課題，地図課題，トランプ課題の 9 つの下位検査から構成されており，日常生活場面を模した方法で評価される．

　信頼性については，2 人以上の評価者が同じ症例を評価した場合の一致度である検者間信頼性では 0.99（$p<0.001$）で，再テストの信頼性も 0.99（$p<0.001$）とされている．また，妥当性については通常検査の下位項目と行動検査の下位項目の得点の比較が行われ，相関係数は 0.92（$p<0.001$）とされている[34,35]．BIT は，USN の治療効果の判定にも適しており，多くの研究で使用されている[36,37]．しかし，BIT の通常検査は抹消試験の点数が描画試験や模写試験と比べて高く（**表 2-1-2**），合計点のみで USN を判定するには注意が必要であり，通常検査の下位項目の一つでも異常があれば USN を疑う[38]．

■ 机上評価の適応と限界

　机上評価は，前述のように USN の多様な病態を把握することに優れている．また，長時間集中しにくい症例にとっては適応となる．例えば，線

第1節　半側空間無視の特性と評価　　*29*

表 2-1-2　Behavioural Inattention Test（BIT）の最高点とカットオフ値

通常検査	最高点	カットオフ値	行動検査	最高点	カットオフ値
線分抹消試験	36	34	写真課題	9	6
文字抹消試験	40	34	電話課題	9	7
星印抹消試験	54	51	メニュー課題	9	8
模写試験	4	3	音読課題	9	8
線分二等分試験	9	7	時計課題	9	7
描画試験	3	2	硬貨課題	9	8
			書写課題	9	8
			地図課題	9	8
			トランプ課題	9	8
合　計　点	146	131	**合　計　点**	81	68

分二等分試験は短時間で簡便な評価法であり，USN の重症例でも評価が可能で臨床で使いやすい．

　一方，机上評価は，行動観察で生じる USN の病態と乖離があり限界がある．例えば，机上評価で問題がなくても，行動観察では左側の物に接触するなどの問題が生じている[2,39]．Luukkainen-Markkula ら[40] の報告では，17 名中 8 名の USN 症例は，机上評価と行動観察には乖離があり，そのうちの 6 症例は，机上評価では軽症の USN を示したが，行動観察では中等度から重度の USN を示していた．USN は退院後の ADL に制限をきたすが[41]，机上評価と行動観察の乖離は ADL における問題点の把握を遅延させる．前述したように，机上評価は USN の多様な病態を把握するには重要であるが，行動観察で生じる USN の病態を机上評価のみで判定するには限界がある．つまり，移動動作では必要に応じて注意を瞬時に切り替え，人や物を避ける必要があるが，これは机上評価では判定できない．そのため，USN 症例が瞬時に注意を向ける反応時間を評価する方法と，その新たな病態解釈が必要である．

反応時間課題と新たな病態解釈

反応時間課題は，Posner 課題を用いた報告がされている．Posner 課題

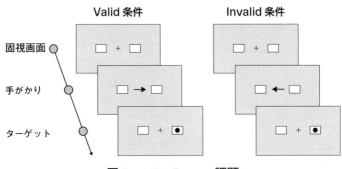

図 2-1-15　Posner 課題

　左図より Posner 課題の valid 条件，invalid 条件を示す．Valid 条件は，手がかりとターゲットの方向が一致した条件である．Invalid 条件は，手がかりとターゲットの方向が不一致な条件である．

は，実験心理学分野で研究されてきた注意が喚起されるまでの反応時間を測定する評価法であり[42]，パソコン画面上のターゲットに対して，できるだけ早くキーを押す課題である．ターゲットの前に提示される手がかりには，中心手がかりと周辺手がかりとがあるが，今回は USN でよく用いられている中心手がかりの課題について説明する．画面は，図 2-1-15 の固視画面の中央に十字の固視点と両側に四角の枠が提示され，枠内にターゲットが現れる．ターゲットが現れる前に表示される矢印手がかりが課題条件により異なり，valid 条件では矢印手がかりと同じ方向にターゲットが提示されるため，ターゲットの予想がしやすく刺激の検出が早くなる．この早くなる現象を，刺激の利得効果があるとされる．一方，invalid 条件では，矢印手がかりと違う方向にターゲットが提示されるため，ターゲットが予想外の位置に提示され刺激の検出が遅くなる．この遅くなる現象を刺激の損失効果があるとされる．なお，valid 条件は invalid 条件より反応時間が早くなるため，手がかりが注意を誘発することを示している．本課題を用いた報告では，左 USN 症例は左側の反応時間が遅延するとされている[43,44]．また，BIT の成績が良好であった USN 症例のすべてで，本課題の左側の反応時間には遅延を認めたとの報告がある[45]．さらに，自動車運転中に左側に事故を起こした脳卒中症例に評価を行ったところ，

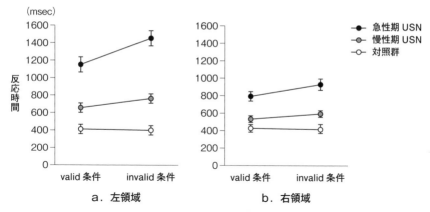

図 2-1-16　半側空間無視（USN）の Posner 課題における反応時間
（文献 47）より改変転載）

aは左領域にターゲットが提示された場合，bは右領域にターゲットが提示された場合の結果を示している．左領域は，valid 条件と invalid 条件ともに急性期，慢性期 USN で反応時間の遅延があった．特に，急性期 USN では invalid 条件で反応時間の遅延を認め，予想外の刺激により注意を向けられる受動的注意が障害されていることを示している

BIT では問題なかったが反応時間で左側に遅延を認めていた．急性期の USN は，机上評価で正確に検出可能であったが，慢性期では Posner 課題が最も検出しやすい評価であると報告されている[46]．また，左側の valid 条件と invalid 条件ともに，急性期および慢性期の USN で反応時間の遅延があった．特に急性期の USN では，invalid 条件で反応時間の遅延を認めていた（**図 2-1-16**）．前述のように BIT などの机上評価では十分に検出できず，日常生活に問題を抱える USN 症例を Posner 課題により検出できる可能性がある．

次に，BIT では行動観察で生じる USN の病態を十分に検出できないことに関して，新たな解釈を述べておこう．空間性注意に関わる神経ネットワークの機能不全により，USN が生じるとする説が報告されている[48]．この神経ネットワークには，自発的に注意を向ける目標指向性注意に関わる背側注意ネットワークと，予想外の刺激により注意を向けられる刺激誘発性注意に関わる腹側注意ネットワークが存在する（**図 2-1-17**）．歩行な

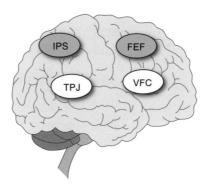

図 2-1-17　注意ネットワーク（文献 50）より改変引用）
　能動的注意（背側注意ネットワーク）は，▨部分で示し両側半球に存在する．一方，受動的注意（腹側注意ネットワーク）は，◯部分で示し右半球に存在する．
IPS：頭頂間溝，FEF：前頭眼野，VFC：腹側前頭前野，TPJ：側頭頭頂接合部

　どの移動動作には，この2つの注意ネットワークが相互に関連している．例えば，屋外移動では柱などの物体や，すれ違う人など左右の視空間全体を認識し避けながら歩行する．柱などの物体に注意を向ける場合は目標指向性注意が，すれ違う人など予想できない動きをする場合は刺激誘発性注意が働く．そのため屋外移動では，必要に応じて目標指向性注意と刺激誘発性注意が瞬時に切り替えられる．これらの注意のいずれかが障害されても屋外移動が困難となり自立できない．この2つの注意ネットワークは日常生活には重要であり，BITでは検出困難である．BITは自ら注意を向ける目標指向性注意を必要とする探索課題が多いためである．目標指向性注意と刺激誘発性注意はPosner課題を用いることで検出できると考えられる．Posner課題のvalid条件では，手がかりが示す方向にターゲットが提示されるため自発的に注意を向ける目標指向性注意が関わると考えられる．一方，invalid条件のような手がかりが示す反対方向にターゲットが提示された場合，刺激誘発性注意が関わって課題を行う[49]．これにより，背側注意ネットワークの障害により目標指向性注意に関わるvalid条件で反応時間の低下を，腹側注意ネットワーク障害により刺激誘発性注意に関わるinvalid条件で反応時間の低下を示すと考えられる．Posner課題によ

り2つの注意ネットワークのどちらが障害を受けているかがわかると, 移動動作などの日常生活の問題点を摘出しやすくなる. また, その問題に対する新たな治療法の開発にも, 今後評価として使用されることが期待される.

● 文 献 ●

1) Heilman KM, et al : Neglect and related disorders. *Semin Neurol* **20** : 463-470, 2000
2) Buxbaum LJ, et al : Hemispatial neglect : Subtypes, neuroanatomy, and disability. *Neurology* **62** : 749-756, 2004
3) Hamilton RH, et al : Inconsistency of performance on neglect subtype tests following acute right hemisphere stroke. *J Int Neuropsychol Soc* **14** : 23-32, 2008
4) Spaccavento S, et al : Effect of subtypes of neglect on functional outcome in stroke patients. *Ann Phys Rehabil Med* **60** : 376-381, 2017
5) Mesulam MM : A cortical network for directed attention and unilateral neglect. *Ann Neurol* **10** : 309-325, 1981
6) Luukkainen-Markkula R, et al : Hemispatial neglect reflected on visual memory. *Restor Neurol Neurosci* **29** : 321-330, 2011
7) Laplane D, et al : Motor neglect. *J Neurol Neurosurg Psychiatry* **46** : 152-158, 1983
8) Bisiach E, et al : Unilateral neglect of representational space. *Cortex* **14** : 129-133, 1978
9) Farah MJ, et al : Frames of reference for allocating attention to space : evidence from the neglect syndrome. *Neuropsychologia* **28** : 335-347, 1990
10) Bisiach E, et al : Unilateral neglect : personal and extra-personal. *Neuropsychologia* **24** : 759-767, 1986
11) Brain WC : Visual disorientation with special reference to lesions of the right cerebral hemisphere. *Brain* **64** : 224-72, 1941
12) Albert ML : A simple test of visual neglect. *Neurology* **23** : 658-664, 1973.
13) Gainotti G, et al : The influence of distracters, stimulus duration and hemianopia on first saccade in patients with unilateral neglect. *Cortex* **45** : 506-516, 2009
14) Halligan P, et al : The laterality of visual neglect after right hemisphere damage. *Neuropsycho Rehabil* **1** : 281-301, 1991
15) Ishiai S, et al : Visuospatial processes of line bisection and the mechanisms underlying unilateral spatial neglect. *Brain* **112** : 1485-1502, 1989
16) Ishiai S, et al : Approaches to subjective midpoint of horizontal lines in unilateral spatial neglect. *Cortex* **42** : 685-691, 2006
17) Urbanski M, et al : Line bisection in left neglect : the importance of starting right. *Cortex* **44** : 784-793, 2008
18) 宮崎泰広, 他 : 半側空間無視における症状と改善の特徴. 総合リハ **43** : 465-472, 2015
19) 宮崎泰広, 他 : 半側空間無視における時計描画の数字の配置について. 高次脳機能研究

36：20-29, 2016

20) Mark VW, et al：Hemispatial neglect affected by non-neglected stimuli. *Neurology* **38**：1207-1211, 1988

21) Chokron S, et al：The role of vision in spatial representation. *Cortex* **40**：281-290, 2004

22) Ishiai S, et al：Clock-drawing test and unilateral spatial neglect. *Neurology* **43**：106-110, 1993

23) Gainotti G, et al：Early orientation of attention toward the half space ipsilateral to the lesion in patients with unilateral brain damage. *J Neurol Neurosurg Psychiatry* **54**：1082-1089, 1991

24) Colombo A, et al：The occurrence of visual neglect in patients with unilateral cerebral disease. *Cortex* **12**：221-231, 1976

25) Bisiach E, et al：Perceptual and premotor factors of unilateral neglect. *Neurology* **40**：1278-1281, 1990.

26) Ota H, et al：Dissociation of body-centered and stimulus-centered representations in unilateral neglect. *Neurology* **57**：2064-2069, 2001

27) Wojciulik E, et al：Spatial working memory deficit in unilateral neglect. *Neuropsychologia* **39**：390-396, 2001

28) Cocchini G, et al：The Fluff test：a simple task to assess body representation neglect. *Neuropsychol Rehabil* **11**：17-31, 2001

29) Caggiano P, et al：Personal neglect following unilateral right and left brain damage. *Procedia Soc Behav Sci* **140**：164-167, 2014

30) Berti A, et al：Coding of far and near space in neglect patients. *Neuroimage* **14**：98-102, 2001

31) 網本　和, 他：半側空間無視の生起過程に関する検討—知覚型と遂行型の分析. 総合リハ **19**：631-635, 1991

32) Jehkonen M, et al：How to detect visual neglect in acute stroke. *Lancet* **351**：727-728, 1998

33) Halligan PW, et al：Is neglect (only) lateral? A quadrant analysis of line cancellation. *J Clin Exp Neuropsychol* **11**：793-798, 1989

34) Wilson B, et al：Development of a behavioral test of visuospatial neglect. *Arch Phys Med Rehabil* **68**：98-102, 1987

35) Hartman-Maeir A, et al：Validity of the Behavioral Inattention Test (BIT)：relationships with functional tasks. *Am J Occup Ther* **49**：507-516, 1995

36) Mizuno K, et al：Prism adaptation therapy enhances rehabilitation of stroke patients with unilateral spatial neglect：a randomized, controlled trial. *Neurorehabil Neural Repair* **25**：711-720, 2011

37) Azouvi P, et al：Rehabilitation of unilateral neglect：Evidence-based medicine. *Ann Phys Rehabil Med* **60**：191-197, 2017

38) BIT 日本版作製委員会：BIT 行動性無視検査日本版. 新興医学出版, 1999, p13

39) Azouvi P, et al：Sensitivity of clinical and behavioural tests of spatial neglect after right

hemisphere stroke. *J Neurol Neurosurg Psychiatry* **73**：160-166, 2002

40) Luukkainen-Markkula R, et al：Comparison of the Behavioural Inattention Test and the Catherine Bergego Scale in assessment of hemispatial neglect. *Neuropsychol Rehabil* **21**：103-116, 2011

41) Jehkonen M, et al：Visual neglect as a predictor of functional outcome one year after stroke. *Acta Neurol Scand* **101**：195-201, 2000

42) Posner MI：Orienting of attention. *Q J Exp Psychol* **32**：3-25, 1980

43) Posner MI, et al：Effects of parietal injury on covert orienting of attention. *J Neurosci* **4**：1863-1874, 1984

44) Schürmann M, et al：Effects of same- and different-modality cues in a Posner task：extinction-type, spatial, and non-spatial deficits after right-hemispheric stroke. *Brain Res Cogn Brain Res* **16**：348-358, 2003

45) Deouell LY, et al：Assessment of spatial attention after brain damage with a dynamic reaction time test. *J Int Neuropsychol Soc* **11**：697-707, 2005

46) Rengachary J, et al：Is the posner reaction time test more accurate than clinical tests in detecting left neglect in acute and chronic stroke? *Arch Phys Med Rehabil* **90**：2081-2088, 2009

47) Rengachary J, et al：A behavioral analysis of spatial neglect and its recovery after stroke. *Front Hum Neurosci* **29**：doi:10.3389/fnhum.2011.00029. eCollection, 2011

48) Corbetta M, et al：Spatial neglect and attention networks. *Annu Rev Neurosci* **34**：569-599, 2011

49) Astafiev SV, et al：Extrastriate body area in human occipital cortex responds to the performance of motor actions. *Nat Neurosci* **7**：542-548, 2004

50) Vossel S, et al：Dorsal and ventral attention systems：distinct neural circuits but collaborative roles. *Neuroscientist* **20**：150-159, 2014

2 行動評価の特性（適応・限界）

はじめに

　半側空間無視（USN：Unilateral Spatial Neglect）の検査で広く用いられているものは，前項にあるような机上での線分二等分試験，抹消試験，模写試験などから構成される Behavioral Inattention Test（BIT）である（BIT の日本語訳は"行動性"無視検査であるが，机上で行うものであるため，本書では，机上評価に分類してある）．これらの机上検査は条件を

規定しやすく，またベッドサイドでも行えるという利点がある[1]．そのため，USN 治療研究のアウトカムにも多く使用されている[2]．

　一方，実際の日常生活活動（ADL：Activities of Daily Living）場面での評価を行うのが行動評価である．USN 症例が最も困難に直面するのは ADL の中であり，現実の日常生活における症例の問題を評価することによって，治療や支援の必要性などについて，より具体的な知見を得ることができる[3,4]．また，観察による評価であるため，被検者に評価のための時間を課す必要がないという利点がある[5]．

　机上検査では，無視症状が検出されなくなったにもかかわらず，病棟などでは車いすの左側ブレーキをかけ忘れたり，左フットレストをドアにぶつけるなどが原因で ADL が自立できない症例を，臨床ではよく経験する．また，日常生活で左への注意障害が観察され，左 USN を疑って机上検査をしても検出できないことも多くある．机上検査の欠点は，机座位という安定した肢位で紙や鉛筆など静的な物品の操作を行うため，天井効果が生ることである．これは机上評価という特性上，歩行しながら複数の目標物に注意を向けるような，注意の容量をより多く必要とする課題を行いにくいことから生じると考えられる．また，指定された目的物に注意を向ける目標指向性注意課題が主であり，日常生活で最も問題となる突発的に発生する危険な事象に注意を向けるといった刺激誘発性注意を必要とする課題を行うのが難しい．さらに，机上という近位空間のみの検査であるため，遠くから迫ってくる危険に早期に注意を向けるような遠位空間での注意障害の検出も難しい．さらに，机上検査は決まった課題が用意されているため，繰り返し評価を行うことによる学習効果が得られ，正確な評価ができなくなる可能性がある．

　行動評価の欠点としては，実際の日常生活場面の観察や質問紙によって評価を行うものであるため，机上検査と異なり，ある一定の時間軸をもっての評価となり，日内変動や回復・悪化の影響を否定できない．また，観察や質問紙であるため，観察時期・時間によって評価できない動作が生じることも考えられる．さらに検者の臨床経験による影響や，検者の主観が

第1節　半側空間無視の特性と評価　　*37*

入る可能性もある[6]. また, 行動を評価するため, 重度の障害を有する寝たきりの症例には適用できないことも指摘されている[1].

　一般的な特性について利点欠点（適応と限界）をもとに述べてきたが, 机上評価, 行動評価は補い合う関係であり, 併用する必要がある. 以下に, 最も一般的な方法, 自宅生活症例に適した方法, 急性期症例に適した方法を紹介する.

■ Catherine Bergego Scale (CBS)

　CBS は, 行動評価の最も代表的なバッテリーで, 1996 年に Azouvi ら[7]により開発された. 日本語版（CBS-J）は, 2005 年に大島ら[8] によって作成され, その後, 永山ら[9] によっても紹介されている.

　CBS は「整容」「着衣」「食事」「歯磨き」「注視」「左上下肢の認識」「聴性注意」「衝突」「空間見当識」「身の回りのもの」の 10 項目について, 日常生活の中での行動を評価するものである. 各項目について無視なしを 0点, 重度無視を 3 点とする 4 段階で評価し, 合計 30 点中, 1〜10 点を軽度, 11〜20 点を中等度, 21〜30 点を重度無視とする. なお, 採点不可能な項目は採点できた項目の平均点を適用する. この評価は, 検者の観察による得点（**表 2-1-3**）と, 症例自身の自己評価の得点（**表 2-1-4**）を出し, その差を病態失認の度合いとして得点化できるという特徴がある.

　CBS は, さまざまな研究によってその信頼性と妥当性が検証されており[7,10〜13], 机上検査より感度が優れている[14]. Oh-Park ら[10] は, 脳卒中後 2 カ月以内の CBS スコアが脳卒中後 6 カ月時点での自立移動（歩行とは限らない）についての予後を有意に予測できると報告を示している. また, 軽度の半側無視（CBS 合計点が 10 点以下）だった場合, 発症 6 カ月の屋外移動自立達成率は 100％, 中等度（CBS 合計点 11〜20 点）の場合, 72.7％の自立達成率, 重度（CBS 合計点 21 点以上）の場合, 27.3％の自立達成率であったと報告している.

　CBS の信頼性をより高めるための試みが Chen ら[15] によって行われて

38 第Ⅱ章 半側空間無視の臨床像と評価

表2-1-3 Catherine Bergego Scale（CBS）の観察評価法（文献9）より転載）

項　　　目	得点
1. 整髪または髭剃りの時，左側を忘れる	
2. 左側の袖を通したり，上履きの左を履く時に困難さを感じる	
3. 皿の左側の食べ物を食べ忘れる	
4. 食事の後，口の左側を拭くのを忘れる	
5. 左を向くのに困難さを感じる	
6. 左半身を忘れる（例：左腕を肘かけにかけるのを忘れる．左足をフットレストにおき忘れる．左上肢を使うことを忘れる）	
7. 左側からの音や左側にいる人に注意することが困難である	
8. 左側にいる人や物（ドアや家具）にぶつかる（歩行・車いす駆動時）	
9. よく行く場所やリハビリテーション室で左に曲がるのが困難である	
10. 部屋や風呂場で左側にある所有物をみつけるのが困難である	

【評価点】
　0：無視なし
　1：軽度の無視（常に右側から探索し始め，左側へ移るのはゆっくり，躊躇しながらである．左側の見落としや衝突がときどきある．疲労や感情により症状の動揺がある）
　2：中等度の無視（はっきりとした，恒常的な左側の見落としや左側への衝突がみられる）
　3：重度の無視（左空間をまったく探索できない）

いる．ケスラー財団ではあいまいさをなくすため，観察の目的を限定した詳細な指示とチェック項目を伴ったUSN評価プロセス（KF-NAP：Kessler Foundation Neglect Assessment Process）を開発し，信頼性・妥当性の検証が行われている．このKF-NAPは，日常生活の中で観察されたことを思い出して評価するのではなく，実際に患者の生活空間に検者が赴いて，その日のうちに評価する．また，マニュアルに従って生活空間内の環境の設定，指示，スコアの割り当ても規定されている．例えば，CBSでは「よく行く場所やリハビリテーション室で左に曲がるのが困難である」という項目について，すべての項目に共通した次の評価点をつける．

　【CBSの評価点】
　　0：無視なし．
　　1：軽度の無視（常に右側から探索し始め，左側へ移るのはゆっくり，躊躇しながらである．左側の見落としや衝突がときどきある．疲

第1節　半側空間無視の特性と評価　*39*

表 2-1-4　Catherine Bergego Scale（CBS）の自己評価表（文献9）より転載)

項　　　目	得点
1. 髪をとかす時や髭剃りの時に，左側の髪をとかしたり，左側の髭を剃ったりすることを忘れることはありますか？	
2. 左側の袖をとおしたり，左の履物を履いたりするのが難しいと思うことはありますか？	
3. 食事の時，左側にあるおかずを食べるのを忘れることがありますか？	
4. 食事の後，口の周りを拭く時，左側を拭き忘れることはありますか？	
5. 左のほうをみるのが難しいと思うことはありますか？	
6. 左半身を忘れてしまうことはありますか？（例えば，左手を車いすの肘かけにおいたり，左足を車いすの足置きにのせたりするのを忘れたり，左手を使うのを忘れたりしますか？）	
7. 左のほうから音が聞こえたり，左側から声をかけられたりした時に気づかないことがありますか？	
8. 歩いたり，車いすで移動したりしている途中に，左側の家具やドアなどにぶつかることはありますか？	
9. よく行く場所やリハビリテーション室で左側に曲がるのが難しいと感じることがありますか？	
10. お部屋や風呂場などで，左側にものが置いてあるとみつけられないことがありますか？	

【評価点】
　0：難しくない，1：少し難しい，2：中くらいに難しい，3：かなり難しい

　　労や感情により症状の動揺がある).

　　2：中等度の無視（はっきりとした，恒常的な左側の見落としや左側
　　　への衝突がみられる).

　　3：重度の無視（左空間をまったく探索できない).

　これに対し，KF-NAP の項目では，「患者に同じ数の右折と左折がある
慣れ親しんだ場所への方向をたずねることによって観察」し，その際，「
患者は手のジェスチャーや口頭での提案によって」導くなどの詳細な注意
事項があり，評価は点以下のように細かく規定されている.

　【KF-NAO の評価点】

　　0：患者は，ほぼ同じ数の左折と右折をして最終地点に到達する. 最
　　　終目的地へ正確に到達することができる.

1：患者は必要以上に右折し，何回か左折して最終目的に到達する．
　左折を躊躇し，右折することを好むために必要以上に長いルート
　をとることがある．最終的に，患者は最終目的地に到達すること
　ができる．

2：患者は必要以上に右折し，他の選択肢がない場合のみ左折をする．
　左折では数秒以上躊躇することがあり，右折することを好むため
　に必要以上に長いルートをとる場合がある．最終的に，患者は最
　終目的地に到着することができない場合がある．

3：患者は最終目的地に行くために右折のみを試みる．患者は通常，
　最終目的地に到着することができない．

このように KF-NAP は，評価日，環境の違い，指示のあいまいさ，検
者の主観による誤差を減らすことができる．

臨床の中での USN の評価には CBS が簡便で使用しやすいが，より厳
密に行いたい場合は KF-NAP の使用を検討してみてもよいかもしれない．
なお，この評価法の日本語版マニュアルは，ケスラー財団ホームページ[16]
に公開されている．

■ 主観的無視質問票（SNQ）[17]

主観的無視質問票（SNQ：Subjective Neglect Questionnaire）は，Towle
ら[17] によって 1991 年に開発された．この質問票（**表 2-1-5**）を用いて，
退院後，自宅生活をしている症例自身と家族や友人に対して調査を行い，
移動，車いすの使用，コミュニケーション，整容，身辺活動，レジャー活
動などの分野について 19 項目を抽出している．また，症例自身と家族・
友人などの関係者が，過去 1 カ月の間にどのくらいの頻度で問題が起きた
かを，以下の評価点に従って答える．なお，A を 1 点，B を 2 点，C を 3
点，D を 4 点，E を 5 点として合計点を算出する．

【SNQ の評価点】
　A：過去 1 カ月の間にまったくないか，1 回だけ．

第1節 半側空間無視の特性と評価 **41**

表 2-1-5 主観的無視質問票（SNQ）

毎日の生活上での問題

名前 　　　　　　　　　　　　　　　　　　　日付

住所

　以下は，毎日の生活の中で起こることの例です．私たちはこれらのことが1カ月の間に平均して
どのくらいの頻度で起こるかを知りたく思います．それぞれの項目の横にある四角内にAからEの
適切な文字を記入してください．例えば一度も起こったことがない場合はAを四角内に記入してく
ださい

　人によっては，日によって違いがあるかもしれませんが，これらの問題がどのくらいの頻度で起
こるかを全体的な印象として知りたく思います．すべての質問に回答し，空欄のないようにしてく
ださい

　　　A：過去1カ月の間にまったくないか，1回だけ
　　　B：過去1カ月の間に1回以上
　　　C：1週間の間に1回程度
　　　D：1週間の間に1回以上だが毎日ではない
　　　E：毎日1回以上

　以下のそれぞれの問題が過去1カ月の間にどのくらいの頻度で起きましたか？　それぞれの質問
に対して適切な文字を記入してください

　1. 家具にぶつかる ……………………………………………………………… □
　2. ドアの枠にぶつかる ………………………………………………………… □
　3. 避ける方法を見つけるのが難しい ………………………………………… □
　4. 家の外で生け垣もしくは壁にぶつかる …………………………………… □
　5. 車いすのフットプレートに片脚だけをのせる …………………………… □
　6. 車いすが片方だけに向いてしまう ………………………………………… □
　7. そばに立っている人に気づかない ………………………………………… □
　8. 新聞や本を読んでいる時に誤読や読み落としをする …………………… □
　9. 部屋の端に立っている人を見つけるのに困難を感じる ………………… □
　10. 自分で書いたものの間違いをチェックする必要がある ………………… □
　11. 電話番号をダイヤルする時に間違う ……………………………………… □
　12. ズボンや下着を履く時に両方の足を一つの穴に通してしまう ………… □
　13. 食事の時に砂糖や飲み物が一方の端においてあると，見つけづらさがある … □
　14. 皿を洗ったり乾かしたりする時にひっくり返してしまう ……………… □
　15. 不器用さを感じる …………………………………………………………… □
　16. 洗面所で歯磨き粉などを置いた場所がわからない ……………………… □
　17. 時計の時間を読み間違える ………………………………………………… □
　18. ビンゴ・トランプ・ドミノなどのようなゲームで一部分を見逃してしまって
　　　難しいことがある ………………………………………………………… □
　19. クロスワードパズルを行うのが難しい …………………………………… □

あなたが物事をみるのに苦労している一定の方向がありますか？
　　　左　・　右　・　どちらもない　・　両方

B：過去1カ月の間に一回以上.

C：1週間の間に1回程度.

D：1週間の間に1回以上だが毎日ではない.

E：毎日1回以上.

BITの星印抹消試験で52点をカットオフとして，無視あり・なし群に分けてSNQの合計点を比較したところ，症例に対する質問結果ではマンホイットニーのU検定で統計学的な有意差がなかった（p＝0.08）が，関係者に対する質問結果では有意な差を検出している（p＝0.04）．このSNQは，自宅生活者を対象としたものである．また，その後の妥当性・信頼性を追試した報告がみられないため，さらなる検証が必要と思われる.

Unawareness and Behavioral Neglect Index（UBNI）

UBNIは，Kerkhoffら[18]の視運動刺激訓練の中で報告されているものである（**表2-1-6**）．日常生活上の無視行動を評価するためにCBSを模して作成されているが，異なるところはベッドで検査できるように10項目中6項目が気づきの低下に関する質問，4項目が行動上の無視に関する質問となっている点である．段階づけは発生頻度に応じて，「0：一度もない，1：めったにない，2：頻繁にある，3：毎日ある」とし，看護師によって評価される．この指標は，Kerkhoffらが視運動刺激訓練の効果を判定するために使用したが，信頼性や妥当性の検証はされておらず，その後の追試結果も発表されていない．本評価は研究の目的上，ベッド生活の症例評価に適した項目となっており，臥位もしくは車いす移動全介助レベルの症例評価にも使用できるという利点がある．また，SNQ同様，頻度に応じて段階づけを行うため，忙しい急性期における重度のUSN症例に対しても簡便な評価が可能となっており，今後の追試が待たれるところである.

第 1 節　半側空間無視の特性と評価　*43*

表 2-1-6　Unawareness and Behavioral Neglect Index（UBNI）

1．患者の左腕が偏倚している	
2．患者の左脚が偏倚している	
3．患者は，彼の麻痺側（左側）への憎悪を表明している（失感情）	
4．患者は，日常活動に固執する	
5．患者は，自分の麻痺を外因に帰している（否定）	
6．患者が自分の左上下肢の活動を説明する際に矛盾する点がある	
7．患者は，顔の左側を剃る，左の髪をすくことはしない	
8．患者は，病棟で自分の部屋を見つけられない	
9．患者は，自分の部屋で自分の所持品を見つけられない	
10．患者は，間違った（右側の）側で食べ物を探す	

【評価点】
　0：一度もない，1：めったにない，2：頻繁にある，3：毎日ある

● 文　献 ●

1) Menon A, et al：Evaluating Unilateral Spatial Neglect Post Stroke：Working Your Way Through the Maze of Assessment Choices. *Top Stroke Rehabil* **11**：41-66, 2004

2) Bowen A, et al：Reasons for Variability in the Reported Rate of Occurrence of Unilateral Spatial Neglect After Stroke. *Stroke* **30**：1196-1202, 1999

3) Azouvi P, et al：A battery of tests for the quantitative assessment of unilateral neglect 1. *Restor Neurol Neurosci* **24**：273-285, 2006

4) Lindell AB, et al：Clinical Assessment of Hemispatial Neglect：Evaluation of Different Measures and Dimensions. *Clin Neuropsychol* **21**：479-497, 2007

5) Cermak SA, et al：The Behavioral Inattention Test for Unilateral Visual Neglect：*Phys Occup Ther Geriatr* **7**：43-53, 1989

6) Azouvi P：The ecological assessment of unilateral neglect. *Ann Phys Rehabil Med* **60**：186-190, 2017

7) Azouvi P, et al：Functional consequences and awareness of unilateral neglect：Study of an evaluation scale. *Neuropsychol Rehabil* **6**：133-150, 1996

8) Ohshima H, et al：Neglect and Related Disorders among Right Brain-Damaged Stroke Patients. *J Japan Acad Nurs Sci* **25**：90-95, 2005

9) 長山洋史，他：日常生活上での半側無視評価法 Catherine Bergego Scale の信頼性，妥当性の検討．総合リハ　**39**：373-380, 2011

10) Oh-Park M, et al：Severity of spatial neglect during acute inpatient rehabilitation predicts community mobility after stroke. *PMR* **6**：716-722, 2014

11) Luukkainen-Markkula R, et al：Comparison of the Behavioural Inattention Test and the

Catherine Bergego Scale in assessment of hemispatial neglect. *Neuropsychol Rehabil* **21**：103-116, 2011

12) Qiang W, et al：Reliability and validity of a wheelchair collision test for screening behavioral assessment of unilateral neglect after stroke. *Am J Phys Med Rehabil* **84**：161-166, 2005

13) Goedert KM, et al：Psychometric Evaluation of Neglect Assessment Reveals Motor-Exploratory Predictor of Functional Disability in Acute-Stage Spatial Neglect. *Arch Phys Med Rehabil* **93**：137-142, 2012

14) Azouvi P, et al：Behavioral assessment of unilateral neglect：Study of the psychometric properties of the Catherine Bergego Scale. *Arch Phys Med Rehabil* **84**：51-57, 2003

15) Chen P, et al：Functional assessment of spatial neglect：a review of the Catherine Bergego scale and an introduction of the Kessler foundation neglect assessment process. *Top Stroke Rehabil* **19**：423-435, 2012

16) Chen P, et al：Network for Spatial Neglect（https://kesslerfoundation.org/researchcenter/stroke/networkforspatialneglect.php.）2019 年 7 月 2 日閲覧

17) Towle D, et al：Development of a questionnaire for detecting everyday problems in stroke patients with unilateral visual neglect. *Clin Rehabil* **5**：135-140, 1991

18) Kerkhoff G, et al：Smooth Pursuit "Bedside" Training Reduces Disability and Unawareness During the Activities of Daily Living in Neglect. *Neurorehabil Neural Repair* **28**：554-563, 2014

3 姿勢動作の評価―バランスとの関連

健常者における姿勢制御

　姿勢制御には，安定性と定位という 2 つの構成要素がある．姿勢の定位は「運動課題に関する複数の体節間どうしの関係性，および身体と環境との関係を適切に保持する能力」と定義されている[1]．特に身体と環境の関係という観点からは，①支持基底面からの体性感覚入力，②視覚による身体外部の環境の認知と姿勢の調整，③前庭系からの重力認知と身体垂直性の調整が含まれている．一方，姿勢の安定性つまりバランスは，身体を平衡状態に保持する能力と定義されている[2]．例えば，物体では支持基底面の中に質量中心（COM：Center of Mass）がとどまっている時に平衡状

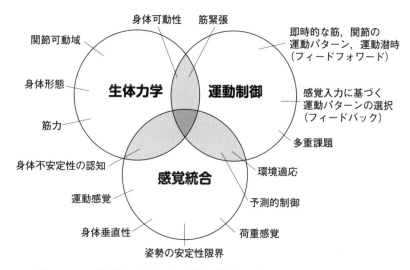

図 2-1-18 姿勢における安定性の構成要素（文献3）より改変転載）

態であるといえる．身体においては重心（COG：Center of Gravity）の鉛直線が支持基底面にとどまっている時に平衡状態といえる．しかし，実際には支持基底面の中の安定性限界といわれる面の範囲内に保持できている時に平衡状態，つまりバランスを保っている状態ということができる．安定性限界は，支持基底面を変えることなく（手を新たについたり，踏みかえることなく）身体を保持できる境界であり，身体能力，疾患，心理的側面などによって異なってくる．

 Horak[3]は，姿勢における安定性の構成要素を生体力学，運動制御，感覚統合の3つに分けている（図 2-1-18）．1つ目の生体力学は，主に運動器系の働きによって構成されており，関節可動域，筋力，筋緊張，身体可動性が含まれる．さらに，身体の変形や欠損も姿勢の安定性に影響を与えるため身体形態も含まれる．2つ目の運動制御は，運動課題や環境による感覚情報を受けて中枢神経系で運動戦略を構築する過程である．例えば，あらかじめ経験したことのある課題であれば，フィードフォワードシステムによって即時的な運動パターンの選択が行われ，さらに経験の有無にかかわらずフィードバックシステムによる感覚入力に基づく運動パターンの

選択が行われる．また，多重課題などの課題自体による運動戦略の方法（どの課題を優先させるか）の選択も行われる．3つ目の感覚統合は視覚，前庭感覚，体性感覚，固有感覚を中枢神経系で統合させる過程である．つまり，視覚に基づく身体垂直性の認知・体性感覚に基づく荷重感覚，前庭感覚からの重力認知に基づく身体垂直性，固有感覚に基づく運動感覚などによって構成されている．姿勢の安定性限界に関しては，視覚，前庭感覚，体性感覚，固有感覚情報をもとに「これ以上重心を移動させると転倒する」ということを認知する過程であるが，過去の経験や身体能力，転倒に対する恐怖心によっても異なってくる．

　この3つの構成要素の中で，脳卒中症例においてはすべての構成要素が障害されるが，半側空間無視（USN：Unilateral Spatial Neglect）症例においては，特に無視側からの感覚統合の障害がUSNを呈さない症例と比較して大きく影響してくることとなる．

■ 半側空間無視症例における姿勢制御

1）身体垂直軸の傾斜における姿勢制御との関連

a．垂直軸の測定方法

　垂直軸の検査として，身体あるいは外的な基準が前額面，矢状面，水平面において偏倚しているかを測定する手法が用いられている．水平面においては垂直性ではなく，主観的正中定位（SSA：Subjective Straight Ahead）として報告されていることが多い．

　垂直軸の検査方法としては，大きく分けて4つの概念，検査方法がある．1つ目は，主観的視覚垂直（SVV：Subjective Visual Vertical）の測定である．これは，視覚によって外的に提示された基準線が垂直であるかを判断するものである．この測定方法は，前庭機能を反映するもので，末梢性前庭障害，延髄前庭核から大脳前庭皮質に至る前庭路の障害，大脳半球障害において偏倚がみられると報告されている[4]．2つ目は，主観的身体垂直（SPV：Subjective Postural Vertical）である．これは回転する車輪構

造の測定装置や，ジンバルと呼ばれるシートに身体を固定させて回転させ，閉眼または開眼で身体が垂直になったところで報告するという測定手法が用いられる．脳卒中症例では前額面での偏倚，つまり左右方向のどちらかに身体が傾斜した状態を主観的に垂直だと認知しているということが報告されている[5]．3つ目は，主観的徒手垂直（SHV：Subjective Haptic Vertical）である．これは，暗室または閉眼で傾斜している棒を触覚的感覚によって垂直位に動かすものである．主に体性感覚による垂直認知を調べるもので，身体図式としての垂直軸の傾斜をある程度反映している．Perennouら[6]は，SPVの測定ができない場合の代償的な垂直認知の方法としてSHVの利用可能性を示唆しており，SPVと同様の偏倚を報告している．4つ目は，主観的行動垂直（SBV：Subjective Behavioral Vertical）である．動的な課題や動作を行っている際の身体軸の垂直性は，SVV，SPV，SHVとは分けて評価されるべきであると指摘されており，動的な課題を行っている際の垂直認知はロッキングプラットフォーム課題が用いられる（図2-1-19）[7]．この課題では，前額面上に不安定な座面とし，その座面を床と平行に，頸部および体幹を垂直に保つことを求めることで，姿勢定位の能力と垂直性の評価が可能である．

b．半側空間無視症例における垂直軸の偏倚

左右の半球損傷症例でSVVやSHVを測定した研究では，損傷側による明確な差はないとされている[8]．しかし，USNと垂直性の関係性を調査した中では，SVV，SPV，SHVのすべて[8]，あるいは2つ[9]がUSNの存在によって病変と反対側（無視側）への傾斜を大きくすることが明らかとなっている．また，ロッキングプラットフォーム課題を用いたSBVの測定においては，重力に対する身体垂直定位に左右の半球損傷間で差はないものの，USNがあると病変と反対側（無視側）への座面に偏倚を認めると報告されている[5]．

身体を垂直に定位するためには，健常者における姿勢制御でも述べたように感覚統合が必要不可欠になる．その中でも特に正確な体性感覚情報がSPV[10]とSBV[5]の垂直性にきわめて重要であるといわれている．これは，

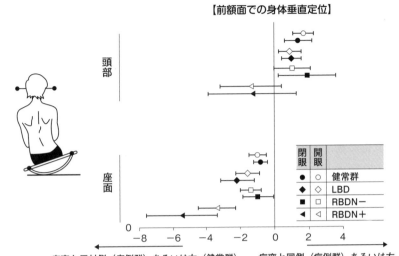

図 2-1-19　ロッキングプラットフォーム課題における行動性垂直の測定
（文献 7）より改変転載）

前額面上の不安定な座面において，座面を床と平行に頭部・体幹を垂直に保つ課題を行う．その際の頭部と座面の傾斜角度を健常群，左半球損傷群（LBD），半側空間無視（USN）のない右半球損傷群（RBDN−），USN のある右半球損傷群（RBDN+）で比較している

脳が左半身から認知した重力情報と右半身から認知した重力情報を脳の処理過程で統合して，主観的な垂直方向を決定するからである[7]．USN 症例の場合は，左半身から重力認知情報が提供されたとしても正しく統合されないために，右半身からの重力認知情報との偏りが生じ，垂直性が病変側（非無視側）に偏倚することになる．しかし，Perennou ら[7]による USN 症例のロッキングプラットフォーム課題の結果をみると，座面（骨盤）の病変と反対側（無視側）への偏倚を認めるものの，頭部の垂直定位は障害されていない（**図 2-1-19**）．骨盤の偏倚は不安定な座面が水平よりも無視側に傾斜した状態で姿勢が定位されており，その状態を主観的に骨盤が水平であると認知していることを示している．これは重力に抗して身体を直

立させている状態では，支持面からの体性感覚情報は感覚障害の影響によって左右で入力の偏りが生じるものの，前庭器官（耳石）からの重力認知情報は障害されることなく，両側で偏りなく均等に入力されているためと解釈される．別の研究で，背臥位と座位とで線分二等分およびSHVの偏倚の違いを検討し，背臥位のほうが偏倚が小さいことが示されている[11,12]．さらにロッキングプラットフォーム課題の最中に，USN症例に対して病変と反対側（無視側）の頸部に経皮的電気神経刺激療法（TENS：Transcutaneous Electric Nerve Stimulation）で刺激を与えると座面の動揺が少なくなることが明らかになっている[13]．これらのことから，背臥位で体性感覚の重力情報の入力が減少して前庭系の入力が中心になるとUSN自体の症状，垂直性の偏倚は少なくなること，また垂直性には体性感覚からの重力認知情報の入力が大きく影響していることが明らかになる．その反面，Barraら[14]は暗室において背臥位で，両目と両足の中間点を通る自分の想像上の身体長軸（longitudinal body axis）に，光る棒を一致させる課題の偏倚を検討しているが，反時計回りの偏倚はUSNのテストであるベル消去試験（$r = -0.56$，注：時計回りの偏倚が正方向），線分二等分試験（$r = -0.50$），行動性無視スケール（$r = -0.61$）と相関があると報告している．感覚障害（$r = -0.67$）もまた，身体長軸の反時計回りの偏倚を大きくしていたことから，彼らはUSNの存在と感覚障害が身体長軸の偏倚に影響すると解釈している．

　これらの研究結果を統合すると，特にSPVやSBVは病変と反対側，つまり無視側に偏倚しており，麻痺側に身体を傾斜している状態を垂直であるとUSN症例は認知しているということになる．

c．半側空間無視症例における垂直軸の偏倚と姿勢障害との関連

　垂直軸が麻痺側に偏倚していることにより，すべてのUSN症例は座位や立位で麻痺側に重心が偏倚しているのであろうか．臨床家によって意見は分かれるところではあるが，おそらくは多くの臨床家は，必ずしもそうであるとはいえないと答えるのではないだろうか．あるいはPusher現象の有無によっても異なるというのが，臨床における印象ではなかろうか．

Pusher 現象をもつ症例の垂直性，特に SPV に関しては，Karnath ら[15] は開眼時の SPV（SPV-EO：Subjective Postural Vertical-Eyes Open）と閉眼時の SPV を前後左右に傾斜可能なモーター式の座位保持装置で検討している．Pusher 現象のない右半球損傷例（コントロール群）では，閉眼時の SPV と SPV-EO の傾斜はほぼ鉛直位に近く，Pusher 現象を呈している症例群では，SPV-EO は 0.9° と鉛直位に近いものの，閉眼時の SPV は非麻痺側に 18° 傾斜していると報告している．Perennou ら[16] は，Pusher 評価スケール（SCP：Scale of Contraversive Pushing）を用いて，姿勢の傾斜がない群（Upright 群），麻痺側への傾斜を示すが抵抗がない群（Listing 群），Pusher 現象を示す群（Pusher 群）に分けて SPV，SVV，SHV を比較している．SPV は，ホイールパラダイムと呼ばれる座位保持装置を用いて手動で測定している（図 2-1-20）．結果として，Upright 群では健常者と同様な垂直認知（-2.5～+2.5°）であったが，Listing 群では健常者の範囲を超えて麻痺側に傾斜し，Pusher 群ではさらに大きく麻痺側に傾斜して，約 11° 麻痺側に傾斜したと報告している．この 2 つの研究内容は異なる結果を示しているが，Perennou ら[16] は Karnath ら[15] の報告では頭部・体幹を固定していない点，USN の有無について考慮していない点，Pusher 現象の重症度が異なる点を結果の相違の理由と推測している．Bergmann[17] らは，立位でスペースカールという機器を用いて健常者，Pusher 現象を呈する群，Pusher 現象を呈する群における前額面，矢状面の SPV を測定している（図 2-1-21）．この研究では垂直認知の偏倚だけでなく，垂直認知の動揺性を示す標準偏差を算出している．その結果として，前額面の SPV は Pusher 現象を呈する群において他の群よりも有意に非麻痺側に偏倚し，動揺性が大きかったことを報告している．矢状面においては，傾斜をどちらから開始するかという出発点効果によって結果が異なることが指摘されており，前額面においては報告がないが，動揺性には出発点効果の影響も考えられる．

水平面での垂直性の変化は，触覚的に身体の前方を指し示す方法が用いられ，SSA として報告されている（図 2-1-22）．すべての USN 症例が

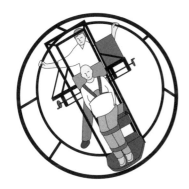 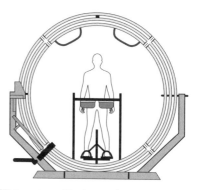

図 2-1-20 ホイールパラダイムによる主観的身体垂直（SPV）の測定方法（文献 16）より転載）

左右にランダムに 15°〜45° 傾斜させた状態から対象者が垂直と認知するまで回転させる

図 2-1-21 スペースカールを用いた主観的身体垂直（SPV）の測定方法（文献 18）より転載）

対象者はプラットホーム上に立位となり，殿部と両足を固定している

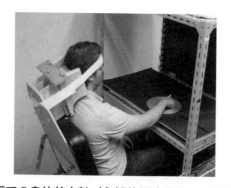

図 2-1-22 水平面での身体前方軸（主観的正中定位）の測定方法（文献 19）より転載）

対象者は自身の臍からまっすぐ前方に伸ばした線をイメージし，前方にあるロッドをそれに合わせて回転させるよう指示される

SSA の偏倚を示すわけではないが，多くは非無視側への偏倚を示しており[20]，プリズムアダプテーションにおける効果検証でも非無視側への偏倚の程度が判断材料として用いられている[21]．また，Pusher 現象は USN 症

例の SSA 偏倚を逆転させ，水平面での身体の方向のイメージを麻痺側へ偏倚をさせると報告されている[22]．USN 症例は，臨床でもよく観察されるように水平面では頸部や，ときには体幹も非無視側を向いており，Pusher 現象を合併するとむしろ無視側に向いている．その点が USN 単独の場合と Pusher 現象を合併した場合との姿勢の違いともいえる．

　Lafosse ら[23] は姿勢アライメントの評価に基づき，左右対称な姿勢を呈している群（クラス I），重心位置が非麻痺側に偏倚している群（クラス II），重心位置が麻痺側に偏倚している群（クラス III）に分類し，SVV と SPV を測定している．さらに，頸部の角度や安静時の重心位置も測定している．クラス II は全例 USN を呈しているが，Pusher 症状を示したのは 7 名中 1 名であった．この群では，重心位置は非麻痺側に偏倚し，頸部は麻痺側に偏倚していた．SVV は麻痺側への 5.1° の偏倚を示し，SPV は非麻痺側への 5.4° の偏倚を示していた．クラス III では全例 USN を呈し，Pusher 症状は 8 名中 7 名が示していた．この群では，重心位置は麻痺側に偏倚し，頸部は非麻痺側に偏倚していたものの，SPV と SVV は鉛直に保たれていたと報告している．この測定結果より，USN においては重心位置の偏倚方向に SPV が，頸部の傾斜方向に SVV が偏倚していることから姿勢障害によって垂直認知に問題が生じていると考察している．しかし，姿勢障害の結果として垂直認知に障害が生じるのか，垂直認知の障害が姿勢に影響するのかは議論が必要である．ただ，USN による左右の半身の体性感覚からの統合障害が姿勢に関与し，前庭系および，体性感覚系などの統合障害が垂直性に影響を与えているといえるのではないだろうか．この検証のためには，USN 症例の身体イメージ，つまり身体図式がどのように変化しているのかを考えていく必要がある．

2）半側空間無視症例における身体図式の変化

　USN 症例，特に身体性無視（personal neglect）が強い症例は，あたかも症例自身の麻痺側半身が存在しないように振る舞うことがある．例えば，歩行中に麻痺側上下肢を壁にぶつける，起き上がり時に麻痺側上肢を忘れ

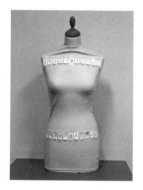

図 2-1-23　身体イメージの評価に用いられたマネキン（文献 24）より転載）
両肩と臍の高さで，中心部を C0，左端を L5，右端を R5 として合計 11 個のマーカーが水平に貼付されている．半側空間無視による無視の影響を減少させるためにマネキンは対象者の非無視側に置かれた

る，車いすの乗車時に麻痺側下肢をフットレストにのせないなどは，非常によく遭遇する現象で，行動性無視と呼ばれるものであろう．そうであれば，USN 症例の身体図式は半身が完全に欠落してしまっているのであろうか．USN 症例に自画像などを書かせるとそう判断できなくもないが，いくつかの研究を紹介したいと思う．

　Rousseaux ら[24]は，線分二等分試験，妨害刺激図形中から「ベル」の形の図形を発見して印をつけるベル消去課題，日常生活活動における行動性無視スケールの Catherine Bergego Scale（CBS）によって分けられた右半球損傷の 9 名の USN 症例と 6 名の非無視症例，13 人の健常者に対してマネキンを使用した身体図式の測定を試みている（**図 2-1-23**）．その方法は，体幹のマネキンを対象者の前方に設置して，対象者の体幹を鉛筆で触覚刺激し，対象者は刺激された部位がマネキン上でどの部位にあたるのかを視覚的および触覚的に回答するというものである．この測定結果より USN 症例の特徴を 3 つ述べている．①体幹の中心点のイメージがマネキンでは，病変と同側（非無視側）に偏倚した位置で認識された．②マネキンの体幹側面から中心までの距離の見積もりが小さくなり，両側性に体幹の幅を狭く認識していた．③体幹の幅の狭さ（論文では圧縮という言葉を

使用している）は，病変と反対側（無視側）で顕著である．これらの結果の原因としてはSSAの偏倚，視覚入力のゆがみ，病変と反対側（無視側）の不注意が考えられるとしている．この研究では，視覚入力の影響を大きく受けることと，触覚刺激に反応できない体性感覚障害のある症例は除外されていることから，すべてのUSN症例がそうであるかは十分に明らかにはできないが，身体図式を知るためのヒントになりうる内容である．

Richardら[25]は，9人の右半球損傷症例（そのうち3名はUSNを呈している）と12人の健常者を対象に身体イメージ上での幅と方向に関する研究を行っている．頭部と体幹を固定した座位で対象者の鼻，臍，左肩，右肩の前方位置をテーブル上に指し示す課題を開眼と閉眼で8回ずつ行っている（図2-1-24）．その結果，USN症例では左肩，臍，鼻の前方を指し示した場所が非USN症例および健常者よりも有意に右（非無視側）に偏倚しているという結果が得られている．さらに興味深いことに，右肩の前方を指し示した場所には有意差はなく，USN症例は明らかに主観的な身体の幅を狭く見積もっているという結果が得られている．ただ，左半身と右半身の幅の見積もりに関しては非USN症例，健常者も左半身を狭く見積もったため，グループ間の差はなかった．

垂直性の結果と合わせてUSN症例の身体イメージをまとめると，前額面上で病変と同側（非無視側）に偏倚し，身体中心軸では病変と反対側（無視側）に傾斜していることになる．また，病変と反対側（無視側）の身体部位が病変側と同側（非無視側）に偏倚しているために，健常者や非USN症例よりも身体の幅を明らかに狭く見積もっていることになる（図2-1-25）．

半側空間無視症例における姿勢とバランス能力の特徴

USN症例における立位での重心動揺や圧中心（COP：Center of Pressure）の偏倚を調査した研究においては，非USN症例よりも重心動揺が大きく，病変と同側（非無視側）にCOPが偏倚していることが明らかに

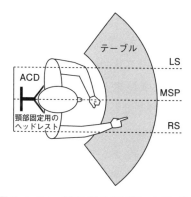
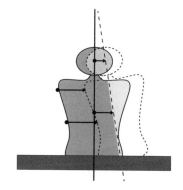

図 2-1-24 対象者の手指によるポインティングタスクを用いた身体前方軸の測定方法（文献 25）より転載）
LS：左肩，MSP：身体中心を通る矢状面軸，RS：右肩，ACD：肩幅

図 2-1-25 半側空間無視（USN）症例の座位における身体イメージの変化（文献 20）より転載）
灰色で示す正常な身体イメージに対し，破線が USN 症例の身体イメージである．矢印は無視側体幹の端および身体軸の変化を示している．この図では左が無視側になっている

なっている[26,27]．すなわち，運動麻痺が重いほど COP の非麻痺側への偏倚は大きくなる[28]が，USN があると運動麻痺の影響に加えて大きくなるというのである．

この理由としては，USN は身体図式の処理の乱れに関連している可能性があるといわれている[29]．前述のように USN 症例は，SSA が病変方向（非無視側）に偏倚しているので，重心がそちらに偏倚するということになる．Rode ら[30]は，右片側不全麻痺の症例よりも左片麻痺症例の COP の病変側への動揺と偏倚が大きいことを理由に，これは「姿勢を参照するメカニズム」のゆがみであると仮定している．すなわち，姿勢の基準も病変側へシフトされる可能性があることを指摘している．

この COP の病変側（非無視側）への偏倚に対し，Perennou ら[7]のロッキングプラットフォーム課題の病変と反対側（無視側）への偏倚の結果は矛盾するように感じる．しかし，この結果には体性感覚の影響と姿勢によ

る結果の違いが影響していると考えられる．水平な支持面においては，身体イメージと注意が病変側に偏倚しているのに加えて，体性感覚が正常に近い病変側，つまり非麻痺側に「頼る」結果としてCOPがそちらに偏倚しているのではないだろうか．また，立位では麻痺側下肢の無視（身体失認）により，COPの偏倚がより明らかになるのではないかと考える．

バランス機能との関連では，脳卒中姿勢評価スケール（PASS：The Postural Assessment Scale for Stroke Patients；**表2-1-7**））とUSNとの関連を調べた研究が散見される．Rousseauxら[19]は，PASSの点数は模写試験（r＝−0.305），ベル消去試験（r＝−0.342），CBS（行動性無視検査）（r＝−0.406）と相関があり，Benaimら[31]は星印抹消試験（r＝−0.53）と相関があったと報告している．Rousseauxら[19]は，非USN症例と比較してUSN症例ではSVVの反時計回りと，SSAの時計回りの偏倚が大きく，PASSの点数も低かったと報告している．さらにSVV，SSAの大きな偏倚を示す症例の大脳の病変と，PASSの点数が低い症例の大脳の病変は一致している部分が大きいことを指摘しており（**図2-1-26**），重力に対する身体軸の偏倚が姿勢のみでなく，バランス能力にも影響を与えるとしている．臨床的に考えても，身体部位の無視（身体失認）があった場合には，麻痺側の上下肢は姿勢変換や運動を行う際に麻痺が重度でなくても能動的に動かせない，あるいは存在を認知できないためにバランス能力が低下するというのは納得できる結果である．

まとめると，USN症例の姿勢の特徴として身体軸は病変と反対側に偏倚しているものの，水平の支持基底面においては病変側に重心は偏倚し，水平面においては脳の病変側に回転偏倚する，いわゆる「右向き傾向」が顕著となる．また，バランス能力に関しても非USN症例に比べて低いといえる．

第1節　半側空間無視の特性と評価　　*57*

表 2-1-7　脳卒中姿勢評価スケール（PASS）

姿勢保持

1. **支持物，介助なしでの端座位保持（50 cm の高さの座面で足底接地）**
   - 0：座位保持困難
   - 1：片手などの軽い支持で保持可能
   - 2：介助なしで 10 秒以上保持可能
   - 3：介助なしで 5 分以上保持可能
2. **支持あるいは介助下での立位保持（足部の位置は自由）**
   - 0：介助があっても立位保持困難
   - 1：2 名の十分な介助があれば保持可能
   - 2：1 名の中等度の介助で保持可能
   - 3：片手の支持で保持可能
3. **支持，介助なしでの立位保持（足部の位置は自由）**
   - 0：介助なしでは立位保持困難
   - 1：介助なしで 10 秒間の保持が可能あるいは片側に大きく傾く
   - 2：介助なしで 1 分間の保持が可能あるいはわずかな非対称性が存在する
   - 3：介助なしで 1 分以上の保持が可能で，同時に肩よりも上に上肢を動かすことができる
4. **非麻痺側での片脚立位**
   - 0：非麻痺側での片脚立位困難
   - 1：数秒であれば可能
   - 2：5 秒以上可能
   - 3：10 秒以上可能
5. **麻痺側での片脚立位**
   - 0：麻痺側での片脚立位困難
   - 1：数秒であれば可能
   - 2：5 秒以上可能
   - 3：10 秒以上可能

姿勢変換

6～12 は，次の段階づけとする（6～11 は 50 cm の高さの治療用ベッドで行う．10～12 は上肢支持なしで行うこと）．0：動作困難　1：十分な介助が必要　2：軽介助で可能　3：介助なしで可能
- 6. 背臥位から麻痺側側臥位
- 7. 背臥位から非麻痺側側臥位
- 8. 背臥位から端座位
- 9. 端座位から背臥位
- 10. 端座位から立ち上がり
- 11. 立位から着座
- 12. 立位で床のペンを拾う

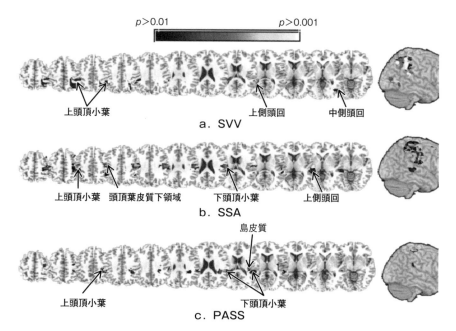

図 2-1-26 主観的視覚垂直（SVV），主観的正中定位（SSA）の偏倚，脳卒中姿勢評価スケール（PASS）の点数が低い症例における病巣の特徴
（文献 19）より転載；口絵 2 参照）

Voxel-based Lesion-Symptom Mapping（VLSM）法による病巣の描出．なお，VLSM 法はある症候を示す症例と示さない症例の大脳病変の特徴を統計学的に検定し，症候に特徴的な病変があるかどうかを検出する手法である．

● 文 献 ●

1) Horak FB, et al：Postural orientation and equilibrium. Shepard J, et al（eds）：Handbook of physiology, section 12. Exercise：regulation and integration of multiple systems. Oxford University, New York, 1996, pp255-292
2) Shumway-Cook A, 他（著），田中　繁，他（監訳）：モーターコントロール．医歯薬出版，2004, pp173-203
3) Horak FB：Clinical assessment of balance disorders. Gait Posture **6**：76-84, 1997
4) Brandt T, et al：Vestibular cortex lesions affect the perception of verticality. Ann Neurol **35**：403-412, 1994
5) Pérennou DA, et al：Biased postural vertical in humans with hemispheric cerebral le-

sions. *Neurosci Lett* **252**：75-78, 1998

6) Pérennou D, et al：Measuring verticality perception after stroke：why and how? *Neurophysiol Clin* **44**：25-32, 2014

7) Pérennou D：Postural disorders and spatial neglect in stroke patients：a strong association. *Restor Neurol Neurosci* **24**：319-334, 2006

8) Kerkhoff G：Multimodal spatial orientation deficits in left-sided visual neglect. *Neuropsychologia* **37**：1387-1405, 1999

9) Lafosse C, et al：Graviceptive misperception of the postural vertical after right hemisphere damage. *Neuroreport* **15**：887-891, 2004

10) Anastasopoulos D, et al：The role of somatosensory input for the perception of verticality. *Ann N Y Acad Sci* **871**：379-383, 1999

11) Pizzamiglio L, et al：Gravity and hemineglect. *Neuroreport* **7**：370-371, 1995

12) Saj A, et al：Effect of posture on the perception of verticality in neglect patients. *Stroke* **36**：2203-2205, 2005

13) Pérennou DA, et al：Transcutaneous electric nerve stimulation reduces neglect-related postural instability after stroke. *Arch Phys Med Rehabil* **82**：440-448, 2001

14) Barra J, et al：Perception of longitudinal body axis in patients with stroke：a pilot study. *J Neurol Neurosurg Psychiatry* **78**：43-48, 2007

15) Karnath HO, et al：The origin of contraversive pushing：evidence for a second graviceptive system in humans. *Neurology* **55**：1298-1304, 2000

16) Pérennou DA, et al：Lateropulsion, pushing and verticality perception in hemisphere stroke：a causal relationship? *Brain* **131**：2401-2413, 2008

17) Bergmann J, et al：The Subjective Postural Vertical Determined in Patients with Pusher Behavior During Standing. *Top Stroke Rehabil* **23**：184-190, 2016

18) Bergmann J, et al：The subjective postural vertical in standing：reliability and normative data for healthy subjects. *Atten Percept Psychophys* **77**：953-960, 2015

19) Rousseaux M, et sl：Neuroanatomy of space, body, and posture perception in patients with right hemisphere stroke. *Neurology* **81**：1291-1297, 2013

20) Rousseaux M, et al：Body representations and brain damage. *Neurophysiol Clin* **44**：59-67, 2014

21) Rossetti Y, et al：Prism adaptation to a rightward optical deviation rehabilitates left hemispatial neglect. *Nature* **395**：166-169, 1998

22) Honoré J, et al：The pusher syndrome reverses the orienting bias caused by spatial neglect. *Neuropsychologia* **47**：634-638, 2009

23) Lafosse C, et al：Postural abnormalities and contraversive pushing following right hemisphere brain damage. *Neuropsychol Rehabil* **17**：374-396, 2007

24) Rousseaux M, et al：Mislocalization of tactile stimuli applied to the trunk in spatial neglect. *Cortex* **49**：2607-2615, 2013

25) Richard C, et al：Is there a distortion of body projection in extracorporeal space in neglect patients? *Neuroreport* **11**：3047-3051, 2000

60　第Ⅱ章　半側空間無視の臨床像と評価

26) Bonan IV, et al : Reliance on visual information after stroke. Part I : Balance on dynamic posturography. *Arch Phys Med Rehabil* **85** : 268-273, 2004

27) de Haart M, et al : Recovery of standing balance in postacute stroke patients : a rehabilitation cohort study. *Arch Phys Med Rehabil* **85** : 886-895, 2004

28) Sackley CM : The relationships between weight-bearing asymmetry after stroke, motor function and activities of daily living. *Physiother Theory Pract* **6** : 179-185, 1990

29) Coslett HB : Evidence for a disturbance of the body schema in neglect. *Brain Cogn* **37** : 527-544, 1998

30) Rode G, et al : Predominance of postural imbalance in left hemiparetic patients. *Scand J Rehabil Med* **29** : 11-16, 1997

31) Benaim C, et al : Validation of a standardized assessment of postural control in stroke patients : the Postural Assessment Scale for Stroke Patients (PASS). *Stroke* **30** : 1862-1868, 1999

第2節

半側空間無視の責任病巣と
メカニズム

1 責任病巣の歴史

半側空間無視の責任病巣

　1941年にBrain[1]は「右大脳半球に関連した視覚的定位障害（visual disorientation）」を示した6症例の論文を報告し，頭頂葉後部を病巣部位と指摘した．この時，「右頭頂葉損傷」と「外空間の左半側無視」の関係の特異性に，はじめて言及した．1958年にBruellとPeszezynski[2]が片麻痺症例の空間認知障害を報告し，水平知覚ではコントロール群よりも誤差が大きく，歩行能力と高い相関があることを示した．画像診断技術が十分でない時代に神経症状を基盤として，剖検所見から現象と照合する方法などが用いられ，半側空間無視（USN：Unilateral Spatial Neglect）現象と障害部位の関連性について検討され始めた．

　1970年代には，半側空間無視（USN：unilateral spatial neglect）の発現機序の重要な仮説である表象障害説と注意障害説が提唱された．前者はBisiachとLuzzatti[3]の課題（**図2-2-1**）でもみられるように心的表象をつくる，あるいはその心的表象を操作する際に左半側を無視することを問題としている．単純な視覚的認識だけでなく，表象内のイメージを含めて変化する可能性を示唆していた．後者はKinsbourne[4]によって，それぞれの半球が反対側における注意の方向性を有しており，脳梁を介して相互に抑制しているが，右半球損傷によって左側への抑制が困難となり，左無視を起こすと考えた．つまり，左右の半球間の相互作用の破綻によって生

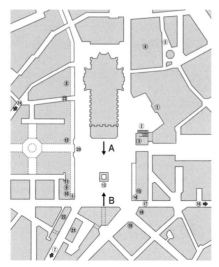

図 2-2-1　Bisiach と Luzzatti の課題（文献 3）より転載）
　イタリアのミラノ大聖堂広場をよく知っている半側空間無視（USN）症例に A と B の方向を向いて立った場合を想定してもらい，広場の細部について設問した．その結果，どちらも右側の映像は思い出しやすく，左側は思い出しにくい結果となり，想起によるイメージ（表象）でも左半側空間を無視すること認めていた．しかし，これだけで USN の症状すべてを説明することが困難である

じる USN である．
　1970〜1980 年代にかけて，注意覚醒のシステム系を脳幹網様体-視床-皮質-辺縁系のループとして図式化し，これに障害が生じると対側空間への注意が減少する説が出てきた[5]．Heilman[6] のグループは，USN の障害機序を入力系だけでなく出力系にも障害があること（大脳半球損傷側の反対に呈示された，①刺激を報告する，②刺激に反応する，③刺激を定位する障害；Hypokinesia 説）を提唱している．また，Watson ら[7] の動物実験を含む多くの研究により，USN を惹起する複数の皮質（下頭頂小葉，前頭葉背外側，帯状回）および視床，中脳網様体が形成する回路の機能障害によって生じるとされた．1981 年には Mesulam[8,9] は脳幹網様体，帯状回，頭頂葉，前頭葉の 4 領域によって外空間に向けられる方向性注意のネットワークが形成され（**図 2-2-2**），それらによって空間性の注意が形

第2節 半側空間無視の責任病巣とメカニズム 63

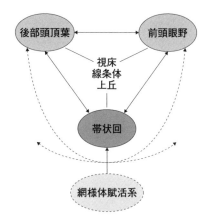

図 2-2-2 注意覚醒システムの問題から生じる半側空間無視（USN）
（文献9)より転載）

空間性注意の神経ネットワーク．反対側の空間の知覚入力を行う頭頂葉後部，発動に関わる帯状回，運動出力の統合を行う前頭葉，これらの3つのネットワークを支える網様体賦活系のシステムがある．Anterior attention network は注意の覚醒度，対象の抽出，実行系として作用し，posterior attention network は頭頂葉が注意の開放，上丘が注意を他の一点に向ける，視床枕が注意の持続に関与している．Vigilance network は全般性注意，覚醒度と関連している．これらのネットワークの破綻がUSNを生じさせるとされる

成されていることを示した．これらの注意のネットワーク説，覚醒レベルの低下-意欲喪失-無関心-無視という形で感覚面・運動面・言語面の各面で存在することを述べている[8,9]．これは右半球だけでなく両側半球に影響し，頭頂葉や後頭葉・側頭葉だけでなく，前頭葉，帯状回，皮質下の視床，線状体，黒質などの関与もあげられている[8]．このネットワークの基盤となっているのは網様体であり，その網様体賦活系は意識をつかさどっており，このネットワークを駆動するために重要な役割をもつ．そして，意識を基盤として注意機能が作動されている．意識状態の低下は，視野全体の反応性低下を引き起こし，その上層にある情動や発動に関わる帯状回でも低下することで，注意機能に負の影響を与える．その上層部には頭頂葉と前頭葉がネットワークを形成することで，トップダウン，ボトムアップとしても注意機能を確立させている．これらのネットワーク不全によって

USN が発症すると考えられている。この時点では，CT（1970年以降）や MRI（1980年代以降）が実用化する前の研究も多く，その USN の症候と病巣部位が，画像分析が進んだ現在と比べても遜色ないことがわかる。

1987年，Weintraub ら[10] は図形探索・抹消試験による研究で，また，右半球損傷による無視は左側に重度に起こるのみでなく，右側でも探索が不十分になって標的がまばらに抹消されずに残されることを発見した。左半球損傷で右 USN が生じても次第に右大脳半球で代償可能だが，左大脳半球の注意機能は右空間しか関与しておらず，右半球損傷で生じた左 USN は左大脳半球では代償困難であった。このことからも右半球は両方向性の注意機能をもっており，空間の注意には半球間によってラテラリティ（機能の側性化）が存在する。

1990年には Spiders ら[11] は，頸動脈内アミタール注入時に起こる無視を文字探索試験で検討している。例えば，右半球を抑制することで利き手や言語優位の左右にかかわらずに，右半球は軽度の無視に比較して左半側で重い無視が起こった。反対に左半球を抑制すると無視が起こらないか，起こっても右半側の軽度の無視が生じるという右半球優位に USN が起こることを示している。

皮質領域の病巣では，主に3つの領域に分けて説明が可能で，多くは頭頂葉性の障害が主となる（表2-2-1，2-2-2）。また，皮質だけでなく皮質下領域でも USN は生じ，多様な病態を示す。脳梗塞では，中大脳動脈領域が一般的で上部領域（superior division）と下部領域（inferior division）に分けられ，どちらも側頭-頭頂葉に病変が及ぶと USN が発症する。このように責任病巣は，多岐に及んでいることが USN の特徴ともいえる。また，皮質のみの病変よりも皮質下白質を含んだ病変のほうが USN を起こしやすい。

古典的に頭頂葉症候群として位置づけられていた USN は，その中でも右頭頂葉の局在的な損傷で起きるとされてきた。右半球損傷のうち，左 USN を呈した症例の病巣を調べた報告[14] では，縁上回，前頭前野，頭頂間溝，上頭頂小葉，下前頭回に集中していた。これは次のメカニズム仮説

表 2-2-1　皮質または皮質下の病変による半側空間無視（USN）

（文献 12）より改変転載）

	領　域	主な随伴症状	予後
皮質領域	中大脳動脈領域，頭頂葉性（側頭・頭頂・後頭葉接合部，角回，縁上回）	多彩な消去現象，視覚的イメージの左半分の無視（知覚的無視），右側への過剰注意からの離脱困難，方向性の運動低下などが特徴，病態失認，重度左片麻痺・感覚障害を合併する	不良
	後大脳動脈領域	左同名半盲，地誌的失認，半盲の程度によって USN が重症化する	—
	前大脳動脈領域，帯状回や補足運動野など前頭葉病変	視覚スキャンや視覚定位における左側の運動性の無視，方向性の運動低下などの特徴，運動維持が困難である	良好
皮質下領域	前脈絡膜叢動脈領域の梗塞	左片麻痺，感覚障害，記銘力障害などが生じる	不良
	視床（外側腹側核，視床枕など）	一過性のことが多く，皮質下線維の障害などが考えられている．対側性の刺激に注意を固定できない，網様体による注意覚醒障害に伴う無視という特徴をもつ	良好
	線条体・内包・外包など穿通枝系，皮質関連線維の損傷	方向性の運動低下が生じやすい．手が左空間へ動かそうとしないため左 USN が生じる	—
	テント下の中脳網様体賦活系の損傷	広範な出衣嚢の不活化，意識・覚度の全般性低下が生じる	—
	脳梁損傷	右手に半側空間無視が生じるといった特徴的な障害がみられる	—

表 2-2-2　責任病巣からみた分類（文献 13）より転載）

A．皮質性半側無視
　　①頭頂葉性半側無視（後頭葉，側頭葉）
　　②前頭葉性半側無視
B．皮質下性半側無視
　　①視床性半側無視
　　②線条体，内包，外包性半側無視
C．特殊な半側無視
　　①テント下性半側無視
　　②脳梁性半側無視

で説明できるが，右半球の前頭-頭頂ネットワークを構成している領域である．その重要な連絡線維の一つである上縦束は，側頭・頭頂部，前頭部

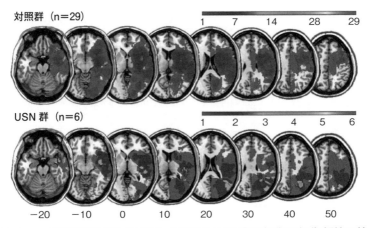

図 2-2-3 半側空間無視（USN）の有無での右半球損傷で損傷部位の比較
（文献 16）より転載；口絵 2 参照）

右半球損傷で USN が生じなかった対照群と USN が生じた USN 群の損傷領域の比較研究である．USN 群において視床から頭頂葉（後部）にかけて広範囲の脳損傷領域が確認できる

を結ぶ代表的な白質線維である．上縦束は，大脳の前部と後部を結ぶ連絡線維であり，サルやヒトでは第Ⅰ枝から第Ⅲ枝の3つの線維が確認されている[15]．この上縦束損傷により大脳前後の活動性を低下させ，局在の損傷よりも重症化するといわれている．その中で第Ⅱ枝の離断が最も USN と関連があるとされる．このように線維連絡による情報連絡の欠落が USN を発症させる原因の一つだということも fMRI（functional MRI）や拡散テンソル画像（DTI：diffusion weighted image）などの発展とともに明らかになってきた．現在の知見では，MRI による集団解析で同じ右半球損傷であっても，USN を合併している場合に視床から頭頂部にかけて幅広い領域（**図 2-2-3**）での損傷となっている[16]．古典的な解釈から新たな注意のメカニズム仮説を含めて図式化（**図 2-2-4**）すると，かなり広範囲で USN が生じる可能性があることがわかり，その領域やそのメカニズムが破綻するパターンによっても障害像が異なることが解明されつつある（次項の「メカニズム仮説」を参照）．

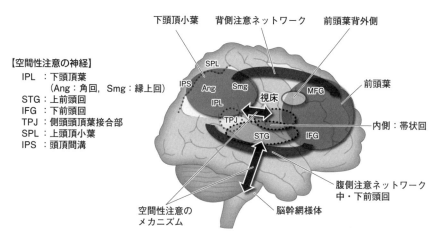

図2-2-4 半側空間無視（USN）の病巣（文献17)より改変転載）

古典的な研究からUSNの責任病巣として理解されていたのは，下頭頂小葉，側頭頭頂接合部，前頭葉であった．しかし，上側頭回〜中側頭回および視床や網様体などの領域，その接合部での障害もUSNと関連している

特に，急性期でのUSNの報告例は多く，脳卒中発症者の約4割に起こる可能性を指摘している．その4割の症例における損傷部位は明確でなく，広範囲な領域の脳卒中症例で生じやすく，多くの症例では急性期の間にUSNの症状が消失する．Karnarthら[14]は，急性期では右半球の前頭葉・頭頂葉・側頭葉と多岐にわたるものの，慢性期の病巣は右側頭葉に限局すると述べている．すなわち，脳の腹側領域に病巣をもつ場合，USNは回復が難しく慢性化するということである．このように，さまざまな仮説は画像診断やfMRIの発展に伴って病巣の実態解明に確実につながっているが，いまだに脳画像解析はコネクトーム解析などが進行中であるため，脳のつながりが完全に理解されたとは言い難い．USNは，多くの要因が混在している多因子障害ともいわれており，病態解釈からのアプローチや，その変化を画像も含めて検討していくことが重要だと思われる．

病巣からみる半側空間無視への影響

1）下頭頂小葉

　下頭頂小葉は，頭頂葉外側面の後下の半分を占め，頭頂間溝によって上頭頂小葉に分けられる．下頭頂小葉は，縁上回と角回から構成される．本領域の局在的な特徴としては，視覚・聴覚・平衡感覚・体性感覚におけるおのおのの感覚情報を統合する部位と考えられている．例えば，高次視覚野からの情報処理の経路としては，腹側経路（what の経路）と背側経路（where の経路）があり，背側経路は機能的に腹-背側経路と背-背側経路の2つに分けられる．特に腹-背側経路は，三次背側視覚野（V3d）から五次視覚野（V5/MT 野）を経由して下頭頂小葉につながる経路で，空間認知と視覚的な行動制御，行動理解に関与している[18]．また，本領域は複雑な運動に対して特異的に反応することもわかってきた[19]．このように下頭頂小葉は，視覚情報の処理とその認知，運動の全体処理が行われている．

　本領域の損傷によって，USN が発症することは重要視されており，下頭頂小葉から前頭葉への線維連絡を抑制したところ USN がリアルタイムかつ可逆性に観察された[20]．ただし，下頭頂小葉領域だけでなく前頭葉の線維連絡の損傷においても USN の発症に関連しているとされる．

2）側頭・頭頂・後頭葉境界部（側頭頭頂接合部）

　本領域は，視覚情報の空間における位置的側面を処理する背側経路にあり，動きのある視覚刺激に対して反応する五次視覚野も同部の後方に存在する．DTI における研究で，側頭・頭頂・後頭葉境界部の皮質損傷だけでは USN が出現しなかったが，同部の皮質下において下前頭後頭束損傷がある場合には USN が出現した[21]．そのため，皮質領域の損傷ではなく，皮質下の損傷が USN に関連していることが示された．また，側頭頭頂接合部は注意のネットワークの切り替えでも重要な部位であり，本領域を含む損傷は前述に述べたように USN が生じる．

3) 上側頭回

動物実験では，上側頭回損傷でも対側の USN が生じるが，ヒトの場合は左側では言語症状が出現するが USN の出現は少ない．右側の損傷で USN が出現することはあるが多くはない．Karnath ら[22] は，USN 症例と右上側頭回の損傷に強い相関を認めたと報告している．

4) 前頭葉

前頭葉背外側部に代表される前頭眼野を含む運動前野のニューロンは，頭頂間溝のニューロンと密接な線維連絡があり，頭頂葉で統合された感覚情報をもとに行動を起こす．そのため共用連結部となるのみならず，感覚情報を得るための探索行動に関連した眼球・頭部・体幹・肢運動の制御に関与していることからも，USN と密接に関連している[23]．また，前頭葉背外側部は目標指向性注意の背側経路のネットワークの起点となり，トップダウン的な注意をつかさどる．さらに，腹側経路は中前頭回・下前頭回から下頭頂小葉に向かった経路であり，この経路における機能低下も USN の原因となる．

5) 前帯状回

動物実験では，前帯状回の破壊で USN が生じるが，ヒトでは前帯状回の損傷のみで USN が発症することは少ない．前帯状回の役割は，大脳辺縁系と新皮質との間の共用連結部であり，意欲・情動・記憶の空間性注意への影響に関与している．そのため，前大脳動脈領域の損傷で脳梁を含めた損傷となり，純粋な前帯状回の損傷ではなく，脳梁を含めた損傷で USN の症状が出現するとされる．

6) 脳梁

脳梁性 USN という言葉が存在するように，外科的脳梁切断術後の症例で，右手では左空間を無視する傾向，左手では右空間を無視する傾向が生じる．長期間，USN が継続することはまれであるが，このような特異的

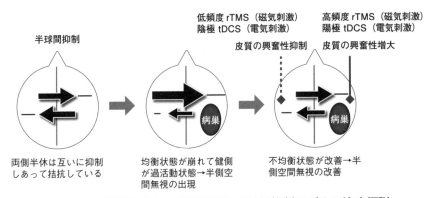

図 2-2-5 脳梁を介した各半球間における抑制モデルの治療仮説
rTMS：反復経頭蓋磁気刺激療法，tDCS：経頭蓋直流電気刺激

な症状が生じる．脳梁と前帯状回の損傷によって，右手と言語を用いた反応では左USNの傾向がみられ，左手と比較してごく軽度の右USN傾向が生じる[24]．この現象は，右半球は両側半側空間へ空間性注意を向けられるのに対し，左半球は右半側空間にしか空間性注意向けられていないことを示している．

左USNが多い理由として，両側半球は脳梁を介して抑制し合って均衡を保っており，その両側半球の関係を相互拮抗抑制説としている（**図 2-2-5**）．その抑制の改善として，片側半球の障害部位に外部から電気または磁気刺激を実施すると，脳梁を介した半球間抑制の改善によりUSN症状も改善する．このように一つの仮説に対して治療した結果，その仮説を証明する流れにもつながっている．

7）視床・被殻

視床や被殻出血とUSNの関係性は出血による直接的な影響だけでなく，出血による血腫の圧迫や，皮質下線維の障害や機能乖離（diaschisis）による間接的な影響も受ける．Maeshimaら[25]は，血腫量とUSNの関連性について報告している（**図 2-2-6**）．視床出血では血腫が少量でもUSNが発症するが，限局した病変ではすべて一過性でUSNは改善していた．図

第2節　半側空間無視の責任病巣とメカニズム　71

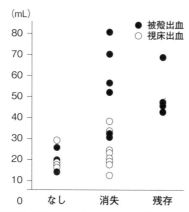

図 2-2-6　半側空間無視（USN）の経過と血腫量（文献 25) より転載）

2-2-6 にあるように被殻出血では，20 mL 程度では USN はみられず，30 mL 以上では残存しやすく，50 mL を超えても症状が一過性で消失していたが，その症例はすべて 50 歳未満であった．

半側空間無視サブタイプと病巣

1）自己中心空間の無視と物体中心空間の無視

われわれは，生活の中で 2 つの空間座標系を用いて生活空間を捉えている．一つは自己中心座標（egocentric frame）であり，もう一つは物体中心座標（allocentric frame）である．前者は，自分の中に内部座標をもっており，その中の身体中心をもとに空間の左右などを弁別する．例えば，自分の座っている位置からの相対的な座標で，物が左にあるか右にあるかなどの弁別する認知である．後者は，自己の基準によらず外部座標系を用いて物体を基準に空間の左右を判断する認知である．例えば，目の前に存在する物体（もの）の中心を捉えて左右を弁別する際には，この物体中心座標を用いる．

これまでの研究の結果より，自己中心座標系で空間を捉えられている際には頭頂葉，物体中心座標系で空間を捉えられている際には側頭葉が活性

化される[26]．一方，自己中心空間の無視に特異的な病巣としては，右の前頭眼野や，運動前野があげられ，物体中心空間の無視では側頭葉や海馬の腹側部の病巣が関連しているとされる[27]．

2）無視の特徴と病巣からみたサブタイプ[28]

　無視のタイプは，大きく分けて3つに分類（サブタイプ）される．第1のタイプは，線分二等分試験などで出現し，知覚性・視空間性要素の無視である．右下頭頂葉の縁上回付近の病巣と関連している．第2のタイプは，模写課題で明確な物体中心座標に基づく無視である．右側頭葉の海馬傍回に病巣の中心があり，中側頭回に向かって白質内に伸びる病巣と関連している．第3のタイプは，星印抹消試験で問題となる探索的・視運動性要素の無視である．これはワーキングメモリに関与する背外側前頭前野などの右前頭葉を病巣とする．

■ ネットワーク仮説における神経ネットワーク

　USN の仮説で最も注目されている一つにネットワーク仮説がある．ヒトが目的をもって作業する際には集中しなくてはいけないため，対象に対してトップダウン的に注意を働かせる．これは集中力であり，1点にフォーカスをあてることである．つまり，対象に対して注意を選択的に高める必要があり，後頭葉の視覚領域とともに頭頂間溝，上頭頂小葉，前頭眼野といった背側領域の背側注意ネットワーク（DAN：Dorsal Attention Network）が活性化する[29]．この DAN の特性は興味深いことに，DAN が活性化している際に縁上回や上側頭回を含む側頭頭頂接合部や中前頭回・下前頭回といった脳の腹側領域は不活動が継続する．すなわち，活性化と不活性化の切り替えの機能が重要であり，常にこのシステムが働いていると，次に説明するシステムが働かない．予期していない，びっくりするような刺激が外部から与えられた場合，腹側経路である腹側注意ネットワーク（VAN：Ventral Attention Network）が働き，この刺激に対して

即時の対応を可能とする．例えば，DAN は目標や意図をもって課題を遂行している際に働く目標指向性注意（トップダウン注意）に関与し，逆にVAN は突然の刺激，特に顕著な刺激に応答する際に働く刺激誘発性注意（ボトムアップ注意）に関与する[28]．

　DAN と VAN をヒトはうまく機能させることで，周囲の環境を適切に把握している．DAN は両側半球に存在し，VAN は右半球のみに存在するとされる[29]．このことから右半球損傷で生じる USN の問題としては，刺激誘発性注意の VAN が影響するのではないかと考えられる．つまり，注意力を高めて，ある一点に集中してしまうと DAN が強く働き側頭頭頂接合部の活動が抑制され，ボトムアップの注意機構が働きにくくなる．これが USN の機序であると，注意は右側に集中するが，全体的なボトムアップの注意は低下しているため見落としが多い．これは Takamuraら[30] の研究や Ohmatsu ら[31] の研究にも示されているように，臨床的には回復過程の USN 症例が右側の線分を抹消できるようになるが，そちらのほうへ過度に注意が引きつけられ，注意の解放が起こりにくいことがあげられる．

● 文 献 ●

1) Brain WR：Visual disorientation with special reference to lesions of the right cerebral hemisphere. *Brain* **64**：244-272, 1941

2) Bruell JH, et al：Perception of verticality in hemiplegic patients in relation to rehabilitation. *Clin Orthop* **12**：124-130, 1958

3) Bisiach E, et al：Unilateral neglect of representational space. *Cortex* **14**：129-133, 1978

4) Kinsbourne M：Hemi-neglect and hemisphere rivalry. *Adv Neurol* **18**：41-49, 1977

5) Heilman KM,et al：Mechanisms underlying hemispatial neglect. *Ann Neurol* **5**：166-170, 1979

6) Heilman KM, et al: Directional hypokinesia；Prolonged reaction times for leftward movements in patients with right hemisphere lesions and neglect. *Neurology* **35**: 855-859, 1985

7) Watson RT,et al：Thalamic neglect, Possible role of the medial thalamus and nucleus reticularis in behavior. *Arch Neurol* **38**：501-506, 1981

8) Mesulam MM：A cortical network for directed attention and unilateral neglect. *Ann*

74　第Ⅱ章　半側空間無視の臨床像と評価

Neurol **10**：309–325, 1981

9) Mesulam MM：Spatial attention and neglect: parietal, frontal and cingulate contributions to the mental representation and attentional targeting of salient extrapersonal events. *Philos Trans R Soc Lond B Biol Sci* **354**：1325–1346, 1999

10) Weintraub S,t al：Right cerebral dominance in spatial attention. Further evidence based on ipsilateral neglect. *Arch Neurol* **44**：621–625, 1987

11) Spiders PA,et al: Visual neglect during intracarotid amobarbital testing. *Neurology* **40**：1600–1606, 1990

12) 前田真治：半側空間無視．高次脳機能研究 **28**: 86–94, 2008

13) 前島伸一郎：半側空間の下位分類．高次脳機能研究 **26**：235–244, 2006

14) Karnath HO, et al: The anatomy of spatinal neglect based on voxelwise statistical analysis：a study of 140 patients. *Cereb Cortex* **14**：1164–1172, 2004

15) Bartolomeo P, et al：Left unilateral neglect as a disconnevtion syndrome. *Cereb Cortex* **17**：2479–2490, 2007

16) Mihulowicz U, et al: Spatial displacement of numbers on a vertical number line in spatial neglect. *Front Hum Neurosci* **9**：240, 2015

17) Nachev P,et al：Disorders of visual attention and the posterior parietal cortex. *Cortex* **42**：766–773, 2006

18) Rizzolatti G,et al：Two different streams form the dorsal visual system: anatomy and functions. *Exp Brain Res* **153**：146–157, 2003

19) Claeys KG, et al：A higher order motion region in human inferior parietal lobule: evidence from fMRI. *Neuron* **40**：631–642, 2003

20) Thiebaut de Schotten M, et al：Direct evidence for a parietal-frontal pathway subserving spatial awareness in humans. *Science* **309**：2226–2228, 2005

21) Urbanski M, et al：Brain networks of spatial awareness:evidence from diffusion tensor imaging tractography. *J Neurol Neurosurg Psychiatry* **79**：598–601, 2008

22) Karnath HO, et al：Spatial awareness is a function of the temporal not the posterior parietal lobe. *Nature* **411**：950–953, 2001

23) 水野智之：半側空間無視の病巣．認知神経科 **10**：290–294, 2008

24) Kashiwagi A, et al：Hemispatial neglect in a patient　with callosal infarction. *Brain* **113**：1005–1023, 1990

25) Maeshima S, et al：Unilateral spatial neglect in patients with cerebral hemorrhage：the relationship between hematoma volume and prognosis. *J Clin Neurosci* **9**：544–548, 2002

26) Galati G, et al：The neural basis of egocentric and allocentric coding of space in humans：a functional magnetic resonance study. *Exp Brain Res* **133**：156–164, 2000

27) Grimsen C,et al：Dissociation of egocentric and allocentric coding of space in visual search after right middle cerebral artery stroke. *Neuropsychologia* **46**：902–914, 2008

28) 森岡　周：半側空間無視のメカニズム．PT ジャーナル **51**：855–863, 2017

29) Corbetta M,et al：The reorienting system of the human brain：from environment to

theory of mind. *Neuron* 58：306-324, 2008
30) Takamura Y, et al：Intentional gaze shift to neglected space: a compensatory strategy during recovery after unilateral spatial neglect. *Brain* 139：2970-2982, 2016
31) Ohmatsu S, et al：Visual search pattern during free viewing of horizontally flipped images in patients with unilateral spatial neglect. *Cortex* 113：83-95, 2018

2 メカニズムの仮説

 はじめに

　半側空間無視（USN：Unilateral Spatial Neglect）を有する症例に対して評価や治療を行うには，USN の病態を理解する必要がある．そのためには「左側に気づかない」「検査上で左を見落とす」といった現象だけを追うのは，有効で効率的な方策に結びつきにくい．なぜ，無視をするのかを神経学的なメカニズムから理解し解釈する必要がある．USN を解釈するにあたり考慮しなければならないのは，「なぜ無視するのか」「なぜ右半球優位なのか」「半側空間とは何を指すのか」「その症状は常にあてはまるのか」である．
　「なぜ，無視するのか」については，無視側の対象物がみえない，あるいはみることができないからなのか，みえていても意味あるものとして知覚できないからなのか，あるいは無視側とは反対側の空間にある対象の知覚が優先されてしまうためなのかを解決しなければならない．この点については，空間性注意障害仮説と半球間抑制説で解説する．
　「なぜ，右半球優位なのか」については，無視の障害を引き起こす，あるいは無視症状を悪化させる神経メカニズムが右大脳半球に側性化しているのか，また右半側空間無視の存在をどのように考えるかを知る必要があり，ここでは顕著性反応の神経メカニズム，非空間性要因で解説する．
　「半側空間とは，何を指すか」については，正中はどこに規定されるの

か，また視野や身体感覚運動の対側大脳半球支配の観点から常に正中を境界とした左右分離なのか，について考える必要があり，空間参照枠と左右半球の相対的相互作用で紹介する．

「その症状が常にあてはまるのか」については，USN 症例間での病巣の多様性，症状（障害様式）の多様性，USN 症例内での環境，刺激，時間による症状の変化がみられることに注意する必要がある．このことは発現メカニズムの複雑性を示唆しており，神経ネットワーク仮説について言及する．

そこで，これら 4 つの課題に言及する前に従来の仮説，すなわち「要素的メカニズム」と「記憶注意表象障害」について触れておこう．

要素的メカニズム仮説と記憶・注意・表象の障害仮説

USN の発現メカニズムについては，これまで多くの仮説が提唱されてきた．脳画像研究が発展するよりも以前は，臨床症状の観察，神経学的理論，神経心理学的実験の成果から仮説の推論が行われた．

Battersby ら[1] は，USN 症例に同名性半盲を伴うことが多く，視野が障害されているために無視側空間に気づかないためとする視野障害説を提唱した．De Renzi ら[2] は，病巣反対側空間へのサッケードの減少，探索の遅延や注視麻痺（両眼が同じ方向に向くことができない状態）があるために左側を十分に探索できないことから無視を引き起こすとする眼球運動障害説を唱えた．Battersby ら[1,3] は，感覚刺激が病側大脳半球に情報伝達されないため覚醒が起こらず，知覚過程の障害あるいは同名半盲や半身感覚障害などの要素的感覚障害を基盤に，軽度の意識障害や精神機能の低下が加わって生じると述べた．Denny-Brown ら[4] は，頭頂葉皮質の障害によって形態の認知を空間的に統合できなくなるために無視が生じるとした．Heilman ら[5] は，病巣と反対側空間への運動を開始・遂行することが障害されるために無視が生じるといった方向性運動低下説を唱えている．

脳内の認知機能システムの障害に由来することも提唱されている．

Heilman ら[6]，記憶機能の障害によるとするもので，半側に呈示された刺激（聴覚，視覚，注意）を忘れてしまうために無視が生じるとした．Heilman らは，ほかに脳幹網様体-視床-皮質-辺縁系により構成される注意覚醒のシステムが一側性に障害されることにより，対側空間への覚醒-注意水準が低下するために無視が生じるとも述べている[5,7]．

Bisiach[8] は，記憶ではなく，空間イメージを脳内で形成することが障害されるためとする表象障害説を提唱した．症例が慣れ親しんだ教会とその前にある広場をイメージしてもらい，広場から教会を向いた場合のイメージと教会から広場を向いた場合のイメージとではどちらも左側にある建物を報告できなかったケースを紹介した．このことから，空間イメージを脳内に再現する表象地図の形成が障害されるために USN が生じるとした．

なぜ無視するのか

1）空間性注意障害仮説

注意は，同時にさまざまに存在する外的あるいは内的な情報の中から，脳が処理するものを選択して焦点を合わせる機能である．注意には言語性と空間性があるが，空間性注意とは外界と個体との関係の中で意識を適切な対象に集中し，または移動していく過程の総体とされている[9]．この空間性注意機能が障害されることにより USN が生じるとするのが，空間性注意障害説である．

左右の大脳半球は，対側空間における顕著性（周囲と比べて目立つもので脳の反応を引き出すもの；サリエンシー）をもった刺激や，課題に関連した事象刺激を発見する空間性注意機能を有している．すなわち，右半球は左空間の刺激を，左半球は右空間の刺激を発見して注意を向ける．したがって，一側の大脳半球が損傷すると，損傷側と反対側空間に対する注意機能が障害されるため USN が生じるとするものである．

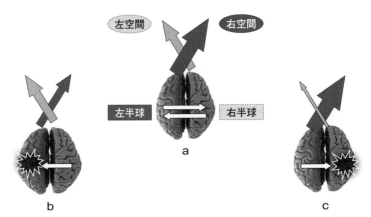

図 2-2-7 Kinsbourne による半側空間無視（USN）の左空間優位仮説

a：左右の大脳半球はそれぞれ対側空間への注意シフトのベクトルをもつが，左半球の右方向性がやや強い．健常な脳では，右方向への注意シフト・バイアスがやや強いものの，左右半球間でお互いの注意機能を抑制しあうことで，すべての空間に注意を向けられるように調整されている

b：左半球が損傷すると，右方向への注意のベクトルが弱まり，右半球が左半球の活動を抑制するが，ベクトルの強さがほぼ等しくなるため USN は起こらない

c：右半球が損傷すると，左方向への注意のベクトルが弱まり，左半球が右半球の活動を抑制するが，ベクトルの強さが右方向に大きく偏るため，左 USN が起こる

2）半球間抑制説

　左右の大脳半球が，それぞれ対側空間に対する注意機能を有するとすれば，個体としての注意をそれぞれ右側または左側へシフトさせる方向性をもつことになる．このことを方向性注意という．Kinsbourne[10] は方向性注意の障害が USN を生じさせると説明した．それぞれの半球が反対側への注意の方向性を有しており，健常な状態では脳梁を介して相互に抑制しあい，偏りなく均衡化するための制御が働いている（半球間抑制）．一側半球が損傷すると，非損傷側半球による方向性注意に対して損傷側半球による抑制がきかなくなるため USN をきたすとした（方向性注意障害説；図 2-2-7）．刺激が現れると，まず非無視側空間にある対象に注意が向き（early orientation of attention），そこから注意が開放されず（解放障害），反対側空間に注意が移動しない（移動障害）．また，常に非無視側空間に

ある対象に注意が引きつけられやすくなる（overattention）としている．

Kinsbourne は，方向性注意は左半球による右方向性がやや強いとしている．そのため右半球が損傷すると左方向への空間性注意が障害されるが，左半球による右側への方向性注意が働くために左 USN が生じるとされている．一方で，左半球が損傷しても同じメカニズムが作用するが，右半球による左方向への空間性注意がやや弱いことに加えて，言語的思考あるいは検者との会話による左半球の賦活により右方向へ注意が向けられるために，右 USN は起こりにくいと説明している．

左右大脳半球の空間性注意機能は，注意の焦点位置を信号化する「場所コード」に基づくだけでなく，いずれの場所からにおいても注意のシフト方向を信号化する「ベクトル・コード」に基づくものもあることが示唆されている．機能的 MRI の研究では，空間性注意の左右優位性は，左右どちらの空間に注意がシフトしたかよりも，それぞれの空間内でのシフトの方向に従うことを示している[11]．すなわち，右半球は左側空間における空間性注意を担うだけでなく，それよりもむしろ，左方向への注意移動をつかさどっていることに留意すべきである．

■ なぜ右半球優位なのか

1）顕著性反応の神経メカニズム

Mesulam[12] は，左半球は右空間における顕著性刺激に主に関与し，注意の分配を行って右方向に注意をシフトさせるが，右半球は左右両側空間の顕著性刺激に関与し，左右両側空間での注意の分配を行い，左側へやや強いが左右どちらにも注意をシフトさせると述べている（**図 2-2-8**）．右半球は，空間性注意機能が優位であるため，注意課題では右半球のメカニズムに依存することが多い．正常な状態では，注意の焦点はなんらかの意図的関連部位にシフトするが，右半球が注意課題を処理することが多いため，左方向へのわずかなバイアスがある．左半球が損傷した場合には，右半球による同側空間への注意シフト機能と，左右両側空間に注意を分配す

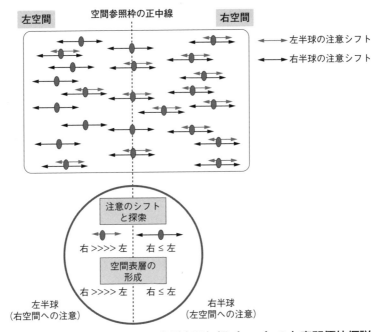

図 2-2-8　Mesulamによる半側空間無視（USN）の左空間優位仮説
（文献12)より引用転載）

　四角形は処理の対象とする参照枠を表す．矢印は注意シフトの方向性で，色の薄い矢印は左半球のものを，色の濃い矢印は右半球のものを示す．矢印の長さが示すように，左半球の注意シフトは右方向に強いが，右半球はわずかに左に強い．また，右半球のシフトの強さは左半球のものより強い．左半球は参照枠内の顕著性刺激に対して，右側にあるものほど対象とするため，左側空間の刺激には発見されないものが含まれる．右半球は，参照枠内のすべての顕著性刺激を発見する．健常な場合は，右半球の注意シフト・メカニズムがやや強いため，左側に注意が向く傾向はあるものの，参照枠内すべての刺激を発見し注意を向けることができる．左半球が損傷すると，やや左方向への注意シフト・バイアスが生じるがすべての刺激を発見し注意を向けられる．一方，右半球が損傷すると，右方向への注意シフトと右側の刺激への注意バイアスが生じるために，左USNが起こる．後部頭頂葉では顕著性マッピングが行われ，前頭葉では注意のシフトと探索を選択し実行される

　る調整力を有するために，代償により反対側への無視は生じにくいとしている．一方で，左半球は左空間の顕著性事象を処理するが，注意を左側にシフトしたり空間性注意の分配を調整する機能が相対的に低いために，右

半球が損傷すると重度の無視を生じる可能性がある．右半球損傷後は，左空間の事象は顕著性表象を失い，注意の焦点は右方向へ押しやられ，左半球の影響が及びにくい右端に向かう．そのため右半球が同側空間での注意分配を行うが，左半球は同側に注意をシフトするメカニズムがほとんどないため，右半球損傷により右空間での注意障害が軽度ではあるが起こりうると説明している．

Mesulam の仮説の裏づけとして，機能的 MRI を用いた実験で支持する報告がある．健常者では，左右空間に等しく注意を向けた場合に右半球での活動が大きい[13]．左半球での皮質活動の増大は，右側空間での潜在的注意シフト後のみに認められたが，右半球の活動は左右いずれの空間でも潜在的注意シフト後にみられている[14]．また，右半球は外部空間における感覚事象の顕著性表象に対応しているが，左半球は右空間での事象に限局した，より限定的な反応を示すことが知られている[15]．空間情報の検索についても左右の位置にかかわらず右半球の活動を大きく引き起こし，右半球が左右両側空間の表象を活性化させる役割を強くもつことが示唆されている[16]．このことは，右半球が感覚情報処理において「広範囲」であるのに対して，左半球がより「限局的」であるという仮説と一致する[17]．

2) 非空間性要因

USN 症例においては，左右の方向性をもたない全般的注意のレベルが臨床的な無視発現に影響することが示されている[18]．慢性期における USN では，方向性注意の右方偏倚に加えて，右半球損傷に伴うさまざまな非空間性要因が影響していることが示唆されている[19]．非空間性要因には，注意の再定位障害，行動関連刺激の発見障害，覚醒の低下，刺激位置の記憶障害〔視空間性短期記憶障害（VSTM：Visual Short Term Memory），対象特性の検出障害（空間認知障害），心的イメージの操作障害（表象障害）〕が含まれる．

非空間性要因の障害は，USN とは臨床的にも解剖学的にも互いに独立したものではあるが，高い頻度で合併する．このことは USN 症例におけ

る脳損傷領域が広範で，それぞれの神経基盤を同時に障害することも考えられるが，空間情報処理において互いに密に連携し合い，重複した神経メカニズムが障害されることによって生じると考えられる．

こうした非空間性要因は右半球，特に腹側前頭頭頂皮質の活動と関連づけられる．これらの領域がUSN症例における損傷領域と一致することに注意する必要がある．

a．注意の再定位

USN症例では，予測していない事象に対する再定位が障害されていることが報告されている[20]．病巣同側空間にある目標を予測している際に，病巣反対側空間の目標を発見することが特に大きく障害されており，これは病巣同側空間から注意を解放することの障害を示唆する．右側の側頭頭頂接合部から上側頭回の損傷では，注意の解放や再定位の障害に局在性が認められている[21]．側頭頭頂接合部の損傷では，病巣反対側での再定位の障害が強く，腹側前頭皮質の損傷では病巣同側での再定位が増大する[22]．健常成人を対象としたニューロイメージ研究では，注意の焦点から外れた位置にある左右視野の刺激に対する再定位では，側頭頭頂接合部が刺激駆動再定位により常に活動するのに対して，腹側前頭皮質は主に予測されていない認知制御を必要とする場合に活動すると報告されている[23]．

b．行動関連刺激の発見

右半球損傷によるUSN症例では，目標の発見に障害を示す．例えば，単純聴覚反応時間では，左半球損傷よりも右半球損傷で遅くなることが示されている[24]．右半球は空間上の位置だけでなく，標準刺激と異なる特徴（例えば，色やコントラスト）をもつ．まれな目標を報告する課題で示されるように，予測していない行動関連刺激の発見において活動する[25]．また，課題に関係のない新奇な刺激によっても活動する[26]．

c．覚醒レベル

右半球損傷およびUSN症例では，左半球で同等部位を損傷した症例よりも覚醒レベルが低い．病巣研究では，右前頭葉損傷と覚醒の低下との関係[27]，持続的注意および目標発見における時間の短縮（vigilanceの漸減）

との関係[28]がみられており，覚醒レベルと空間障害との間に相互作用が明らかとなっている．また，ニューロイメージ研究では，覚醒レベルの右半球優位性が示されており，外側運動前野，島・前頭蓋，側頭頭頂接合部領域などの腹側前頭頭頂皮質における関連性が強いことを報告している[29~31]．

d．視空間性短期記憶障害

USN 症例では，垂直に配列された刺激の位置の記憶が障害され[32]，探索中の固視点が何度も同じ位置に向けられることが観察される[33]．これはすでに探索した病巣同側の刺激へ何度も再注視が導かれることにより病巣反対側の USN を重症化させるといわれている[34]．

e．空間認知障害

USN 症例では，線分二等分試験において右への偏倚を示し[35]，左空間の物体の大きさを過小評価する[36]．また，水平方向の空間のゆがみがみられ[37]，空間認知障害は無視症状を重症化すると報告されている[33]．

半側空間とは何を指すのか

1）空間参照枠

空間情報を処理するには，対象とする刺激の範囲をどこまで含ませるかが問題になる．この対象とする刺激の範囲を空間参照枠という．空間参照枠が病巣同側にシフトし，さらに狭小化するために無視が生じるとするのが参照枠障害説である．

参照枠内で左右を決めるには，正中線を規定しなければならないが，これには自己（症例自身）を中心とする自己中心参照枠と，目的とする対象を中心とした対象中心参照枠とがある．自己中心参照枠は，眼球（網膜），頭部，身体の位置に基づきさらに分割される（**図 2-2-9**）．行動におけるこれらの中心軸は，状況に応じて脳内で組み合わされているといわれている[38,39]．また，それぞれの参照枠を処理する脳活動領域は分離されており，自己中心参照枠は下頭頂小葉，上側頭回，下前頭回，対象中心参照枠は下

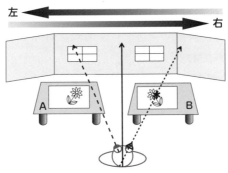

図 2-2-9　参照枠と中心座標軸

　Bの机にある絵を考えた場合（＊）の部分は左右どちらにあるだろうか．刺激が含まれる空間範囲（参照枠）をどこまでとり，その中心（正中）を何に基準をおくかにより変化する．Bの絵の中では左（刺激中心），AとBの絵では右（世界中心），部屋の中では右（環境中心）にある．外部空間に中心をおくことを他者中心参照枠という．なお，＊の部分は花だけを参照枠とした場合には右側にある（物体中心）．観察者を基準にすれば（自己中心），体幹の正中線（実線矢印）では右（体幹中心），頭部の正中線（点線矢印）では左，網膜（眼球）の正中線では右（破線矢印）にある．それぞれの参照枠と中心座標軸は脳の異なる領域で処理される（例えば，自己中心参照枠は下頭頂小葉，他者中心参照枠は下側頭領域で処理される）が同時並行的に活動し，観察者が何を行動課題とするかにより，いずれかが選択される

側頭領域と関連する[40,41]．USN症例における脳損傷領域はしばしば自己中心参照枠の関連領域と一致し，その行動は自己中心参照枠基準が選択される[42]．

　視覚ターゲットを網膜上に投射する際に眼球運動が起こると，ターゲットの空間座標は網膜上の受容部位の移動に伴いズレが生じてしまい，空間における運動や移動の妨げとなる．したがって，実際の空間配置に一致するように持続的な脳内座標シフトを行わなければならない．このシフトは，行動が自己中心的空間座標に目標を定めなくてはならないため，網膜座標系を空間性注意に基づいた計算により統合される必要がある．ある座標（参照枠）からの他の座標（参照枠）への変換処理は，後部頭頂皮質内，特に下頭頂小葉後部（7a）と外側頭頂間溝領域におけるさまざまな場所で行われるといわれている．これらの神経のグループは，網膜情報を眼球位

置情報と結びつけることで，頭部中心参照枠に空間配置をコード化〔認知活動（情報）を脳内で処理する際に神経活動として表現できるように信号変換すること〕することができると説明されている[43]．これらの神経の中には，頭部位置に関わる固有受容感覚情報をもとに身体中心参照枠を形成するものや，前庭感覚情報をもとに視覚事象の世界中心（world-centered）参照枠を形成するものがある[44]．また，外部目標に基づく環境中心座標での事象をコード化するニューロンもある[45]．したがって，後部頭頂皮質は複数の参照枠における顕著性事象を多様式にマッピングする計算的能力を有すると考えられている．このため後部頭頂皮質の損傷は，USN のさまざまな様相と複数の座標枠で生じる特性を説明しうる．

2）左右半球の相対的相互作用

USN 症例の行動をみると，視覚情報処理は正中で左右が明確に分離された障害を示すのではなく，勾配をもった側方バイアスを示す[46]．すなわち，病巣反対側に向かうほど反応性が鈍くなる．このことは空間性注意がベクトルをもった方向性シフトに基づいており，USN が左右半球の相対的活動差に従うことを意味していると思われる（**図 2-2-10**）．

これらの現象は顕著性についても同様に観察される[47]．すなわち，空間性注意に関して顕著性への反応も，課題関連刺激への反応も等しく影響を受けることを示唆している．反対に，このような側方バイアスは刺激がない時にも観察される．暗闇の中で存在しない物体を探索すると，眼球や頭部の位置で測定した探索パターンは病巣同側に強く偏倚することが報告されている[48]．さらに探索していない安静な状態でも眼位は病巣同側へ偏倚している．すなわち，視線制御メカニズムが不均衡な状態になっていることを示唆している（**図 2-2-11**）．

脳卒中発症 3 週後に空間性注意の課題を行う時の脳活動を測定すると，左右大脳半球とも広範な皮質活動の低下がみられる．さらに皮質活動は左右差がみられ，背側頭頂葉や後頭葉視覚野において相対的不均衡となり，特に注意の負荷が増大するとその差が顕著になる[49]．発症後 9 カ月になる

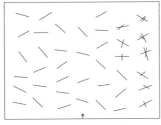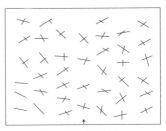

　　　a．重症 USN 例　　　　　　　b．軽度 USN 例

図 2-2-10　半側空間無視（USN）症例の行動における左右差

　USN 症例は正中を境界に病巣反対側（半側）を無視するわけではなく，方向性に勾配をもった偏倚を示す．例えば線分抹消試験において，重症な左 USN 症例では右端しか，印をつけることができないが（a），軽症な USN 症例は左端のみ印を省略する（b）．つまり，どちらかに勾配をもつことは，左右の大脳半球がそれぞれ対側視野を処理している神経メカニズムと矛盾する

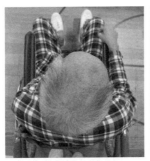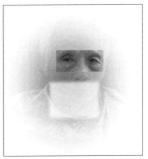

　　　a．頭部の向き　　　　　　　　b．眼球の向き

図 2-2-11　半側空間無視（USN）症例の安静時における頭部と眼球の向き

　USN 症例は，何もしていなくても眼球と頭部が病巣同側に偏倚している．安静時でも観察される偏倚は，視線制御メカニズムの内在性不均衡を示唆する

と，この皮質活動の半球間不均衡は，皮質全体の活動向上と USN 症状の改善と並行して正常化する[50]．また，USN 症例において左右の頭頂葉領域間の結合性も脳卒中発症後3週間では崩壊していたが，USN の改善に並行して時間とともに改善する[51]．

　課題遂行時でも安静時でも，左頭頂葉の活動は USN が重度の症例ほど強くなる[50]．経頭蓋磁気刺激（TMS：Transcranial Magnetic Stimulation）

を用いた研究では，左頭頂葉後部の活動を低下させると左無視を軽減することが報告されている[52].

その症状が常にあてはまるのか

1) 神経ネットワーク障害仮説

　USN を呈する症例の行動的特徴は，視野が正常であるにもかかわらず病巣と反対側空間にある刺激に注意を向けたり行動することができないこと，病巣と同側の空間や身体（半身）への行動指向性が強くなることである．そのほかに覚醒レベルの低下，認知処理速度の低下，病態への関心の低さ，（病巣反対側の）自己身体についての帰属感喪失，気づきに関する障害などが含まれることが多い．また，前述のように脳の特定領域の損傷だけでなく，右半球を優位とする皮質，皮質下のさまざまな領域での損傷による相互干渉によって USN を生じる．

　さらに，ほかの高次脳機能障害と異なる特徴としては，その重症度が，言語的な努力喚起，無視空間での感覚刺激提示，病巣側支配（麻痺側）の上肢運動，覚醒レベルの向上といった行動的介入によって，ごく短い時間ではあるが改善されることである．また，多くの症例で運動麻痺の回復に先行して急速で明らかな改善を示す．このことは，障害された空間性注意の基盤となる神経メカニズムが，内因性あるいは外因性の注意，運動，覚醒レベルに関連するほかの脳領域からの信号により，ダイナミックに修正されることを示唆している[53]．Meuslam と Corbetta らは，このように空間性注意機能に関して組織化された神経ネットワークが，一側大脳半球において障害されることにより USN が生じるのではないかと提唱している．

a．Mesulam の仮説

　Mesulam[12] は，それまでの空間性注意機能に関わる脳機能の研究から，代表的ないくつかの脳領域から構成される神経ネットワークモデルを提唱した．具体的には，後部頭頂葉，前頭眼野，帯状回の3つの皮質領域を中心とし，これに視床，線条体，上丘の皮質下組織を加えたもので，さらに

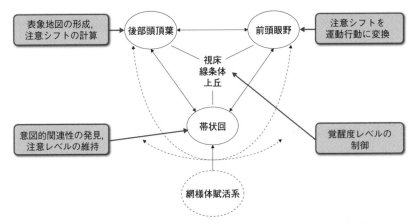

図 2-2-12　Mesulam による空間性注意のネットワーク仮説
（文献 12) より改変転載）

　空間性注意は，後部頭頂葉，前頭眼野，帯状回の3つの皮質を中心として，互いに情報を循環させながら組織的に機能している．後部頭頂葉は，顕著性の表象を編纂し，ある顕著性目標から別の目標への注意シフトを計算する役割をもつ．前頭眼野は，注意を特定の運動行動にシフトさせるための方略を有する．帯状回は，外部事象の意図的関連性を同定したり，注意課題の実行に必要な努力レベルを維持する役割をもつ．これらの皮質機能に加えて，視床，線条体，上丘などの皮質下構造は，注意の解放・シフト・持続に関与していると推察される．網様体賦活系は，ネットワークの外から空間性注意以外の機能とを媒介していると推察される．このような大規模ネットワークのいずれかが損傷すると，損傷部位に特異的な機能障害が前面に出るが，循環障害により空間性注意は機能障害に陥ると考えられる

網様体賦活系が間接的に影響しているとした（**図 2-2-12**）．3つの皮質領域を巡回する大規模な神経ネットワークにより，それぞれ少しずつ異なるが相互作用しながら代償的な神経活動を提供し，行動関連ターゲットを心的に表象して，それらが再び神経活動を生起する．このネットワークにおけるいずれかの要素，あるいはそれらの結合が損傷すると USN を生じる．3つの皮質領域を含む損傷は多様な障害を招き，一方，このネットワーク以外の脳領域とネットワークとの結合が障害されると，様式特異的な注意障害を引き起こすと説明した．以下に，それぞれの脳領域における空間性注意機能を紹介する．

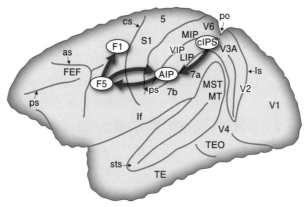

図 2-2-13　サルにおける空間性注意に関する皮質領域（文献 12)より転載)
as：弓状溝, cIPS：頭頂間溝尾側部, cs：中心溝, FEF：前頭眼野, F1：一次運動野, F5：腹側運動前野の手領域, ips：頭頂間溝, lf：外側溝, LIP：外側頭頂間溝領域, MIP：内側頭頂間溝領域, MT (V5)：中側頭野, MST：上側頭溝の運動感受性視覚領域, po：頭頂後頭間溝, ps：主溝, sts：上側頭溝, S1：一次体性感覚野, TE：下側頭皮質前部, TEO：下側頭視覚連合領域, VIP：頭頂間溝腹側領域, V1～6：視覚野, 5, 7a, 7b：ブロードマン野

(1) 頭頂葉

　上頭頂小葉，下頭頂小葉，頭頂間溝，頭頂葉内側皮質の4つの主な領域で構成されるヒトの後部頭頂葉は，視覚，聴覚，体性感覚，前庭覚といった単様式感覚処理の合流部として位置し，多感覚様式の統合機能を有する．サルの実験では，後部頭頂葉が運動前野，前頭眼野，上丘，帯状回・島・眼窩前頭皮質，傍辺縁系とも結合していることが示されている[54]．神経学的に正常な健常者による探索的注意課題では，頭頂間溝とその隣接領域で一貫して活動がみられる[13]．

　サルの実験では，下頭頂小葉後部（7a 野）と外側頭頂間溝領域は視空間性注意との密接な関連性が示され，上頭頂小葉（5 野），下頭頂小葉前方部（7b 野），内側頭頂間溝領域，腹側頭頂間溝領域，前頭頂間溝領域はリーチや把握とより密接な関連性を示す（**図 2-2-13**）．これらの領域の損傷は，運動過小，意図的無視，触覚探索障害を起こす可能性がある．下頭頂小葉の損傷は，病巣反対側の消去現象およびリーチ障害を示し，また上

側頭回に隣接する領域の損傷は，病巣反対側の刺激への USN が生じる[55]．

サルの神経活動を記録すると，後部頭頂葉領域は空間性注意に関する2つの特性が示されている．一つは，意図的顕著性に基づいて外部空間表象を形成すること，もう一つは探索，把握，あるいは興味のある顕著性事象に対して運動学的計画に基づいてマッピングを行うことである．つまり，後部下頭頂小葉と隣接する頭頂間溝の神経は，意図的関連刺激をみたりリーチする時に発火頻度を増大させるが[56]，刺激に向かっていく場合に反応する[57]ことから，神経活動が意図した行動の本質に基づいて起こるよりもむしろ，空間的配置のみに起こることを示している．

外側頭頂間は，前頭眼野や上丘と密接な結合をもち，眼球運動の調整に重要な役割をもつことから「後部眼野」として知られている．感覚，運動，記憶の受容野をもち，受容野に行動関連刺激（あるいは記憶した場所）が入り込むようにサッケードを意図的に行う時に反応する[58]．それゆえ，運動計画を生み出すための顕著性表象マップをコード化している．すなわち，目の前にある行動目的に見合う特徴をもつ対象物の像を網膜中心窩で捉えられるように，眼球運動を調整するための計算（コード化）を行っている．7a 野と外側頭頂間の神経は，注意の暗示的シフトに関わるとされ，すなわち，意図的関連事象の存在を登録するよりも，注意の焦点をシフトすることの関わりが大きい．5 野と頭頂葉内側皮質は，リーチ，把握，触覚探索のような運動の実行前計画と刺激重要性に反応する[59]．

内側頭頂間溝領域の神経は，視覚ターゲットに向かってリーチする時に発火する[60]．前頭頂間溝領域の神経は，複雑特徴をもつ視覚物体の把握を調整する時に活動する．7b 野領域は，触覚受容野と視覚受容野を一致させる神経をもち，視覚誘導的に触覚探索が行われる行動で重要な役割をなす．

(2) 側頭後頭頭頂領域

感覚刺激と自己が互いに動く世界において，外部ターゲットに注意を向ける神経メカニズムは，自己の動きとターゲットの動きの両方に感受性をもつ必要がある．サルでは，運動感受性ニューロンが上側頭回壁の中側頭

野（五次視覚野）と上側頭溝の運動感受性視覚領域にある。ヒトでは，これらの領域は下頭頂小葉に含まれるとされる。上側頭溝の運動感受性視覚領域のニューロンは，滑動性追跡眼球運動への信号を生み出す。運動方向を志向し，複雑な運動パターンをコード化し，行動関連刺激への反応を強化して，受容野の外へ注意が引かれる場合に方向選択性を減少させる[61]。また，オプティック・フローに反応して，自己の運動と頭部方向を規定できる[62]。これらのニューロンは，運動中にターゲットへの注意を向け，ターゲットに近づくための頭部の方向を選択し，環境における物体の間で身体を進路決定することを助ける。

(3) 前頭葉

サルの前頭眼野は，後部頭頂葉，傍線条体，下側頭皮質，帯状回，運動前野，前頭前野，視床核，上丘と連絡している。これらの投射は，走査（scanning）活動と探索活動に必要な頭部，眼球，四肢の運動を制御する経路と結びついていることを示唆する。

前頭眼野での活動は，眼球運動以外に暗示的注意シフト中にみられる[13]。サルでは，多くの前頭眼野ニューロンが行動性関連刺激や，その記憶位置に対してサッケード直前に活動し，注視や探索の役割をなす。前頭眼野の一側性損傷はサッケード障害を起こすが，反対側空間内で行われるものではなく，反対側へ向かうサッケードの選択的障害である。このことは前頭眼野が目的地を信号化する厳密な「場所」コードよりも，サッケードの方向を信号化する「ベクトル」コードを用いることを示す[63]。

前頭眼野が遠位空間での方向づけや探索反応に関わる一方で，（腹側）運動前野皮質は近位空間における注意関連のリーチ行動や把握行動に関与する。このことが近位無視と遠位無視の違いに対する潜在的神経基盤を提供している可能性がある。一方，腹側運動前野皮質のニューロンは自己中心参照枠での刺激の場所をコード化し，背側運動前野ニューロンは意図的な四肢運動の方向を再定位する際の手がかりに反応する[64]。

(4) 帯状回

帯状回の腹側部は辺縁系で，後背側部は視空間で，前背側部は感覚運動

での行動関連活動がみられる．前背側部は，行動関連手がかりに反応し，また上肢の運動企画と実行の際に発火して，意図的な注意行動に関与する．後背側部は，サッケード眼球運動直後に増大し，ターゲットの移動方向に感受性があり，注意の側性シフト（サッケードのモニタリング）に関与する[67]．例えば，ネコの帯状回領域の活動を抑制すると，反対側空間に対する頭部と眼球の運動による探索の開始，および自発的活動が障害される[65]．また，サルでは帯状皮質の一側性損傷が反対側空間の固有感覚消去現象をもたらす[66]．

(5) 皮質下構造

空間性注意に関わる皮質下構造には，視床，上丘，上行性網様体賦活系がある．視床は，対側空間の目標への持続的注意に関与する．特に視床枕は，物体に対する選択的注意課題でもみられ，顕著性や刺激関連性をコード化していると考えられている[68]．眼球運動と四肢運動の連続的空間的プランの構築に関わる[64]．

上丘の中間層は，眼球運動の開始，視覚ターゲットの選定，新しいターゲットを中心窩で捉える時の注意の解放に重要な役割を担う[69]．

上行性網様体賦活系（視床髄板内核，縫線核，青斑核，黒質線条体腹側被蓋野，基底部）は，注意ネットワークの皮質要素に投射し，ほかのネットワーク要素の活動状態を中継し調整を行う[70]．

b．Corbetta と Shulman の仮説

USN の責任病巣は，頭頂葉（下頭頂小葉），上側頭回，下前頭回のほか，島前部，中前頭回，皮質下核（視床枕，尾状核，被殻）などが報告されている．また，最近では白質線維（上縦束第Ⅱ枝と第Ⅲ枝，弓状束）の重要性が報告されている．これらの部位は，USN の重症度，臨床診断，USN 症例と非 USN 症例の比較分析においても解剖学的部位が類似している（**図 2-2-14**）．例えば，左 USN は右半球損傷により起こることから，行動障害の原因が脳の神経損傷に由来することは明らかで，病巣と USN の出現には明らかな因果関係が存在する．

両側の頭頂間溝，上側頭回，頭頂葉内側部（楔前部），補足眼野，前頭

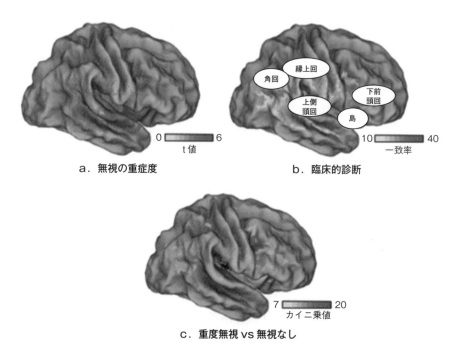

図 2-2-14　半側空間無視患者の皮質損傷部位（文献 53）より転載；口絵 3 参照）
　無視の重症度に一致した損傷領域（a），無視と診断された症例での損傷領域（b），重度無視症例群と無視なし群との比較で有意差のあった領域（c）のいずれにおいても皮質損傷領域は類似しており，上側頭回や下前頭回といった腹側領域が含まれる

眼野といった前頭頭頂葉の背側領域は，手がかり刺激に対してその場所に注意を自発的に向けるために反応する領域とされている[71,72]．例えば，課題関連あるいは感覚弁別性に基づく特徴をもつ対象への注意シフト，視覚的および記憶的誘導サッケード，自己中心および物体中心のコード化と関連しているとされる．また，空間性注意と眼球運動に関連した活動領域は，両者がほぼ完全に一致している[73]．背側前頭頭頂領域が空間的および特徴的注意と刺激反応マッピングにおいては，皮質ネットワーク（背側注意ネットワーク）を構成すると説明されている[34]（**図 2-2-15**）．背側前頭頭頂領域の多くは，病巣反対側空間に対応しているが，Mesulam の仮説とは異なり，脳画像研究では病巣同側空間に対応していない[74]．そのため半

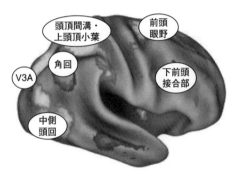

図 2-2-15　背側注意ネットワーク（文献 34）より転載；口絵 3 参照）
　背側前頭頭頂領域（頭頂間溝-前頭眼野）は，空間位置に基づく視覚刺激に注意を向ける．頭頂間溝と上頭頂小葉では身体中心参照枠および刺激中心参照枠がコード（反応）されているが，同側空間の表象マップは含まず対側空間のみをコード（反応）している．左右大脳半球のいずれにも存在し，健常な状態では左右半球が相互に作用して均衡を保っている

　球間で同じ脳領域は，相互に空間性注意活動を抑制し合っている（半球間抑制）．しかし重要なことは，これらの背側前頭頭頂領域がUSN症例では一般的には損傷されていないことである．USN症例で多く損傷されるのは，上部側頭葉，側頭頭頂部接合部，下頭頂小葉，腹側前頭皮質・島を含む腹側前頭頭頂領域である．この領域は，覚醒レベル，再定位，発見といった非空間性要因に関連して活動し，ネットワークを形成する（**図 2-2-16**）．
　課題遂行時でも安静時でも，左頭頂葉の活動は左USNが重度の症例ほど強くなる[50]．TMSを用いた研究では，左後部頭頂葉の活動を低下させると左USNを軽減することが報告されている[75]．USN症例では安静時でも半球間相互作用の減少がみられ，構造的には正常な背側注意ネットワーク領域において，課題誘導活動と機能的結合が減弱する．これは，一般的にみられる腹側前頭頭頂領域の損傷が，背側注意ネットワークにおける半球間相互作用の左右不均衡をもたらすことを示唆している．
　健常脳の研究では，覚醒レベルと空間性注意とは，相互作用があることが示されている．健常者では，対象の左側に注意が向く傾向がわずかにあ

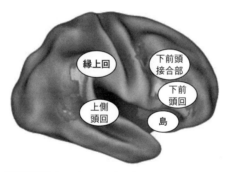

図 2-2-16 腹側注意ネットワーク（文献 34）より転載；口絵 4 参照）
　腹側前頭頭頂領域（側頭頭頂葉接合部-上側頭回-前頭葉腹側部）は，非空間性注意の脳内マップを含み，注意の再定位，行動関連刺激（目標発見，覚醒）で活動する．このネットワークは，右半球に側性化されている．これらの領域は，USN の主要な病巣部位と一致する

り[76]．このバイアスは覚醒レベルが低い条件だと減弱したり，あるいは右にシフトする[77]．このことは，覚醒レベルの増大が空間性注意を左側へシフトさせ，左 USN を改善させることを意味する[78]．反対に，USN 症例においても覚醒レベルの低下が空間性注意を右にシフトさせることも報告されている[79]．覚醒レベルの増大による USN 症状の軽減は，背側注意ネットワークに対する腹側注意ネットワークによる活動の直接効果と一致する．
　腹側注意ネットワークと背側注意ネットワークとの解剖学的，生理学的相互作用は十分に証明されていないが，下前頭接合部に近い領域は背側と腹側いずれのネットワークにも安静状態で機能的結合を示しており[80]，下前頭接合部を含む腹側前頭葉の損傷は，側頭頭頂葉損傷よりも空間性注意の障害をより大きくすることが報告されている[22]．また，上側頭回・側頭頭頂接合部と中前頭回の間における機能結合の障害は，左右の後部頭頂間溝・上頭頂小葉間の半球間結合の障害と関連し，空間性注意障害の大きさと関係する[80]（**図 2-2-17**）．同様に，上縦束を損傷した USN 症例は，後部頭頂葉の半球間機能結合の減弱と，より重度の USN を示す．また，右半球の前頭葉と頭頂葉を結ぶ白質線維を刺激すると，線分二等分試験で右への偏倚を示す[81]．

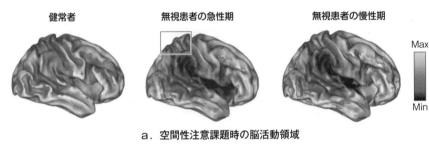

a. 空間性注意課題時の脳活動領域

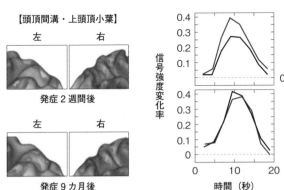

b. USN症例における空間性注意課題の頭頂葉領域活動

図2-2-17 右半球損傷による半側空間無視（USN）症例の脳活動部位
（文献50）より転載；口絵4参照）

右半球での活動低下の結果，急性期患者では頭頂間溝と上頭頂小葉における活動に大きな不均衡が生じる（b上段）．この不均衡は慢性期で正常化する（b下段）．aの影の部分は損傷部位

USN症例は，しばしば右空間内でも覚醒レベル，再定位，発見の障害が観察される．これら非空間性の障害は，右半球腹側領域の直接損傷によりもたらされる．非空間性メカニズムは，空間性注意メカニズムと直接相互作用し，腹側領域の損傷と背側領域の機能障害との関連する．すなわち，右半球腹側領域の損傷により，覚醒レベル，再定位，発見が障害されるが，右半球自体の活動低下が，腹側と背側の注意ネットワーク間の相互作用の減弱と，左右の背側ネットワーク間の相互作用を減弱させる．半球間抑制の障害は，左半球の背側ネットワークの相対的活動亢進をもたらし，右側への空間性注意と眼球運動を引き起こす可能性がある．つまり，USNに

おける右半球優位性は，空間性注意の方向に対する右に側性化された非空間性メカニズムによる可能性がある．

　USN の特徴的な症状は，自己中心参照枠の中の顕著性刺激を表象する背側前頭頭頂ネットワークの機能障害と一致するが，覚度レベル，再定位，発見などの非空間性注意を処理する右大脳半球優位の腹側前頭頭頂ネットワークの障害が基盤となる．構造的損傷は腹側前頭頭頂領域であるが，これが損傷を受けていない背側前頭頭頂領域における機能に変化をもたらす．その理由として，顕著性刺激が存在しない安静状態でも視線行動の偏倚が観察されることからもいえる．さらに，この機能障害は視覚皮質からのトップダウン的調整を減弱させる．つまり，USN のダイナミックな変化は，機能的障害を生じてはいるが構造的損傷を受けていない脳領域により影響されることを意味する．そして USN の右半球優位性は，非空間性注意の基盤となる腹側領域が強い右半球優位性をもち，相互作用する空間性注意の，神経基盤の側在性ではなく，半球間相対的非対称性に由来する（図 2-2-18）．

まとめ

　脳画像解析システムが発展し，課題に対する生体脳の活動を記録できるようになり，脳の局所機能や遠隔領域間の機能的結合が続々と報告されている．一方で，USN の神経メカニズムは解明されているといえない．症状の複雑性から，ある仮説がすべての症例の現象を説明できないことがある．したがって，ある仮説を確信することによって症例の真の姿を治療者側が誤って規定してしまう恐れがある．われわれは，研究者が提供する仮説を臨床検証しながら，矛盾する内容を考察し治療を工夫することにより，できる限りの治療効果を引き出す姿勢が求められる．

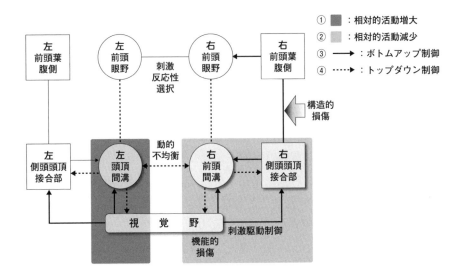

図 2-2-18 CorbettaとShulmanによる空間性注意のネットワーク仮説
（文献 50）より改変転載）

　脳内には，左右いずれの半球にも存在し刺激や反応に対する目的指向性（トップダウン）の選択を準備し適応させ，刺激発見によって調整される背側注意システムと，右半球に側性化して存在し行動する顕著なものや予期しない刺激の発見（ボトムアップ）に特徴的に活動しながら，背側システムへのサーキットブレーカーの役割を果たす腹側注意システムの2つの注意システムがある．右半球の腹側注意ネットワークが損傷すると，同側である右の背側注意ネットワークは，構造的損傷と機能的損傷の影響を同時に受けるため機能が低下する．すると左右の背側注意システム間で動的機能的不均衡が生じ，半側空間無視に特徴的な空間性注意の障害を生じる

● 文 献 ●

1) Battersby WS, et al：Unilateral 'spatial agnosia' ('inattention') in patients with cerebral lesions. *Brain* **79**：68-93, 1956
2) De Renzi E, et al：Conjugate gaze paralysis in stroke patients with unilateral damage. *Archives of Neurology* **39**：482-486, 1982
3) Battersby WS, et al：Unilateral spatial agnosia (inattention) in patients with cerebral lesions. *Brain* **79**：68-93, 1956
4) Denny-Brown D, et al：The significance of perceptual rivalry resulting from parietal lesion. *Brain* **75**：433-471, 1952

第 2 節 半側空間無視の責任病巣とメカニズム 99

5) Heilman KM, et al : Mechanisms underlying hemispatial neglect. *Ann Neurol* **5** : 166–170, 1979
6) Heilman KM, et al : A unilateral memory defect. *J Neurol Neurosurg Psychiatry* **37** : 790–793, 1974
7) Samuels I, et al : Visual memory deficits following cortical and limbic lesions I effect of field of presentatation. *Physiology and Behavior* **6** : 447–452, 1971
8) Bisiach E : Unilateral neglect of representational space. *Cortex* **14** : 129–133, 1978
9) Mesulam MM : Attention, confusional states, and neglect.Mesulam MM (ed) : Principles of Behavioral Neurology. FA Davis, *Philadelphia*, 1985, pp125–168
10) Kinsbourne M : Mechanism of unilateral neglect. *Adv Psy* **45** : 69–86, 1987
11) Corbetta M, et al : A PET study of visuospatial attention. *J Neurosci* **13** : 1202–1226, 1993
12) Mesulam MM : Spatial attention and neglect : parietal, frontal and cingulate contributions to the mental representation and attentional targeting of salient extrapersonal events. *Philos Trans R Soc Lond B Biol Sci* **354** : 1325–1346, 1999
13) Gitelman DR, et al : A large-scale distributed network for covert spatial attention : further anatomical delineation based on stringent behavioural and cognitive controls. *Brain* **122** : 1093–1106, 1999
14) Corbetta M, et al : A PET study of visuospatial attention. *J Neurosci* **13** : 1202–1226, 1993
15) Pardo JV, et al : Localization of a human system for sustained attention by positron emission tomography. *Nature* **349** : 61–64, 1991
16) Maguire EA, et al : Knowing where and getting there : a human navigation network. *Science* **280** : 921–924, 1998
17) Robertson LC, et al : Effects of lesions of temporal-parietal junction on perceptual and attentional processing in humans. *J Neurosci* **8** : 3757–3769, 1988
18) Robertson IH : Do we need the "lateral" in unilateral neglect? Spatially nonselective attention deficits in unilateral neglect and their implications for rehabilitation. *Neuroimage* **14** : S85–90, 2001
19) Ishiai S, et al : Improvement of unilateral spatial neglect with numbering. *Neurology* **40** : 1395–1398, 1990.
20) Posner MI, et al : Effects of parietal injury on covert orienting of attention. *J Neurosci* **4** : 1863–1874, 1984
21) Friedrich FJ, et al : Spatial attention deficits in humans : a comparison of superior parietal and temporal-parietal junction lesions. *Neuropsychology* **12** : 193–207, 1998
22) Rengachary J, et al : A behavioral analysis of spatial neglect and its recovery after stroke. *Front Hum Neurosci* **5** : 29, 2011
23) Shulman GL, et al : Interaction of stimulus-driven reorienting and expectation in ventral and dorsal frontoparietal and basal ganglia-cortical networks. *J Neurosci* **29** : 4392–4407, 2009

24) Howes D, et al : Simple reaction time : evidence for focal impairment from lesions of the right hemisphere. *Brain* **98** : 317–332, 1975

25) Corbetta M, et al : Control of goal-directed and stimulus-driven attention in the brain. *Nat Rev Neurosci* **3** : 201–215, 2002

26) Stevens MC, et al : Hemispheric differences in hemodynamics elicited by auditory oddball stimuli. *Neuroimage* **26** : 782–792, 2005

27) Wilkins AJ, et al : Frontal lesions and sustained attention. *Neuropsychologia* **25** : 359–365, 1987

28) Rueckert L, et al : Sustained attention deficits in patients with right frontal lesions. *Neuropsychologia* **34** : 953–963, 1996

29) Coull JT, et al : Monitoring for target objects : activation of right frontal and parietal cortices with increasing time on task. *Neuropsychologia* **36** : 1325–1334, 1998

30) Foucher JR, et al : Where arousal meets attention : a simultaneous fMRI and EEG recording study. *NeuroImage* **22** : 688–697, 2004

31) Sturm W, et al : Functional anatomy of intrinsic alertness : evidence for a fronto-parietal-thalamic-brainstem network in the right hemisphere. *Neuropsychologia* **37** : 797–805, 1999

32) Malhotra P, et al : Spatial working memory capacity in unilateral neglect. *Brain* **128** : 424–435, 2005

33) Mannan SK, et al : Revisiting previously searched locations in visual neglect : role of right parietal and frontal lesions in misjudging old locations as new. *J Cogn Neurosci* **17** : 340–354, 2005

34) Husain M, et al : Impaired spatial working memory across saccades contributes to abnormal search in parietal neglect. *Brain* **124** : 941–952, 2001

35) Bisiach E, et al : Line bisection and cognitive plasticity of unilateral neglect of space. *Brain Cogn* **2** : 32–38, 1983

36) Milner AD, et al : Visual size processing in spatial neglect. *Exp Brain Res* **123** : 192–200, 1998

37) Bisiach E, et al : Anisometry of space representation in unilateral neglect : empirical test of a former hypothesis. *Conscious Cogn* **8** : 577–584, 1999

38) Chang SW, et al : Idiosyncratic and systematic aspects of spatial representations in the macaque parietal cortex. *Proc Natl Acad Sci U S A* **107** : 7951–7956, 2010

39) Pouget A, et al : Simulating a lesion in a basis function model of spatial representations : comparison with hemineglect. *Psychol Rev* **108** : 653–673, 2001

40) Medina J, et al : Neural substrates of visuospatial processing in distinct reference frames : evidence from unilateral spatial neglect. *J Cogn Neurosci* **21** : 2073–2084, 2009

41) Verdon V, et al : Neuroanatomy of hemispatial neglect and its functional components : a study using voxel-based lesion-symptom mapping. *Brain* **133** : 880–894, 2010

42) Marsh EB, et al : Dissociation between egocentric and allocentric visuospatial and tactile neglect in acute stroke. *Cortex* **44** : 1215–1220, 2008

第2節　半側空間無視の責任病巣とメカニズム　*101*

43) Andersen RA, et al : Encoding of spatial location by posterior parietal neurons. *Science* **230** : 456-458, 1985

44) Andersen RA : Encoding of intention and spatial location in the posterior parietal cortex. *Cereb Cortex* **5** : 457-469, 1995

45) Andersen RA : Multimodal integration for the representation of space in the posterior parietal cortex. *Philos Trans R Soc Lond B Biol Sci* **352** : 1421-1428, 1997

46) Behrmann M, et al : Impaired visual search in patients with unilateral neglect : an oculographic analysis. *Neuropsychologia* **35** : 1445-1458, 1997

47) Bays PM : Integration of goal- and stimulus-related visual signals revealed by damage to human parietal cortex. *J Neurosci* **30** : 5968-5978, 2010

48) Karnath HO, et al : Ocular space exploration in the dark and its relation to subjective and objective body orientation in neglect patients with parietal lesions. *Neuropsychologia* **33** : 371-377, 1995

49) Vuilleumier P, et al : Abnormal attentional modulation of retinotopic cortex in parietal patients with spatial neglect. *Curr Biol* **18** : 1525-1529, 2008

50) Corbetta M, et al : Neural basis and recovery of spatial attention deficits in spatial neglect. *Nat Neurosci* **8** : 1603-1610, 2005

51) He BJ, et al : Breakdown of functional connectivity in frontoparietal networks underlies behavioral deficits in spatial neglect. *Neuron* **53** : 905-918, 2007

52) Koch G, et al : Hyperexcitability of parietal-motor functional connections in the intact left-hemisphere of patients with neglect. *Brain* **131** : 3147-3155, 2008

53) Corbetta M, et al : Spatial neglect and attention networks. *Annu Rev Neurosci* **34** : 569-599, 2011

54) Morecraft RJ, et al : Cytoarchitecture and neural afferents of orbitofrontal cortex in the brain of the monkey. *J Comp Neurol* **323** : 341-358, 1992

55) Watson RT, et al : Posterior neocortical systems subserving awareness and neglect. Neglect associated with superior temporal sulcus but not area 7 lesions. *Arch Neurol* **51** : 1014-1021, 1994

56) Bushnell MC, et l : Behavioral enhancement of visual responses in monkey cerebral cortex. I. Modulation in posterior parietal cortex related to selective visual attention. *J Neurophysiol* **46** : 755-772, 1981

57) Gottlieb JP, et al : The representation of visual salience in monkey parietal cortex. *Nature* **391** : 481-484, 1998

58) Duhamel JR, et al : The updating of the representation of visual space in parietal cortex by intended eye movements. *Science* **255** : 90-92, 1992

59) Caminiti R, et al : The sources of visual information to the primate frontal lobe : a novel role for the superior parietal lobule. *Cereb Cortex* **6** : 319-328, 1996

60) Colby CL, et al : Spatial representations for action in parietal cortex. *Brain Res Cogn Brain Res* **5** : 105-115, 1996

61) Kurkin S, et al : Neuronal activity in medial superior temporal area (MST) during

102 第Ⅱ章 半側空間無視の臨床像と評価

memory-based smooth pursuit eye movements in monkeys. *Exp Brain Res* **214** : 293–301, 2011

62) Heuer HW, et al : Optic flow signals in extrastriate area MST : comparison of perceptual and neuronal sensitivity. *J Neurophysiol* **91** : 1314–1326, 2004

63) Cassanello CR, et al : Computing vector differences using a gain field-like mechanism in monkey frontal eye field. *J Physiol* **582** : 647–664, 2007

64) Kermadi I, et al : Role of the primate striatum in attention and sensorimotor processes : comparison with premotor cortex. *Neuroreport* **30** : 1177–1181, 1995

65) Jansen J, et al : Subcortical mechanisms in the searching or attention response elicited by prefrontal cortical stimulation in unanesthetized cats. *Yale J Biol Med* **28** : 331–41, 1955

66) Watson RT, et al : Neglect after cingulectomy. *Neurology* **23** : 1003–1007, 1973

67) Olson CR, et al : Posterior cingulate cortex : sensory and oculomotor properties of single neurons in behaving cat. *Cereb Cortex* **2** : 485–502, 1992

68) Morris JS, et al : Neural responses to salient visual stimuli. *Proc Biol Sci* **264** : 769–775, 1997

69) Dorris MC, et al : Neuronal activity in monkey superior colliculus related to the initiation of saccadic eye movements. *J Neurosci* **21** : 8566–8579, 1997

70) Boukrina O, et al : Disruption of the ascending arousal system and cortical attention networks in post-stroke delirium and spatial neglect. *Neurosci Biobehav Rev* **83** : 1–10, 2017

71) Corbetta M, et al : Voluntary orienting is dissociated from target detection in human posterior parietal cortex. *Nat Neurosci* **3** : 292–297, 2000

72) Hopfinger JB, et al : The neural mechanisms of top-down attentional control. *Nat Neurosci* **3** : 284–291, 2000

73) Corbetta M, et al : A common network of functional areas for attention and eye movements. *Neuron* **21** : 761–773, 1998

74) Sheremata SL, et al : Hemispheric asymmetry in visuotopic posterior parietal cortex emerges with visual short-term memory load. *J. Neurosci* **30** : 12581–12588, 2010

75) Brighina F, et al : 1 Hz repetitive transcranial magnetic stimulation of the unaffected hemisphere ameliorates contralesional visuospatial neglect in humans. *Neurosci Lett* **336** : 131–133, 2003

76) Nicholls ME,et al : Free-viewing perceptual asymmetries for the judgement of brightness, numerosity and size. *Neuropsychologia* **37** : 307–314, 1999

77) Manly T, et al : Rightward shift in spatial awareness with declining alertness. *Neuropsychologia* **43** : 1721–1728, 2005

78) Robertson I, et al : Sustained attention training for unilateral neglect : theoretical and rehabilitation implications. *J Clin Exp Neuropsychol* **17** : 416–430, 1995

79) Perez A,et al : Hemispheric modulations of alpha-band power reflect the rightward shift in attention induced by enhanced attentional load. *Neuropsychologia* **47** : 41–49, 2009

第 2 節　半側空間無視の責任病巣とメカニズム　　*103*

80) He BJ, et al : Breakdown of functional connectivity in frontoparietal networks underlies behavioral deficits in spatial neglect. *Neuron*　**53** : 905–918, 2007
81) Thiebaut de Schotten M, et al : Direct evidence for a parietalfrontal pathway subserving spatial awareness in humans. *Science*　**309** : 2226–2228, 2005

第3節

半側空間無視の機能予後

■ 左半側空間無視の経過と予後

　半側空間無視（USN：Unilateral Spatial Neglect）の経過・予後は，大脳半球の損傷部位・大きさのほか，意識障害や注意障害，覚醒度の違いなどの影響を受ける．ここでは，神経ネットワークを含む脳損傷領域によるUSN の経過・予後について論ずる.

　Umarova ら[1] は，USN あるいは消去現象を認める 34 例の症例を対象として，急性期Ⅰ（発症後 2〜3 日以内）・急性期Ⅱ（発症後 8〜10 日）・慢性期（発症後 4〜6 カ月）に神経心理学的検査および機能的 MRI を実施し，USN と脳機能（機能的 MRI による活性化と機能的結合性）の回復経過との関連を調査している．その結果，USN の回復過程は急性期Ⅰと同時期における右頭頂葉と左前頭前野および左頭頂葉との機能的結合性の強さによって予測された．急性期Ⅱまでにおける USN の回復には，左前頭前野と右頭頂領域の活性化が関連し，急性期における回復が乏しい症例では，いかなる時点でもこれらの変化は観察されなかったと報告している（**図 2-3-1**）．また，Lunven ら[2] は発症後 3 カ月未満の亜急性期と発症後1 年以上の慢性期に MRI を実施し，USN の重症度や慢性化と神経ネットワークとの関連を検証している．USN の重症度について，亜急性期では右大脳半球における上縦束の第 2・3 枝の損傷が，慢性期では上縦束の第2・3 枝の後部が関与し，上縦束損傷に伴う前頭-頭頂ネットワークの離断が永続的な USN をもたらすと示している（**図 2-3-2**）．同様に Karnathら[3] は，急性期（脳卒中後平均 12.4 日）と慢性期（平均 491 日）に抹消試験（文字抹消とベルテスト）および模写試験が実施できた 54 例を対象

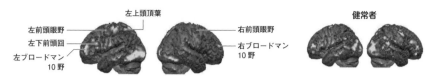

a．急性期Ⅰ時点でのPPCとの全脳機能的結合性

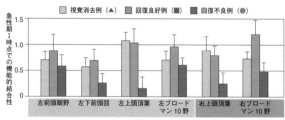

b．急性期Ⅰ時点でのPPCとの連結—視空間注意障害の特性による群間比較

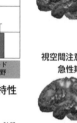
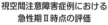
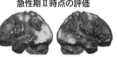

c．急性期Ⅰ時点での神経結合と急性期Ⅱ時点でのUSNとの関連

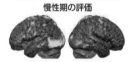

d．急性期Ⅱと慢性期における全脳機能的結合性

図2-3-1　視空間注意障害症例における急性期Ⅰでの右後部頭頂皮質（PPC）の機能的結合性（口絵5参照）

a：視空間注意障害症例〔視覚消去例，半側空間無視（USN）回復例，USN回復不良例〕の右PPCとの全脳機能的結合は，主に左前頭前野および左上頭頂葉に認めた，そして右前頭前皮質との比較的少ない関連がみられた

b：USN回復不良例では，右PPCと左上頭頂葉との連結（頭頂葉間結合）が有意に低下していた

c：急性期Ⅰでの右PPCと左前頭前野および左上頭頂葉との神経結合は，急性期Ⅱ時点でのUSN重症度，すなわちUSNの早期回復を予測した（中央図・右図）．また，右PPCと左前頭前野の関連性は，急性期Ⅱ時点での左右方向に対する反応時間の左右差の大きさとも負の相関を示した（左図）．このことは，これらの領域が急性期におけるUSNアウトカムの予測因子として有用であることを示唆している

d：健常者の結合パターンは右側に側性化しており，脳卒中コントロール例ではばらついていた．一方，視空間注意障害症例では右PPCと左前頭前野および左頭頂部に著明な神経結合があり，この特定のパターンは急性期Ⅱと慢性期にも持続していた

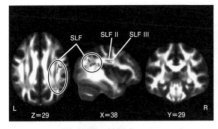 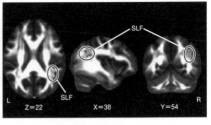

a. 亜急性期の神経ネットワーク　　**b. 慢性期の神経ネットワーク**

図 2-3-2　白質損傷と半側空間無視（USN）重症度との関連（文献2）より転載；口絵6参照）

a：USN 重症度と右の上縦束（SLF）Ⅱ・Ⅲ損傷との関連性があった
b：慢性期 USN の重症度は SLF Ⅱ・Ⅲがともに走行する SLF の後部と関連していた

とし，発症後平均 6.2 日の MRI 画像から USN の回復に関わる脳領域を検証している．その結果，上側頭回・中側頭回の損傷が急性期および慢性期の USN を予測できることが示唆された．また，皮質下レベルでは大脳基底核ならびに下前頭後頭束と最外包（白質線維路の一つで，前障と島皮質の間を走行）が急性期，慢性期いずれの USN に重要な役割を果たし，さらに鉤状束が慢性期 USN に決定的に関与すると述べている．言い換えれば，脳の腹側領域に病巣をもつ例では USN が慢性化することを示しており，Lunven らの報告と矛盾しない．

　文献的考察から，上縦束を中心とする腹側の脳領域が USN の予後を左右することが示されているが，重症度や回復までの期間など明確な結論をだすことができない．その背景には，冒頭で述べたように注意機能を作動させる意識（覚醒）の影響を受けることや，病態ならびに治療方法が検証段階にあることが関係する可能性があり，今後の検証が待たれる．

右半側空間無視の経過と予後

　一般に，USN は右大脳半球損傷によるものを指し，左大脳半球損傷による右 USN は，左 USN と比べて軽症かつ早期に消失すると述べられる

ことが多い．一方，左大脳半球損傷は失語症状の合併などの理由から，右USN の臨床像についての研究は意外に少ない．ここでは，右 USN を調査した報告について紹介する．

Beis ら[4] は，初発の左半球損傷 78 例〔梗塞 54 例（69.3%），出血 24 例（30.7%），平均年齢 54.6±15.7 歳，発症後平均期間 10.8±12.4 週〕を対象に，視覚定位（gaze orientation），ペーパーペンシルテスト（抹消試験，時計描画，線分二等分試験）などの非言語的な評価のみを複数用いて右 USN の出現頻度を調査している．その結果，時計描画と抹消試験（ベルテスト）では 10～13% の症例に右 USN を認め，さらに非言語的評価を組み合わせることにより，43.5% の症例に右 USN がみられたと報告している．さらに，右 USN にかかわる脳損傷部位を検証し，左頭頂葉が損傷されている場合に右 USN がより共通して出現し，重度であることを示している．結論として，単独の評価バッテリーでは従来の認識と同様に右 USN の出現頻度は左 USN よりも低かったが，複合的に評価することで左大脳半球損傷の亜急性期症例でもかなりの割合で USN が検出されるため，これらのことをリハビリテーションの計画立案時に考慮すべきであるとしている．Brink ら[5] は，発症 1 カ月程度の脳損傷 335 例を左右 USN および非 USN の 3 群に分類して，USN の出現頻度や重症度，認知機能，身体機能，身体的自立度を比較し，さらにサブトラクション解析により病変の相違を検証している．その結果，USN 出現頻度は右 USN では 9.25%，左 USN では 15.82% で，右 USN の頻度が低く，また近位空間（peripersonal）・遠位空間（extrapersonal）の USN は左 USN 例で高頻度に認めていた．一方，重心動揺計による座位バランス評価では，閉眼条件における麻痺側方向への圧中心の絶対偏差が右 USN 例でより大きく，サブトラクション解析において小脳損傷が右 USN 例でより高頻度であったことを一因と考察している．そのほか，Mini Mental State Examination（MMSE）やコミュニケーション障害のスクリーニング検査である Stiching Afasie Nederland，運動障害の重症度を評価する Mortricity Index，Barthe Index，立位や移乗などの移動項目とセルフケアなど日常生活の基礎的活動を評価する

Utrecht Scale for Evaluation of Rehabilitation では有意差がなく，左右の USN による認知・運動面の相違はないことを示している．川原ら[6] は，外科的手術を施行した脳出血例のうち，ADL が半介助以上に回復した左右大脳半球損傷それぞれ 50 例を無作為に抽出し，USN の出現頻度と消失時期を調査している．なお，USN は主に線分抹消試験を用い，USN の消失については病巣と反対側の線分をすべて消去できた時点と定義している．その他，図形模写や絵の呼称などを併用し，失語症によって検査が困難な例では呼びかけに対する反応や食事場面などの臨床的観察によって判断された．USN の出現頻度は，右脳出血群で 29 例（58%），左脳出血群で 5 例（10%）であり，右 USN の頻度が低いことが示されている．USN の消失時期は，右脳出血群の 18 例（62%）で 2 カ月以上持続する重篤例が多かったのに対し，左脳出血群では 3 例（60%）が 1 カ月以内に消失したことを報告している．以上から，総じて右 USN は出現頻度や重症度が左 USN よりも低く，消失までの期間も短いことが示されている．

半側空間無視による機能的予後への影響（表 2-3-1）

1）半側空間無視と日常生活活動との関係

Gillen ら[7] は，急性期脳卒中 175 例（発症後平均 14.9 日）における USN の有無による機能的予後を調査し，平均 24.5 日のリハビリテーションにおける日常生活活動（ADL：Activities of Daily Living）の改善率は USN 例で有意に低く，なかでも整容，トイレ動作，排尿コントロール，歩行の改善が少なかったことを示している．さらに，ADL の程度をマッチングさせて USN の影響も調査しており，USN が入院期間を有意に延長させ，リハビリテーションの効率低下に関わることを報告している．同様に，Paolucci ら[8] は年齢や発症から入院までの期間をマッチングさせ，USN の有無による機能予後の差異を検証している．その結果，USN 群では入院時の神経学的および機能的所見がより重度であり，ADL や移動能力に対してもリハビリテーションの効果と効率が低く，入院期間が延長し

ていた．また，退院時における持続性失禁の割合が高く，反対にリハビリテーションへの反応性や自宅復帰率は低く，施設転院における予後予測因子になることを示している．Nijboer ら[9] は，USN 陽性群（n = 53）と USN 陰性群（n = 131）に分類し，初回評価（発症後約 50 日）と USN 発症後 6・12・36 カ月での Functional Independence Measure（FIM）を比較している．その結果，USN 陽性群ではセルフケア・移乗・移動のスコアが陰性群よりも有意に低かったが，一方でこれらの差は時間経過とともに縮小していくとしている．

2）半側空間無視の重症度と日常生活活動

Nijboer ら[9] は，前述の報告の中で USN 重症度による ADL の差異も調査しており，USN 重度例と軽症例ではセルフケアと移乗のスコアに有意差があったと報告している．Monaco ら[10] は，発症後 19 日（中央値）の Behavioral Inattention Tests（BIT）スコアが約 2 カ月時点の退院時 FIM，FIM 効率，FIM effectiveness と有意な正の関連があることを示している．また，Oh-Park ら[11] は発症 2 カ月以内での USN 重症度が地域社会へ復帰後の移動能力に影響するかを調査し，発症早期の BIT スコアが低いほど地域での移動範囲を示す Life-Space Assessment（LSA）スコアも低く，自力で旅行に行くことができない割合は USN 軽症 0%，中等度 27.3%，重症 72.7% であったと報告している．

3）認知・高次脳機能障害の影響

Cherney ら[12] は，発症後平均 33 日の右大脳半球症例を USN の有無と USN 重症度による FIM ならびにコミュニケーション機能を比較し，USN の有無および USN の重症度が FIM だけでなく，読み書きの能力と有意な相関があることを示している．Gialanella ら[13] は，USN 単独群（発症からの平均入院病日 23 日，平均在院日数 61.8 日）と，USN に病態失認を合併した群（発症からの平均入院病日 23.6 日，平均在院日数 55.2 日）に分類し，病態失認の有無による USN 症例の予後を検証している．その

表 2-3-1　半側空間無視（USN）

著　者	対　象	n 数	
Gillen R, et al	急性期脳卒中症例（発症後平均 14.9 日）	175 例（USN あり：50 例，USN なし：125 例）	
Paolucci S, et al	年齢，発症〜入院までの期間を マッチングした脳卒中症例（入院 から 24 時間以内に理学療法を開 始）	178 例（USN あり：89 例，USN なし：89 例）	
Nijboer T, et al	初発のテント上脳卒中症例（入院 時の発症後期間は約 50 日）	184 例（USN あり：53 例，USN な し：131 例）	
Di Monaco M, et al	右大脳半球損傷症例 107 例（入 院時の発症後期間は約 19 日）	107 例（USN あり：54 例，USN な し：53 例）	
Oh-Park M, et al	発症後 2 カ月以内に USN を呈し ていた右大脳半球症例	31 例	
Cherney LR, et al	右大脳半球症例（発症後平均 33 日）	52 例（USN あ り：36 例，USN な し：16 例）	
Gialanella B, et al	左 USN 症例（発症後平均 23 日）	30 例（病態失認あり：15 例，病態失認 なし：15 例）	
Vossel S, et al	左 USN 症例（発症後平均 114 日）	55 例	
Kimura Y, et al	初発の脳卒中症例（入院時の発症 後期間は中央値 32 日）	94 例（USN と認知障害：30 例，USN の み：26 例，USN なし：38 例）	

FIM：Functional Independence Measure，BI：Barthel Index，RMI：Rivermead Mobility Index，MI：Mortricity Index，CES-D：Center of Epidemiologic Studies Depression Scale，MMSE：Mini Mental State Examination，TFT：Thumb Finding Test，BIT：Behavioral Inattention Test，CBS：Catherine Bergeg Scale，LSA：Life-Space Assessment，↗

　結果，USN 単独群は初回の認知 FIM および最終時の運動・認知・合計 FIM のスコアが有意に高く，運動 FIM 効率と運動 FIM effectiveness に も差があったとしている．また，運動機能の評価である Fugl-Meyer Scale は 2 群間で有意差はなかったものの，病態失認合併群のほうが重度 の機能障害にとどまる割合が多かったと報告している．同様に，Vossel

第3節　半側空間無視の機能予後　*111*

による機能予後への影響

評価内容	結　　果
入院・退院時 FIM, 認知機能, うつ症状, 在院日数, リハビリ進捗率	USN あり例は在院日数が長く, リハビリ進捗率も遅い. 入院時 FIM 重症例でマッチングしても, USN あり例では在院日数やリハ進捗率が悪化する
在院日数, BI 効率, BI effectiveness, RMI, 尿失禁の割合, 自宅退院率	USN あり例は, USN なし例と比べベースラインでの神経学的および機能的な障害がより重度であり, BI 効率や effectiveness, 移動能力が低い. また, USN あり例は治療反応性が乏しく, 退院時の持続性失禁がある症例の割合も高く, 入院期間が長い
FIM（入院後1週, 発症後6・12・36 カ月）, BI, MI, CES-D, MMSE, TFT	USN あり例では, セルフケア・移乗・移動のスコアが USN なし例よりも有意に低かったが, これらの差は時間経過とともに縮小していく. より重度の USN 例は, 軽度の USN 例よりもセルフケアと移乗が有意に低い
BIT, 入院・退院時 FIM, FIM 効率, FIM effectiveness	入院時 BIT は発症後約2カ月時点の退院時 FIM, FIM 効率, FIM effectiveness と有意な正の関連がある
BIT, CBS, LSA（発症後6カ月以降）, BI, GDS	発症早期の BIT が低いほど LSA も低く, 自力で旅行に行くことができない割合は USN 軽症 0%, 中等度 27.3%, 重症 72.7% であった
BIT, FIM, RIC-FIM	USN の有無および USN の重症度が FIM だけでなく, 読み書きの能力と有意な相関がある
MCT, WAIS, FMS, FIM, mRS,	USN に病態失認を合併すると, 初回の認知 FIM, 最終時の運動・認知・合計 FIM のスコアが有意に低く, 運動 FIM 効率と運動 FIM effectiveness にも差があった. また, 病態失認合併例では FMS が重度の障害にとどまる割合が多い
8項目の標準化した ADL テスト, Landmark-M テストなど	ADL における最も重要な予測因子は病態失認であり, また USN の重症度や視覚消去の存在も重要であった
SIAS, MMSE, FIM	USN に認知障害を合併した群でのみ, 退院時の歩行自立度と有意な関連があった

GDS：Geriatric Depression Scale, RIC-FIM：Rehabilitation Institute of Chicago Functional Assessment Scale®, MCT：Mesulam Cancellation Test, WAIS：Wechsler Adult Intelligence Scale, FMS：Fugl-Meyer Scale, mRS：modified Rankin Scale, SIAS：Stroke Impairment Assessment Set

ら[14]は USN 55 例を対象として USN 関連症状と ADL との関係を検証し, ステップワイズ線形回帰の結果, ADL のパフォーマンスにおける最も重要な予測因子は, 病態失認であることを明らかにしている（**図 2-3-3**）. Kimura ら[15]は, 発症後約1カ月（中央値）の症例を USN の有無と MMSE スコア（≦23 or ≧24）をもとに, USN+認知障害群（n=30），

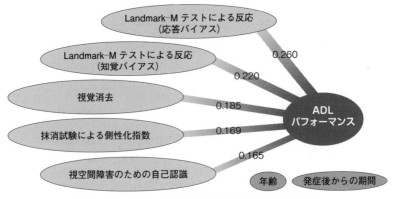

図 2-3-3 ADL の予測因子（文献14）より転載）

ステップワイズ線形回帰の結果，5変数によるモデルが ADL 予測に最適であった．最も重要な予測変数は，病態失認（視空間障害のための自己認識）であり，次いで運動-意図的側面と知覚-注意的側面の半側空間無視（Landmark-M テストに反映される），視覚消去，そして抹消試験による側性化指数であった．すべての予測変数の合計スコアは1に正規化されている

USN 単独群（n = 26）に分類し，USN と認知機能障害の合併が歩行能力の回復に影響するかを調査している．退院時の歩行 FIM（5点以下，6点以上）を従属変数として多変量解析した結果，USN に認知障害を合併した群でのみ退院時の歩行自立度と有意な関連があったとしている．

以上のことから，USN はその症候の有無および重症度によって，リハビリテーションに対する治療反応性や ADL の改善率，自宅復帰率などを低下させることが示されている．また，長期的な活動範囲や認知・高次脳機能障害など，生活の質（QOL：Quality of Life）に対する負の影響も考慮する必要がある．

おわりに

USN 症例は，運動麻痺のような身体機能の障害のほか，病態失認などの関連する症状を呈することが多い．そのため，USN そのものの重症度に加え，姿勢や運動，ADL の障害が何に起因するのか，あるいはどの要

素がどの程度影響しているのかを判断しなければならない．これらの分析を踏まえ，治療の効果や予後予測の精度を高めていく必要がある．

● 文 献 ●

1) Umarova RM, et al：Predictors and signatures of recovery from neglect in acute stroke. *Ann Neurol* **79**：673-686, 2016

2) Lunven M, et al：White matter lesional predictors of chronic visual neglect：a longitudinal study. *Brain* **138**：746-760, 2015

3) Karnath HO, et al：The anatomy underlying acute versus chronic spatial neglect：a longitudinal study. *Brain* **134**：903-912, 2011

4) Beis JM, et al：Right spatial neglect after left hemisphere stroke：qualitative and quantitative study. *Neurology* **63**：1600-1605, 2004

5) Ten Brink AF, et al：Differences between left- and right-sided neglect revisited：A large cohort study across multiple domains. *J Clin Exp Neuropsychol* **39**：707-723, 2017

6) 川原信隆，他：左右半球外側型脳出血 100 例に於ける半側空間失認の出現頻度及び回復過程について—脳の lateralization との関係から．失語症研究 **4**：70-74, 1984

7) Gillen R, et al：Unilateral spatial neglect：relation to rehabilitation outcomes in patients with right hemisphere stroke. *Arch Phys Med Rehabil* **86**：763-767, 2005

8) Paolucci S, et al：The role of unilateral spatial neglect in rehabilitation of right brain-damaged ischemic stroke patients：a matched comparison. *Arch Phys Med Rehabil* **82**：743-749, 2001

9) Nijboer T, et al：Predicting functional outcome after stroke：the influence of neglect on basic activities in daily living. *Front Hum Neurosci* **7**：182, 2013

10) Di Monaco M, et al：Severity of unilateral spatial neglect is an independent predictor of functional outcome after acute inpatient rehabilitation in individuals with right hemispheric stroke. *Arch Phys Med Rehabil* **92**：1250-1256, 2011

11) Oh-Park M, et al：Severity of spatial neglect during acute inpatient rehabilitation predicts community mobility after stroke. *PM R* **6**：716-722, 2014

12) Cherney LR, et al：Recovery of functional status after right hemisphere stroke：relationship with unilateral neglect. *Arch Phys Med Rehabil* **82**：322-328, 2001

13) Gialanella B, et al：Functional recovery after hemiplegia in patients with neglect：the rehabilitative role of anosognosia. *Stroke* **36**：2687-2690, 2005

14) Vossel S, et al：Anosognosia, neglect, extinction and lesion site predict impairment of daily living after right-hemispheric stroke. *Cortex* **49**：1782-1789, 2013

15) Kimura Y, et al：Impact of unilateral spatial neglect with or without other cognitive impairments on independent gait recovery in stroke survivors. *J Rehabil Med* **51**：26-31, 2019

第Ⅲ章
半側空間無視の
関連症状

第*1*節

病態失認と半側空間無視

■ 病態失認の症状と発生率

　病態失認は，1914 年に Babinski[1] によってはじめて報告された症状であり，半側空間無視（USN：Unilateral Spatial Neglect）が Brain[2] によって報告されたのが 1941 年であることから，その歴史は相当古いといえよう．病態失認（anosognosia）という用語は，皮質盲の状態やアルツハイマー（Alzheimer）病などにも用いられているため，ここでは片麻痺に対する無認知，つまり認知の対象を「anosognosia for hemiplegia」とし，その病態を限定して解説する．

　われわれは，自分の腕や手が他人の物のようには感じないし，それを動かした時に他人によって動かされたと感じるようなこともない．これは自分自身の身体が自分のものであり，自ら行った行為は自分が行っているという感覚をもっているからである．Gallarher[3] は，これらの感覚について，それぞれ自己所有感（sense of ownership）および自己主体感（sense of agency）という 2 つの感覚に分けて区別したが，病態失認は後者の自己主体感の喪失によって生じるとされている．すなわち，自分自身で左腕を挙上したという感覚が失われた状態である．

　病態失認は通常，言語によるコミュニケーションをとおして，その存在を確認できる．多くは，右半球損傷の左片麻痺例にみられるが，「左腕は動きますか？」という問いかけに対して，「問題ないですよ．さっきも使っていましたから」などと片麻痺の存在を否定する．以下は，筆者と右中大脳動脈の脳塞栓により左片麻痺となった症例の会話である．

筆者：「身体の調子はいかがですか？」

症例：「左の肩が痛いです」

筆者：「どうされましたか？」

症例：「イギリス旅行中に乗馬をしていて馬から落ちまして……　落とし穴が掘ってあったんです」

筆者：「馬が落とし穴に落ちたんですか？」

症例：「そうだと思います．その時に打ったんでしょう……」

筆者：「左手は動きますか？」

症例：「別に問題ないですよ．肩が痛いだけです」

筆者：「ほかにご都合の悪いところは？」

症例：「そうですね．声がちょっと出にくいかな……．これは，まあ風邪の一種ですね」

　症例は当時，現役の内科医であり，イギリスで開催されていた学会に出張していた．そこで脳塞栓を発症し，帰国後に筆者の勤める病院に転院してきたのだが，現役の医師らしく，肩の痛みや風邪の症状は把握できている．しかし，完全麻痺である左上肢の状態にはまったく気づいていなかった．それどころか，肩の痛みを乗馬中の事故が原因と作話によって取り繕っているところが，病態失認によって麻痺を自覚できていない特徴的な反応と捉えることができる．

　このような病態失認を呈する症例に対して，麻痺していることを自覚してもらうために，片手では不可能な課題，例えば，紐を蝶結びする課題を提示しても，右手だけで紐をいじくりまわして「はい，できました」と答えてしまう．

　病態失認研究の第一人者である Ramachandran[4] は，このような病態失認の症例に対して，興味深い実験をしている．それは病態失認症例の正直さを問うもので，**表3-1-1** に示すように，両手を使わないとできない課題と片手でできる課題のどちらかを選んで実行してもらう二者択一の実験である．ただし，報酬は両手を使わないとできない課題のほうが高い．す

118 第Ⅲ章 半側空間無視の関連症状

表 3-1-1 病態失認の正直さを検証する課題 (文献4)より転載)

A. 両手を使う課題		B. 片手でできる課題	
課　題	報　酬	課　題	報　酬
・赤ちゃんの靴ひもを結ぶ	・5ドル	・ボルトにナットを締める	・2ドル
・小さなカードの周りに糸を縫う	・天使のマスコット	・ブロック5つを積み上げる	・石鹸
・ハサミを使って紙の円を切り取る	・キャンディの大箱	・おもちゃの釣り竿でおもちゃのタコを釣る	・キャンディの小箱

表 3-1-2 病態失認の重症度評価 (文献5)より転載)

グレード	症　状
0	自発的に,または「具合はいかがですか」のような一般的な質問に対して,片麻痺に関する訴えがある
1	左上下肢の筋力に関する質問に対して,障害の訴えがある
2	神経学的診察で運動麻痺があることを示すと,その存在を認める
3	運動麻痺を認めさせることができない

ると,ほとんどの症例が報酬の高いほう,つまり両手を使わないとできない課題のほうを選んだという.この研究結果をとおして病態失認を有する症例は,麻痺の存在に本当に気づいていないこと,言い換えれば,病態失認を有する症例が正直に「左手はふつうに使っています」と述べていることを証明したのである.このような病態失認の症状を重症度という観点から捉えようとした研究者もいる.Bisach ら[5]は,その重症度を**表 3-1-2**のように4段階に分類したうえで,グレード1~3について病態失認の「存在あり」とした.また,Berti ら[6]も上肢と下肢に分けた評価法を報告している (**表 3-1-3**).それによると,検者による確認の指示で麻痺を認識できるものを軽度,その指示によっても麻痺を認めないものを重度と判定している.

さて,このような病態失認という症状の発生率はどれくらいなのであろうか.Baier ら[7]は,Bisiach ら[5]の評価法を用いて病態失認の実態調査を実施している.この調査では,グレード0と1を「存在なし」として評価

第1節　病態失認と半側空間無視　*119*

表3-1-3　上下肢別の評価方法（文献6）より転載）

麻痺側上肢	1. 次の質問を順にする．「私たちは今どこにいますか？」「なぜあなたは入院しているのですか？」「あなたの左手の状態はいかがですか？」「左手を動かせますか？」．最後の質問に「いいえ」と答えたなら，「なぜ左手を動かせないのですか？」と問う 2. もし，左上肢の運動麻痺を否定したら、症例の右空間に検者の手をおいて，「あなたの左手で私の手に触れてください」と指示する．その後、「（触ることが）できましたか？」とたずねる．もし症例が「いいえ」と答えたら，「なぜ触ることができなかったのですか？」とたずね，症例が「はい」と答えたら、「本当ですか？とても変ですね．なぜなら私は，あなたの手が私の手に触れるのをみていませんから」とたずねる
採 点 基 準	0（正常）：1つ目の質問項目で正しく答えられる 1（軽度）：症例が入院していることや脳卒中になったことはわかっているが，上肢の麻痺を否定する．しかし，症例は左手で検者の手に触れることができなかったことは正しく認識できる 2（重度）：症例は、左手で検者の手に触れたと誤認している
麻痺側下肢	1.「あなたの左足はいかがですか？」「動かせますか？」 2.「歩くことに問題はありませんか？」
採 点 基 準	0（正常）：上肢に関する質問の際に，自発的に下肢の運動障害を申告する．または，左足について質問をされた時に麻痺を認める 1（軽度）：1の質問に対しては，「うまくできる」と答えるが，2の質問によって歩くことが不可能であると答える 2（重度）：症例は歩くことができると答える

表3-1-4　病態失認の発生率（文献7）より転載）

項　目	グレード0	グレード1	グレード2	グレード3
n 数	99	17	8	4
片麻痺の程度（4〜0）	4	3	0	0
半側空間無視（%）	16	24	75	75
視覚消去現象（%）	19	52	75	75
MMSE（mean）	25	18.5	13.5	15.5

MMSE：Mini Mental State Examination

したが，128人の脳卒中症例（右半球損傷72例，左半球損傷56例）のうち，病態失認の「存在あり」とするグレード2と3と判定された症例数は12例（9.4%）となり，そのほとんどが右半球損傷例であった（**表3-1-4**）．また，Appelros ら[8]の調査では272人中で46例（16.9%）に病態失認を認めたと報告されている．

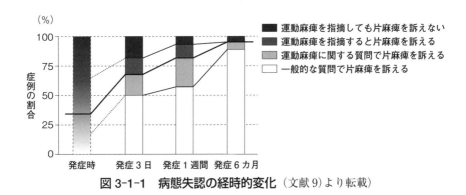

図3-1-1 病態失認の経時的変化 (文献9)より転載)

さらに，病態失認の経過については他の高次脳機能障害と同様であるが，急性期により多く出現する．つまり，発症からの回復過程で症状が消失していく．図3-1-1に示すとおり，発症時には70％に認められていたグレード3と4を示す病態失認が，半年後には5％程度に減少している[9]．この急激な消失は，USNや失語などのメジャーな症状と比較しても消失しやすい高次脳機能障害といえる．

■ 病態失認の責任病巣とメカニズム

病態失認がUSNと同じく，右半球の損傷で生じることには疑いをもたないであろう．先のBaierら[7]の調査でも，最もはっきりとしたグレード3では100％が右半球損傷例であるし，筆者の経験でも右半球損傷しか経験していない．逆に，左半球損傷によって病態失認を呈するのはごくまれなことである．

責任病巣については，Piaら[10]が1942年以降に報告された合計85例の報告についてメタアナリシスを行い，前頭葉と頭頂葉に集中していると結論づけている．さらに，近年になっては画像診断技術の向上により，右半球のどの部位がその発現に関与しているかという詳細な分析もなされるようになってきている．

Karnathら[11]は，14例の病態失認患者のMRI画像を重ね合わせ，13

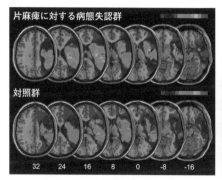
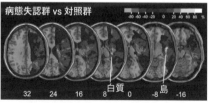

a. 病態失認群と対照群の病変プロット　　b. 病態失認群から対照群を減算した病変プ

図 3-1-2　病態失認の責任病巣（文献 11）より転載；口絵 6 参照）

例の左片麻痺のコントロール群と比較したうえで，病態失認が出現するための責任病巣が島皮質（insula）であると言及した（**図 3-1-2**）．Fotopoulou ら[12]の病巣分析でも，前部島皮質をはじめ弁蓋部と近傍の深部白質と尾状核，被殻，上側頭回の先端の領域などが責任病巣であると報告している．さらに Vocat ら[9]によれば，発症間もないころにだけ出現する病態失認は前下部島皮質と前部内包が，発症から 1 週間程度症状が持続する場合には島皮質などに加えて，運動前野，前部帯状回，海馬や扁桃体などを含む広い領域が関与していると報告した．

　以上の報告から，病態失認の発現には島皮質の損傷が重要であり，症状が持続する場合には，島皮質以外の広範囲の損傷が影響を与えることが推察される．

　一方，病態失認のメカニズムについては，古くは身体イメージの変化や大脳の離断にその根拠を求めようとする議論が多かった．しかし，身体イメージ自体の定義があいまいであることや，身体イメージはむしろ左半球に存在するという主張から次第にその地位は失われていった．対照的に，一定の支持を集めている仮説として，防衛機制にその根拠を求めようとする主張がある．防衛機制とは，フロイトが提唱したものであるが，それを病態失認に適用させたのは Weinstein[13]である．症例が片麻痺を認めようとしないのは，自分にとって不都合で受け入れがたい片麻痺（それが完全

麻痺の場合が，ほとんどであることからしても）を無意識のうちに否認してしまうという心理メカニズムをあてはめた．この理論に従えば，片麻痺の存在を認めようとしない症例に対し，それを無理やりに修正させよう，つまり症例にとって悲劇的な片麻痺の状態を無理に認めさせようとするアプローチは正しいものとはいえないことになる．むしろ，そっとしておいて，症例自身で受容できることを心理指示的に待つことのほうが望ましいアプローチといえるのかもしれないのである[14]．

病態失認と半側空間無視の関係

先の Baier ら[7] の報告（**表 3-1-4**）にもあるとおり，病態失認と USN の合併率は 75％である．一方，Appelros ら[8] の調査では病態失認と USN の合併率は 56.5％と報告されている．病態失認の病巣を調査した Karnath ら[11] の報告でも，病態失認と USN の合併率は 93％とされている．以上の報告からもわかるとおり，病態失認と USN という 2 つの症状はイコールではない．症状と病巣に関して二重乖離の原則があてはまったという報告[15] もある．しかしながら，まったく別物とするには高い一致率でもある．これをどのように解釈すればよいのであろうか．

責任病巣を確認すると USN の責任病巣については，Valler ら[16] による詳細な報告によれば，頭頂葉，後頭葉，前頭葉と視床や基底核を含む広範囲とされている．これに対し，病態失認は前述のとおり，島皮質を含む限局した病巣である．しかし，島皮質は頭頂葉や前頭葉，側頭葉に囲まれており，しかもそこを灌流しているのは中大脳動脈である．中大脳動脈の大規模な閉塞では病態失認と USN の両方が同時に出現することは想像に難くないであろう．

一方，メカニズム仮説から両症状を比較すると，病態失認を説明しうる有力な防衛機制仮説は，片麻痺の存在を無意識に否認するというものであり，片麻痺に気づかないということではない．つまり，USN のために，左半身を無視することによって気づかないというよりは，無意識に行う抑

第1節 病態失認と半側空間無視 *123*

表3-1-5 半側空間無視（USN）例と病態失認の予後比較（文献7）より転載）

FIM スコア	USN (n=30)	USN＋病態失認 (n=15)	P 値
入院期間（days）	23	23.6	
入院時			
・合計スコア	50.0±6.7	44.4±7.0	0.061
・認知スコア	24.6±5.0	18.8±4.6	0.001
・運動スコア	25.8±4.6	25.6±5.6	0.818
退院時			
・合計スコア	70.0±11.0	53.2±10.0	0
・認知スコア	25.8±3.9	19.1±4.7	0
・運動スコア	44.1±10.0	34.0±8.5	0.009

FIM：Functional Independence Measure

圧によって生じるのであろう．そうであれば，そもそも気づく必要がないということになり，USNとの関連は薄いことになる．

　その一方で，Heilman[17] は防衛機制にその根拠を求めることに疑問を呈し，病態失認がUSNをはじめとした無視症候群に含まれるという立場をとっている．病態失認のメカニズムはフィードフォワードが障害されることによるものであるとして，病態失認（anosgonosia）の発症メカニズムを運動意図の障害によるとしている．つまり，上肢を動かそうとしない限り，動くことへの期待やその発見が生じえないというわけである．これはUSNのタイプ分類のうち，motor neglectと称される運動タイプのものを想定している．すなわち，病態失認も広い意味での無視症候群であると考えている．

　いずれにしても，病態失認とUSNは右半球損傷で生じる代表的な高次脳機能障害であることに違いはない．そうであるなら，巣症状としての2つの症状の共通性を探すことよりも，それらが症例にどのような影響を与えるのか，というリハビリテーションの視点から日常生活活動（ADL：Activities of Daily Living）の予後について触れておくべきであろう．Gialanellaら[18] は，USN症例とUSNに加えて病態失認を合併していた症例の予後をFunctional Independence Measure（FIM）によって評価している．**表3-1-5**に示すように，USNだけの症例は約3週間の入院でFIMが20点

改善したのに対して，病態失認も合併する症例の FIM の改善は 10 点にも
満たなかったという．USN のみでも ADL 改善の阻害因子であるのに，
病態失認が加わるとその予後をよりいっそう改善しにくいものにする．そ
れだけ見過ごすことのできない症状であることに違いないとともに，セラ
ピストにとっては見逃せない現実でもある．このことが片麻痺に気づかせ
ようとするセラピストの動機づけとなるかどうか，あるいは動機づけとす
べきなのか，重要な判断を迫られているといえよう．

● 文 献 ●

1) Babinski MJ：Anosognosie. *Rev Neurol* **27**：845-848, 1914
2) Brain WR：A Form of Visual Disorientation Resulting from Lesions of the Right Cere-
   bral Hemisphere. *Proc R Soc Med* **34**：771-776, 1941
3) Gallagher S：Philosophical conceptions of the self：implications for cognitive science.
   Trends Cogn Sci **4**：14-21, 2000
4) Ramachandran VS：The evolutionary biology of self-deception, laughter, dreaming and
   depression：some clues from anosognosia. *Med Hypotheses* **47**：347-362, 1996
5) Bisiach E, et al：Unawareness of disease following lesions of the right hemisphere：
   anosognosia for hemiplegia and anosognosia for hemianopia. *Neuropsychologia* **24**：471-
   482, 1986
6) Berti A, et al：Anosognosia for hemiplegia, neglect dyslexia, and drawing neglect：clin-
   ical and theoretical considerations. *J Int Neuropsychol Soc* **2**：426-440, 1996
7) Baier B, et al：Incidence and diagnosis of anosognosia for hemiparesis revisited. *J Neurol
   Neurosurg Psychiatry* **76**：358-361, 2005
8) Appelros P, et al：Anosognosia versus unilateral neglect. Coexistence and their rela-
   tions to age, stroke severity, lesion site and cognition. *Eur J Neurol* **14**：54-59, 2007
9) Vocat R, et al：Anosognosia for hemiplegia：a clinical-anatomical prospective study.
   Brain **133**：3578-3597, 2010
10) Pia L, et al：The anatomy of anosognosia for hemiplegia：a meta-analysis. *Cortex* **40**：
    367-377, 2004
11) Karnath HO, et al：Awareness of the functioning of one's own limbs mediated by the
    insular cortex? *J Neurosci* **25**：7134-7138, 2005
12) Fotopoulou A, et al：Implicit awareness in anosognosia for hemiplegia：unconscious in-
    terference without conscious representation. *Brain* **133**：3564-3577, 2010
13) Weinstein EA, et al：Denial of illness：symbolic and physiological aspects. Charles C
    Thomas , Springfield, 1955

第1節　病態失認と半側空間無視　*125*

14) 大東祥孝：病態失認の捉え方. 高次脳機能研究　**29**：295-303, 2009
15) Vallar G：The anatomical basis of spatial hemineglect in humans. Robertson IH, et al (eds)：Unilateral Neglect：Clinical and Experimental Studies. Lawrence Erlbaum Associates, Hove, 1993, pp27-59
16) Dauriac-Le Masson V, et al：Double dissociation between unilateral neglect and anosognosia. *Rev Neurol*　**158**：427-430, 2002
17) Heilman KM：Possible mechanisms of anosognosia of hemiplegia. *Cortex*　**61**：30-42, 2014
18) Gialanella B, et al：Functional recovery after hemiplegia in patients with neglect：the rehabilitative role of anosognosia. *Stroke*　**36**：2687-2690, 2005

第2節

半側身体失認・身体パラフレニアと半側空間無視

■ 半側身体失認の定義と解釈

半側身体失認（hemiasomatognosia）は，病態失認のように麻痺という身体の状態に対する認知障害ではなく，自分の身体そのものに対して認知障害を生じるものである．これは，病態失認の節で説明した Gallarher[1] の分類のうちの自己所有感（sense of ownership）が失われた状態である．この症状には自身の四肢に対する所属感を失うだけではなく，さらに妄想的な解釈を伴うものがある．

Gerstmann[2] は，麻痺側半身欠如の体験に錯覚，作話，妄想が結びついたものを身体パラフレニア（somatoparaphrenia）と命名した．その後，Critchley[3,4] は麻痺肢を他人の手に帰属せしうる他人帰属化（autoheterosyncisis）や，麻痺肢そのものが自己以外の人格をもつ人格化（personification），さらには麻痺肢に対して憎しみの感情を示す片麻痺憎悪（misoplegia）と相次いで関連する症状と，それに対応する用語を発表した．国内では，これらを身体パラフレニアと呼ぶことが多いが，本書では，半側身体失認の定義を明確にするため，Feinberg ら[5] の分類にならって，半側身体失認を麻痺肢に対する非所属感を抱く症状としたうえで，修正可能で単純な半側身体失認と，指摘しても修正されない妄想性の半側身体失認に分けて説明する．

1）修正可能な半側身体失認

人間はみな，自分の身体のそれぞれの部位について，自分に属している，あるいは自分のものであるという所有感をもっている．目の前にある自分

表 3-2-1　妄想性の半側身体失認

分　類	症　状
他人帰属化(autoheterosyncisis)	麻痺肢に関して，自分の手ではないと訴え，「看護師さんの手」「○○さんの手」などという
擬人化（personification）	麻痺肢に関して，「●●ちゃん」「自分の孫」などといい，麻痺肢そのものが人格をもつ
片麻痺憎悪（misoplegia）	麻痺肢に対して，「憎い」といったり，たたいたりする

の左手が自分のものではないと思うことはないであろう．半側身体失認では，この自分自身の半身（ほとんどが左上肢）が自分のものではない，つまり自分が所有している感覚が低下したり，消失したりする．ただし，これは他者の指摘により，修正が可能である．

2）妄想性の半側身体失認

　半側身体失認でも，他者の指摘によってでも修正されないものがある．**表 3-2-1** に示すように，これにはいくつかの症状があり，いずれも自身の半身に対して妄想様の認識を抱く．例えば，他人帰属化は自分の麻痺肢に対し，自己所属感を喪失したうえで，他人の手のように感じると訴える症状である．以下に筆者と妄想性の半側身体失認症例との会話である．

【他人帰属化の例】

　　筆者：「左手の調子はいかがですか？」

　　症例：「あまりよく動きません」

　　筆者：「どうしたのでしょうね．それは○○さんの腕ですよね？」

　　症例：「いいえ，違います．この辺り（上腕の真ん中）で△△さんの手とつながっているんです」

　　筆者：「他の人の手がつながっているのはおかしいとは思いませんか？」

　　症例：「別におかしいと思いません．△△さんがこんなのになってゴメンと謝るんです」

　　筆者：「△△さんとは誰なのですか？」

症例：「前の病院で一緒に入院していた人です．ベッドがとなりだったんです（ご家族に確認したところ，事実とのこと）」

擬人化は，麻痺肢そのものが人格をもつ症状で，自分の左手を□□ちゃんと呼んだり，あたかも赤子のようになでたりする．

【擬人化および片麻痺増悪の例】

筆者：「左手の調子はいかがですか？」

症例：「あまり動かない」

筆者：「そうですか．そういえば，息子さんは今日来られますか？」

症例：「ここにいる」

筆者：「どこにいらっしゃるのですか？」

症例：「（左肩を指して）ここにいる．何かモゾモゾやってる」

筆者：「…」

症例：「（左前腕を撫でながら）おい，□□□□（息子さんの名前）．□□□□，起きろや」

片麻痺憎悪は麻痺肢を嚙んだり叩いたりする．前述の擬人化を呈した症例も，「□□□□，起きろや」といいながら，自分の左手（手背）を何度もたたいていた．

先にも述べたが，以上の3つの症状を総称して身体パラフレニアと呼ばれることが多い．また，これらの症状は発症間もない急性期にしばしば確認されるが，1年以上の長期にわたって持続することがまれに報告される[6]．なお，これらの症状は病態失認に合併することが多いとされているが，ここに示した症例のように，病態失認が必ずしもはっきりしないこともある．

■ 半側身体失認の責任病巣とメカニズム

前節では，病態失認がsense of agencyと呼ばれる，四肢を自分自身で動かしているという感覚の自己主体感が喪失した状態のことを指すと説明

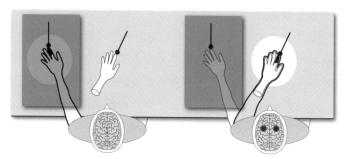

図 3-2-1　ゴムの手の錯覚（RHI）の実験（文献 7)より転載）

した．一方，半側身体失認は sense of ownership あるいは body ownership と呼ばれる，四肢が自分のものであるという自己所有感が喪失した状態であると述べた．ここでは，自己所有感とはどのような感覚なのか，あるいは，それはどのようにして脳にインプットされていくのか，ということについて考えてみたい．

　この感覚の正体を解き明かす実験がある．Rubber Hand Illusion（RHI；ゴムの手の錯覚）と呼ばれるゴムの手を使った実験である．実験は**図 3-2-1** のように，机の上に置いたダミーのゴムの手と机の下に隠した自身の左手に同時に触覚刺激を加えるという単純なものである．しかしこの刺激をしばらく続けると，これがあたかもゴムの手の先から刺激が伝わっているように感じるようになるのである．Botvinick ら[7]は，この実験をとおして，自分の四肢に対する自己所有感は容易に形成することができ，しかももともとある本物の四肢に対する所有感を変化させうると証明した．

　その後も，この RHI を用いた実験が広がり，自己の身体に対する所有感の解明が進んだ．Bertamini ら[8]はミラー条件，つまりゴムの手を直視するのではなく鏡をとおしてみるという条件でも RHI を確認している．さらに Flögel ら[9]は，足の錯覚についても調べ，手と同様に錯覚が生じたと報告している．ただし，それは刺激を同期させた時に限られたという．

　さて，このような自己所有感をつかさどっている脳部位はどこなのか．Ehrsson ら[10]は，この RHI に関与する部位が，両側前運動皮質や右頭頂

間溝，右小脳を含むネットワークであると報告した．その後，Tsakiris
ら[11,12] が同様に RHI の実験をとおして関係部位の特定を行った結果，右
頭頂側頭境界部および右島回，右前頭葉弁蓋部の重要性を指摘した．

　先の病態失認の節でも島皮質の役割の重要性が示唆されていたが，半側
身体失認に関係する自己所有感に関しても，その役割が重要視されている．
そもそも，島皮質という部位はどのような役割をもっているのだろうか．
Craig[13,14] は島皮質前部が主観的感情や自己への気づきに関連すると指摘
し，Farrer ら[15] は島皮質が自発行動における自己主体意識に関与するこ
とを述べている．このように島皮質が自己の主体性や自己身体意識に関与
しているとするなら，とても興味深いことになる．

　ここまで RHI の実験をとおして自己所有感に関係する脳部位を解説し
てきたが，肝心の半側身体失認の責任病巣は，どの辺りなのであろうか．
Baier ら[16] は，79 人の右半球損傷症例を対象に病態失認や半側身体失認
の出現の有無と病巣との関係を調べている．この研究では 79 人中 12 人
に病態失認を認め，そのうちの約 92％にあたる 11 人で麻痺肢に対する非
所属感を認めた．この 11 人とこれらの症状を認めないコントロール群と
の病巣を検討したところ，病態失認と半側身体失認を有する症例では，右
島皮質の病巣が関係していたと報告した．一方，Feinberg ら[17] は右半球
損傷症例を半側身体失認の有無などに分けたうえで，半側身体失認をさら
に身体パラフレニアの有無に分けて病巣の検討を行った．表 3-2-2 はグ
ループごとの病巣の比較であるが，半側身体失認を有する症例（G1）は
右前頭葉から側頭葉，頭頂葉に至る広範囲の病巣を有している割合が高く，
特に前頭葉内側部が顕著であり，身体パラフレニア例（G1-SP）は半側身
体失認のみを示す例（G1-SA）と比べて右前頭葉眼窩部病巣の割合が高
かったという．さらに Gandola ら[18] は，いずれも麻痺肢の他人帰属化を
認めていた 11 例の身体パラフレニア症例を調べた結果，固有の病巣とし
て視床や扁桃体，海馬などを含んだ，前頭葉の中部および下部と側頭葉内
側部の重要性を指摘した．以上の指摘から，身体パラフレニアに関しては
島皮質に加えて前頭葉眼窩部，扁桃体といった辺縁系の役割が重視される．

第2節　半側身体失認・身体パラフレニアと半側空間無視　*131*

表3-2-2　半側身体失認の病巣解析の結果（文献17）より転載）

	部位	ブロードマン野	G1 n=13	G1-SP n=7	G1-SA n=6	G2 n=7	G3 n=6
前頭葉	内側部	1, 2, 3, 4, 6, 8, 9, 10, 23, 24, 31	84.6	85.7	83.3	14.3	33.3
	外側部	1, 2, 3, 4, 6, 8, 9, 44, 45, 46	61.5	100	16.7	100	83.3
	眼窩部	10, 11, 12, 13, 47	30.8	57.1	0	28.6	0
側頭葉	外側部/上部	20, 21, 22, 37, 41, 42	76.9	100	50	57.1	16
	内側部	28, 36, 38	69.2	71.4	66.7	14.3	33
頭頂葉	下　部	39, 40	69.2	100	33.3	85.7	16
	上　部	5, 7	76.9	85.7	66.7	28.6	16
後頭葉	内側部	18, 19, 36, 37	69.2	57.1	66.7	0	0
	外側部	18, 19	69.2	57.1	83.3	57.1	0
島皮質			8	14	0	0	0

G1＝半側身体失認全例，G1-SP＝身体パラフレニア，G1-SA＝半側身体失認（非所属感），G2＝半側空間無視，G3＝左片麻痺

これらの部位は作話や妄想との関係が示唆される部位だけに興味深い知見といえよう．

　最後に半身パラフレニアの症状の本質を知る興味深い実験があるので紹介しておこう．それはSkin Conductance Response（SCR）という皮膚に表れるわずかな電位の変化を調べることで，本当に自分自身の手と認識しているかどうかを確認するものである．実験では，針で指先に触れようとする疑似痛覚刺激と，綿棒で触れようとする疑似中立刺激を行い，身体パラフレニア，病態失認，片麻痺症例それぞれの反応を調べた．その結果，**図3-2-2**に示すように，身体パラフレニア症例だけが疑似痛覚刺激に対して反応を示さなかったという[19]．このことは，身体パラフレニア症例が本当に自身の左手に加えられようとする痛覚刺激を防御しようとしない，言い換えれば，痛覚刺激を加えられようとしている左手が自分の手ではないと思っているからにほかならないことを示している．

半側身体失認と半側空間無視の関係

　近年，思考や感情，注意，行動パターンなどの個人差について，それら

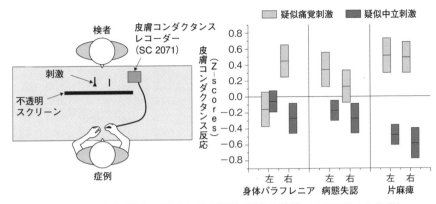

図 3-2-2　疑似刺激に対する皮膚反応実験の結果（文献 19)より転載）

を規定する大脳のネットワークの存在にあらためて注目が集まっている．Seeleyら[20]は図3-2-3に示すように，背側前帯状回と眼窩前頭皮質およびその皮質下，さらに島皮質を含めた辺縁系に関係する顕著性ネットワーク（salience network）と，背側前頭および頭頂の新皮質を結びつける実行制御ネットワーク（executive-control network）を特定した．Hamら[21]は，このうちの顕著性ネットワークは，主観的な自己としての意識を確立させるために，内的刺激または外的刺激の顕著性を検出することでネットワーク間の切り替えに関与する働きを行っており，島皮質や前帯状回はこのネットワークを構成するうえで不可欠な部位であると説明している．

一方，半側空間無視（USN：Unilateral Spatial Neglect）についてもネットワーク仮説で捉えるとすれば，注意のネットワークのうち，腹側注意システムは頭頂葉，側頭葉に加えて，島皮質を含む前頭葉によって担われている[22]．このネットワークの損傷がUSNを引き起こすと考えられ，半側身体失認や半身パラフレニアの病巣だとされる島皮質や前帯状回にも近い．Jenkinsonら[23]もこの注意ネットワークに着目して，自己所有感との関連性に言及している．実際に，それら病巣を比較した研究でも，図3-2-4に示すように，半側身体失認全例を示すG1と半側空間無視を示すG2のマッピングは非常に似通っている．特に，半身パラフレニアを示すG1-

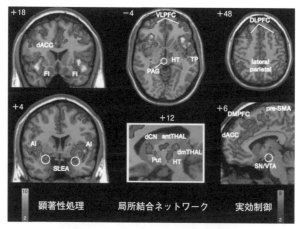

図 3-2-3　顕著性ネットワークと実行制御ネットワーク
（文献 19）より転載；口絵 7 参照）

　dACC：前帯状皮質背側部，FI：眼窩前部島皮質，PAG：水道周囲灰白質，HT：視床下部，TP：側頭極，VLPFC：腹側外側前頭前野，lateral parietal：背側頭頂葉，AI：前部島皮質，SLEA：扁桃体レンズ核下部，dCN：背側尾状核，ant THAL：前部視床，Put：被殻，dmTHAL：背内側視床，DMPFC：背内側前頭前皮質，Pre-SMA：前補足運動野，SN/VTA：黒質/腹側被蓋野

SP はよりその重なりが強いことを示唆している[17]．

　このように，USN と半側身体失認の病巣が極めて近接していることと，半側身体失認や半身パラフレニアの出現には広範囲な脳損傷を伴うことが多いことからも，2 つの症状の同時出現は珍しくないということになるであろう．

　USN との関連については，病態失認の節で述べた運動タイプの無視 motor neglect に焦点をあてて考えてみたい．病態失認は，自身の麻痺肢が動くという結果を期待できないため，その状態に気づかないという点で，無視という概念をあてはめることに無理は生じなかった．しかし，半側身体失認は麻痺肢の存在や状態をわかりつつも，それを自身のものであると認めない症状である．つまり，自身の上肢を無視することが絶対条件ではないのである．例えば，半身パラフレニアの一つの症状である擬人化では麻痺肢をなで，片麻痺憎悪では麻痺肢をたたいたりすることからも，自己

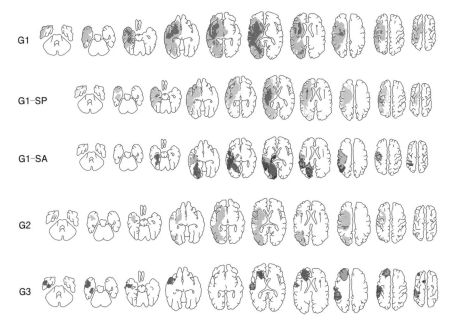

図 3-2-4 半側身体失認における病巣解析の結果のマッピング（文献 17)より転載）
G1 = 半側身体失認全例，G1-SP = 身体パラフレニア，G1-SA = 半側身体失認（非所属感），G2 = 半側空間無視，G3 = 左片麻痺

身体の無視（personal neglect）と融合させて症状を理解することには無理が生じてしまう．つまり，半側身体失認は少なくともその出現に身体無視は関係しないのではないだろうか．言い換えるなら，半側身体失認は身体の存在に気づかないのではなく，存在に気づきながらも自分自身のものであるという感覚を失った状態であると考えられる．

　最後に，Fotopoulou ら[24]の研究を紹介しておこう．半身パラフレニアを有する 2 人の症例に，ミラー条件で自身の麻痺肢についてたずねた．すると，直視する条件では自分の手とは認識できなかったが，鏡をとおしてみると自分の手であると認識できたという（**図 3-2-5**）．この現象について，自己所有感が一人称表現（felt）のまま残っており，それが第 3 者の視点（seen）からは修正されることを示しており，その原因を主観性と客観性の乖離と論じている．その上で，これに関与するネットワークこそが

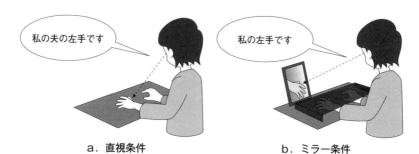

図 3-2-5 半身パラフレニアのミラー条件下での反応 (文献 24) より転載)

シルビウス裂を挟むネットワークであり，そこに後頭葉を含む他のネットワークが第 3 者の視点からの身体の認識に関与しているのだと述べている．そうだとすれば，この 2 つのネットワークはまさに USN の発現にも関与するものであり，2 つの症状が合併しやすいことを理解できるのではないだろうか．

以上のとおり，半側身体失認や身体パラフレニアは右半球損傷症例の左空間で生じる認知障害であることと，責任病巣が島皮質や前頭葉，頭頂葉を含む点で，USN が発現する条件と非常に酷似している．その一方で，半側身体失認や身体パラフレニアは左空間に存在する左上肢に気づいているのに対して，USN はその存在に気づかないという点で相異なっている．つまり，これら 2 つの症状はその病巣が非常に近いことにより合併することが多いものの，純粋なメカニズムはそれぞれ異なる独立した症状であるといえる．

● 文 献 ●

1) Gallagher S：Philosophical conceptions of the self：implications for cognitive science. *Trends Cogn Sci* **4**：14-21, 2000
2) Gerstmann J：Problem of imperception of disease and of impaired body territories with organic lesions. *Arch Neurol Psyciat* **48**：890-913, 1942
3) Critchley M：Personification of paralysed limbs in mehiplegics. *Br Med J* **2**：284-286, 1955
4) Critchley M：Misoplegia, or hated of hemiplegia. *Mt Sinai J Med* **41**：82-87, 1974
5) Feinberg TE, et al：Delusional misidentification. *Psychiatr Clin North Am* **28**：665-

683, 2005

6) 能登真一, 他：長期に持続した身体パラフレニア（somatoparaphrenia）の2症例. 神経心理学　14：188-196, 1998

7) Botvinick M：Probing the neural basis of body ownership. *Science*　305：782-783, 2004

8) Bertamini M, et al：The rubber hand illusion in a mirror. *Conscious Cogn*　20：1108-1119, 2011

9) Flögel M, et al：Application of the rubber hand illusion paradigm：comparison between upper and lower limbs. *Psychol Res*　80：298-306, 2016

10) Ehrsson HH, et al：That's my hand! Activity in premotor cortex reflects feeling of ownership of a limb. *Science*　305：875, 2004

11) Tsakiris M, et al：Neural signatures of body ownership：a sensory network for bodily self-consciousness. *Cereb Cortex*　17：2235-2244, 2007

12) Tsakiris M, et al：The role of the right temporo-parietal junction in maintaining a coherent sense of one's body. *Neuropsychologia*　46：3014-3018, 2008

13) Craig AD：How do you feel? Interoception：the sense of the physiological condition of the body. *Nat Rev Neurosci*　3：655-666, 2002

14) Craig AD：How do you feel—now? The anterior insula and human awareness. *Nat Rev Neurosci*　10：59-70, 2009

15) Farrer C, et al：Experiencing oneself vs another person as being the cause of an action：the neural correlate of the experience of agency. *Neuroimage*　15：596-603, 2002

16) Baier B, et al：Tight link between our sense of limb ownership and self—awareness of actions. *Stroke*　39：486-488, 2008

17) Feinberg TE, et al：The neuroanatomy of asomatognosia and somatoparaphrenia. *J Neurol Neurosurg Psyciatry*　81：276-281, 2010

18) Gandola M, et al：An anatomical account of somatoparaphrenia. *Cortex*　48：1165-1178, 2011

19) Romano D, et al：Arousal responses to noxious stimuli in somatoparaphrenia and anosognosia：clues to body awareness. *Brain*　137：1213-1223, 2014

20) Seeley WW, et al：Dissociable intrinsic connectivity networks for salience processing and executive control. *J Neurosci*　27：2349-2356, 2007

21) Ham T, et al：Cognitive control and the salience network：an investigation of error processing and effective connectivity. *J Neurosci*　33：7091-7098, 2013

22) Corbetta M, et al：Spatial neglect and attention networks. *Annu Rev Neurosci*　34：569-599, 2011

24) Jenkinson PM, et al：Body ownership and attention in the mirror：insights from somatoparaphrenia and the rubber hand illusion. *Neuropsychologia*　51：1453-1462, 2013

25) Fotopoulou A, et al：Mirror-view reverses somatoparaphrenia：dissociation between first- and third-person perspectives on body ownership. *Neuropsychologia*　49：3946-3955, 2011

第3節

Pusher現象と半側空間無視

はじめに

　半側空間無視（USN：Unilateral Spatial Neglect）の周辺症状であるPusher現象は，1985年にDaviesら[1]によって最初に報告された現象であり，リハビリテーションの実施において治療に難渋する症状の一つである．この現象は，座位または立位において非麻痺側上下肢を用いて麻痺側へ向かって押し，姿勢の正中位矯正に対して抵抗する現象とされている[1〜3]（**図3-3-1**）．また，麻痺側への傾倒に無頓着であることや非麻痺側方向へ移動した際の転倒恐怖感[4]を示すことも述べられている．従来は，USNや病態失認，全般性注意障害などの症状を含めてPusher syndrome（Pusher症候群）とされていたが[1]，これらの症状を伴わない例も存在することからPusher現象は独立した現象として知られている[3]．

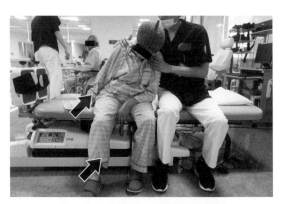

図3-3-1　Pusher現象の典型例
矢印は押す方向を示す

Pusher現象の発生頻度

　従来の疫学的調査では，Pusher現象の発生頻度は1.5〜63.0％とされており[5〜11]，報告によってバラツキがある．これは，Pusher現象の判定基準が臨床家の主観的判断であることや，Pusher現象の重症度を定量化するスケールの判定基準が報告によって異なることが理由と考えられている．この点についてBacciniら[12]は，発症から30日以内の初発の脳卒中症例，かつ上下肢の運動麻痺もしくはバランス障害を示した105名についてKarnathら[13]が開発したPusher評価スケール（SCP：Scale for Contraversive Pushing）を用いてPusher現象の有無を調査した．その結果，臨床家の判断では16.2％（17例）がPusher現象ありと判断された．その後，各判定基準に準じてDanellsら[10]のSCP各下位項目≧0の場合は62.0％（65例），Bacciniら[14]のSCPの各下位項目＞0の場合は18.1％（19例），Karnathら[13]のSCPの合計＞0の場合は10.4％（11例）がPusher現象ありとして判断され，SCPの各下位項目＞0の基準を用いることが最も臨床家の判断と一致したと報告した．また，Abeら[14]はBacciniらの基準を用いて急性期病院におけるPusher現象例の発生頻度に関して大規模な調査を実施した．その結果，脳卒中症例全体（1,660名）では9.4％（156例）にPusher現象を認め，下肢運動機能障害症例に限ると（1,099例）14.2％の出現率であったと報告した．さらに，Babyerら[15]はPusher現象の評価指標の一つであるBurke Lateropulsion Scale（BLS）を用いてPusher現象を判定したところ，165名にPusher現象を認め，全脳卒中症例（1,671例）では9.9％，脳幹損傷・小脳損傷・再入院の症例（1,273例）を除くと13.0％にPusher現象を認めたとしている（ただし，報告では実際の出現率については論文上には表記していない）．

　このように近年の報告を参考とすると，Pusher現象は脳卒中症例の約10〜20％に出現することから，臨床上遭遇しやすい症状と考えられる．

Pusher現象と半側空間無視の合併率

網本ら[17]は，USNを呈した右半球損傷例22名について，独自に開発したPusher評価チャートを用いてPusher現象の有無を検討したところ，約12例（54％）がPusher現象を合併していたと報告した．また後の研究で網本ら[5]は，リハビリテーションの依頼があった458例のうち，重篤な意識障害がみられたもの，運動麻痺が認められないもの，7日以内に転院したもの，外傷および脳腫瘍を除外した脳血管障害連続94例（右片麻痺例46例，左片麻痺48例）のうち左USN症例26例中12例（42.3％）と約半数にPusher現象を認めたことを報告した．このことからもPusher現象とUSNは，互いに独立する現象であるが重複しやすい病態といえる．

一方，Karnathら[18]は右半球損傷に伴うPusher現象例のうち15例中12例（80％）にUSNを認めた一方で，USNのないPusher現象〔15例中3例（20％）〕も存在したことを報告した．このように右半球損傷例においてはUSNのない純粋なPusher現象も存在することが示されている．

Pusher現象の病巣

USNの周辺症状の一つであるPusher現象の責任病巣を理解することは，リハビリテーションの介入前にPusher現象の出現を予測するためには重要である．なお，USNの責任病巣については，他項を参考されたい．ここでは，Pusher現象の責任病巣に関する研究を紹介する．

Karnathら[19]は，視床損傷に伴うPusher現象を認めた症例の脳画像をサブトラクション法と呼ばれる解析方法を用いて分析した．その結果，視床損傷では半球間の差はなく，Pusher現象ない例では視床の内側に病変が集中していたのに対し，Pusher現象のある例では視床後外側に病変が集中していることを報告した．Johansenら[20]は，Karnathら[19]と同様の手法を用いて視床病変以外の大脳半球損傷を呈した症例40例の責任病巣を半球間別に調査した．その結果，右半球損傷例において島皮質や中心後

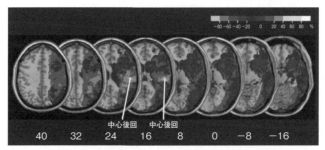

図 3-3-2　右大脳半球損傷に伴う Pusher 現象例の脳画像の重複領域
（文献 20) より転載；口絵 7 参照）

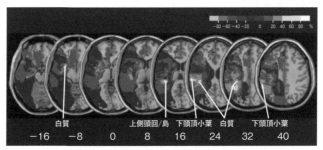

図 3-3-3　左大脳半球損傷に伴う Pusher 現象例の脳画像の重複領域
（文献 20) より改変転載；口絵 8 参照）

回，中心後回の皮質下に病変が集中し，Pusher 現象のない群との比較では中心後回の皮質下が抽出された（図 3-3-2）．一方，左半球損傷において Pusher 現象あり群では中心後回，下頭頂小葉，島皮質，中心後回の皮質下に病変が集中し，Pusher 現象のない群との比較では，下頭頂小葉，上側頭回，島皮質，中心後回や中心後回の皮質下が抽出された（図 3-3-3）．

Ticini ら[21]は，脳灌流画像を用いて視床病変と視床病変以外の損傷を伴う Pusher 現象例の画像解析を行った．その結果，視床病変では下頭頂小葉，中心前回，白質（上縦束），中側頭回，脳梁，下前頭回の血流低下が抽出された（図 3-3-4）．Baier ら[22]は，Voxel Lesion Mapping Analysis という手法を用いて Pusher 現象を右半球損傷と左半球損傷に分けて分析した．その結果，右半球損傷に伴う Pusher 現象では島皮質後部と上

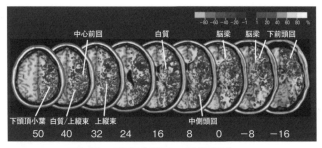

図 3-3-4　Pusher 現象例の脳血流低下の重複領域（文献 21）より改変転載；口絵 8 参照）

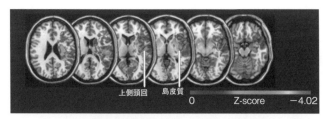

a．右大脳半球損傷に伴う Pusher 現象例

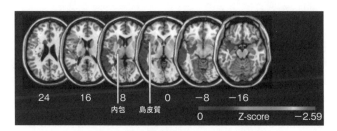

b．左大脳半球損傷に伴う Pusher 現象例

図 3-3-5　Pusher 現象例の脳損傷部位の重複領域（文献 22）より改変転載；口絵 8 参照）

側頭回が，左半球損傷に伴う Pusher 現象例では島皮質前部と内包後脚が抽出された．Pusher 現象の出現には従来の報告のように，島皮質後部や上側頭回など前庭系システムの関与があることを主張する一方で，左半球損傷例においては島皮質前部や運動線維の伝導路である内包後脚に病巣が集中していることを示した（図 3-3-5）．

表 3-3-1　脳画像研究における右半球損傷に伴う Pusher 現象例の臨床特性

著　者	サンプル数 （右半球損傷例）	発症からの 期間（日）	麻痺 （%）	感覚 （%）	無視 （%）
Karnath（2005）	9	6.2	100	89	67
Johannsen（2006）	11	5.7	91	73	100
Ticini（2009）	4	3.0	100	None	50
Bayer（2012）	16	不明	不明*	56%	不明*

　以上から，Pusher 現象の損傷領域として視床病変では視床後外側，視床病変以外では，島皮質や中心後回，下頭頂小葉，上側頭回，深部白質などの損傷によって惹起されることが示されている．一方，**表 3-3-1** に示すようにこれまでの解析では，全例が USN 合併例あるいは USN のない Pusher 現象例と USN のある Pusher 現象例を合わせて検討したものが多い．特に右半球損傷では，高率で USN を合併するため，USN の責任病巣と重複している可能性もある．すなわち，今後は USN のない「純粋な Pusher 現象例」の脳画像解析を行うことで，Pusher 現象の生起に関わる損傷領域が明らかとなると考えられる．

■ Pusher 現象の回復過程と半側空間無視の影響

　Babyer ら[23] は，Pusher 現象を呈した初発の脳卒中症例（169 名）を対象に，運動機能障害のみの群（one deficit 群），運動機能障害と感覚障害あるいは視野障害（半盲または USN）を呈した群（two deficits 群），運動機能障害と感覚障害，視野障害のすべてを呈した群（three deficits 群）の 3 群に分け，Pusher 現象の消失時期を検討した．その結果，one deficit 群に比べ two deficits 群，three deficits 群において有意に消失時期が遷延することが示された．また，半球間別に消失時期を検討したところ，右半球損傷において群間差があったとしている（**図 3-3-6**）．体性感覚機能と視空間認知機能のどちらの影響があるかは明らかではないが，姿勢定位に関わる機能が重複して障害されることで，Pusher 現象の回復に影響

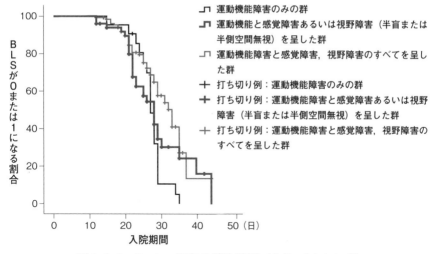

図 3-3-6　Pusher 現象の消失時期（文献 23）より転載）

を与える可能性が考えられる．また，Abe ら[15]は USN には言及していないが，右半球損傷に伴う Pusher 現象例では，左半球損傷と比較して Pusher 現象の消失時期が遷延することを示唆していることからも，姿勢定位に関わる右大脳半球の損傷が Pusher 現象の遷延に影響する可能性がある．

Babyar ら[16]は脳卒中患者症例 1,671 名のうち右半球損傷に伴う Pusher 現象例（73 名）と左半球損傷に伴う Pusher 現象例（52 名）に分けて退院時の Pusher 現象の有無に関わる因子について検討した．その結果，左半球損傷例では年齢や入院時の運動機能が，右半球損傷例では年齢や，下肢機能，認知機能が抽出された．一方，右半球損傷例において USN の重症度は Pusher 現象の消失に関わる因子ではないことが示された．

このように USN は，Pusher 現象の回復過程を遷延させる可能性がある一方で，退院時（最終的な到達時点）において Pusher 現象の消失には影響を及ぼさないのかもしれない．

Pusher 現象と半側空間無視の垂直性

1）主観的身体垂直に関する研究

Pusher 現象と USN 例の姿勢障害に関わる側面として，主観的垂直認知の異常の関与が報告されている．ここでは，Pusher 現象と USN に関連した主観的身体垂直（SPV：Subjective Postural Vertical）と主観的視覚垂直（SVV：Subjective Visual Vertical）の研究を紹介したい．

Karnath ら[13]は，発症早期の右半球損傷例において5名の Pusher 現象のある USN 例（Pusher＋USN 群）と5名の Pusher 現象のない USN 例（以下，コントロール群）の開眼時の SPV（以下，SPV-EO）と閉眼時の SPV（以下，SPV），SVV を比較した．SPV と SPV-EO の測定には，前額面を左右に傾斜可能なモーター式の座位装置を用いて，開眼または閉眼にて実際の垂直軸からの平均偏倚量（傾斜方向性：繰り返し測定した角度の平均値）を測定した．SVV は，暗室で壁に投影された光る視覚指標を垂直だと判断した時点で合図をして止める課題によって測定した．コントロール群の SPV-EO と SPV の傾斜方向性は，それぞれ 0.4°，0.3° と鉛直位に近い値であったのに対し，Pusher＋USN 群では SPV-EO は 0.9° と鉛直位に近いものの，SPV は非麻痺側へ約 18° 傾斜するという結果であった（図 3-3-7）．この結果から第2の重力知覚系（second graviceptive system）と呼ばれる重力認知システムの異常が SPV の非麻痺側偏倚に関与しているのではないかと論じた．開眼時と閉眼時における身体垂直の認知的な乖離によって押す現象が生じるのではないかと考察した．対象者は，全例 USN や感覚障害を合併していることから，これらの症状に関係なく Pusher 現象によって特異的に SPV が障害されることを推察している．

2）主観的視覚垂直に関する報告

Karnath ら[13]の報告では，USN 群と Pusher＋USN 群の SVV の傾斜方向性（繰り返し測定した値の平均値）は鉛直位に保たれていたと報告している．Karnath らと同じグループである Johannsen ら[24]は，Pusher 現象

第3節 Pusher現象と半側空間無視　145

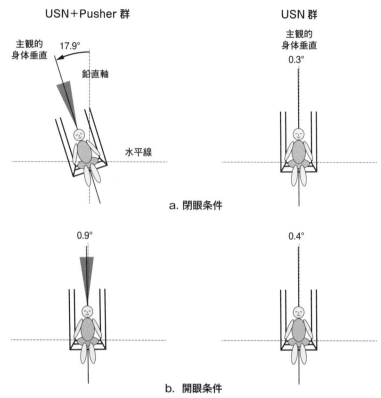

図 3-3-7　半側空間無視（USN）＋Pusher 群と USN 群の主観的身体垂直の結果
（文献 14）より改変転載）

対象者は正面を向いている図である．頭部・両下肢は固定されていない状態である．a は閉眼位，b は開眼位（実験室の構造物をみている状態）を示す．三角のアミかけ部分は垂直認知の標準偏差値，太線は平均値を示す

例のサンプル数が少ないことを指摘し，発症早期の Pusher 現象例 15 名〔以下，Pusher 群，発症から測定までの期間：13 日（中央値）〕を対象に SVV を測定し，脳損傷のない健常者（以下，コントロール群）と比較した．その結果，Pusher 群では−3.2±4.2°，コントロール群では−1.2±0.8°といずれも反時計回りに SVV が偏倚していたが，明らかな差はなかったとしている．また，15 名の Pusher 群を USN 合併例 11 名と USN 非合

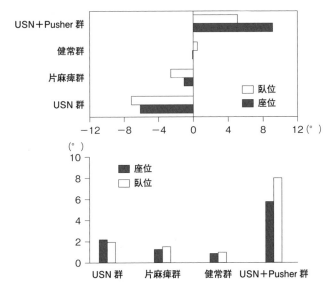

図 3-3-8　座位と臥位における主観的視覚・触覚垂直の結果
（文献 25) よりを改変転載）

併例 4 名に分けてサブ解析したところ，合併例では −2.6±5.4°，非合併例では −4.9±2.6° となり，その差はなかったとしている．このことにより，視覚的な垂直定位には Pusher 現象や USN による影響は受けないことを結論づけた．

一方，Saj ら[25]は徒手的に垂直位を定位する課題を用いて USN 例と USN に Pusher 現象を合併した症例の SVV（正確には主観的視覚・触覚垂直）の傾斜方向性と動揺性（繰り返し測定した際の標準偏差値）の差異を検討した．その結果，USN 例では麻痺側に偏倚し，USN 例に Pusher 現象を合併した例では，非麻痺側へ SVV の傾斜方向性が偏倚することを示した．測定方法は異なるものの，SVV は保たれているとする Karnath ら[13]や Johansen ら[24]の結果とは異なる点にも留意したい（図 3-3-8）．

3）垂直性に関する筆者らの研究

このように USN や Pusher 現象の垂直認知の特性については，一定の

見解が得られていない．また，これまでは USN 症例において Pusher 現象の有無で検討した報告は散見されるが，USN のない Pusher 現象例の垂直認知を評価した研究は少ない．そこで，われわれは右半球損傷に伴う Pusher 現象の垂直認知を USN の有無に分けて検討を行った．

対象は，当院に入院しリハビリテーションが処方された右半球損傷症例とした．Pusher 現象の評価には SCP を用いた．Pusher 現象の判定基準には，Baccini ら[12] の方法を参考に SCP の各下位項目>0 の場合を Pusher 現象陽性とした．また，USN の判定には Behavioral Inattention Test（BIT）通常検査を用い，BIT の合計≦131 を USN ありとした．前述の判定に基づき，USN も Pusher 現象もない群を non-PN 群，USN のみの群を N 群，Pusher 現象のみの群を P 群，USN と Pusher 現象のある群を PN 群に分類した．また，コントロール群として垂直認知に影響を及ぼすような骨関節疾患や神経学的な疾患のない健常高齢者 15 名を評価した．

垂直認知の測定に関して，SVV は筆者ら[26] の報告を参考にパソコンで測定可能なコンピュータソフトウェアを用いて測定した（**図 3-3-9**）．対象者は足底接地の座位とし，両側と後方を非伸縮性の枠で覆われた装置の上に足底非接地の座位となり体幹は固定した状態とした．測定は，2 台のパソコンを用い，対象者が注視するパソコンの画面に SVV を操作するもう一台のパソコンと同じ映像が表示されるよう USB ケーブルを用いてリンクさせた．また，パソコン画面の枠の垂直部分が垂直定位の手がかりとならないように画面に向けて円柱状の筒を設置した．視覚指標は目線の高さとし，対象者との距離を 50 cm とした．対象者はパソコン画面に設置された円柱状の筒をとおして視覚指標を注視した．検者は，視覚指標を 5°/秒の速さで水平位から時計回り，または反時計回りに垂直方向の軸に向かって回転させ，対象者が主観的に垂直だと判断した時点で止める課題とした．手順は ABBABAAB 法を用いて計 8 回施行した．

SPV は，筆者[26] や Fujino ら[27] の方法を参考に身体垂直測定機器（VB: Vertical Board）を用いて測定した．対象者は，体幹の側面と後面を非伸縮性の帆布で覆われ，台の底に半円状のレールを取り付けられた VB 上に

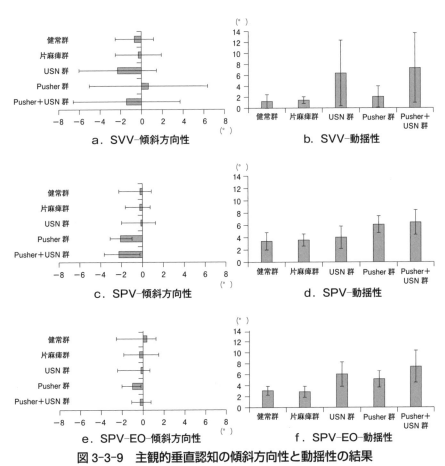

図 3-3-9　主観的垂直認知の傾斜方向性と動揺性の結果

SVV：主観的視覚垂直，SPV：閉眼位の主観的身体垂直，SPV-EO：開眼位の主観的身体垂直

　足底非接地の座位となった．検査肢位は体幹を固定し，両上肢を胸の前で組んだ状態とし，頭部と両下肢は非固定位とした．2名の検者が座面を左右に15°あるいは20°傾けた位置から約1.5°/秒の速さで垂直方向へ向かって回転させ，対象者が主観的に垂直だと判断した時点の座面の傾きをデジタル角度計から記録した．手順は，開始位置と角度が疑似ランダム（pseudo-random）となるようにABBABAAB法を用いて8回施行した．閉眼位

（SPV）と開眼位（SPV-EO）の2条件で実施した．角度は鉛直位を0°とし，時計回りの傾きをプラス，反時計回りの傾きをマイナスとした．データには8回の平均値と標準偏差値をそれぞれ算出した．

結果として，健常群は15例，片麻痺群は12例，USN群は10例，Pusher群は10例，Pusher＋USN群は11例であった．SVVの傾斜方向性は，同順に$-0.7\pm1.8°$，$-0.3\pm2.3°$，$-2.3\pm3.7°$，$1.5\pm5.7°$，$-1.4\pm5.1°$であり差はなかった．SVVの動揺性は，同順に1.2 ± 0.6，1.4 ± 0.6，6.4 ± 4.6，1.9 ± 0.5，7.6 ± 6.3であり，主効果を認め（$p<0.001$），Pusher群およびPusher＋USN群は，他の群よりも有意に高値を示した（$p<0.05$）．SPVの傾斜方向性は，同順に$-0.2\pm1.1°$，$-0.2\pm1.1°$，$-0.1\pm1.4°$，$-2.2\pm1.1°$，$-2.1\pm2.0°$であり，主効果を認め（$p<0.001$），Pusher群およびPusher＋USN群で有意に麻痺側へ偏倚していた（$p<0.05$）．SPVの動揺性は，同順に3.3 ± 1.4，3.6 ± 1.0，4.0 ± 1.8，6.3 ± 1.4，6.6 ± 2.0であり，主効果を認め，Pusher群およびPusher＋USN群は他の群よりも有意に高値を示した（$p<0.05$；**図3-3-9**）．

本研究結果からSVVの傾斜方向性については，USNやPusher現象による差は認められない一方で，動揺性に関してはUSNが関与することが示唆された．これは，外部座標を中心とした視覚的な垂直定位能力にUSNが影響を与えることを示唆するものと考えられる．また，Pusher現象のみの例では健常群と差はないことから，Pusher現象自体は視覚的な垂直判断に影響を与えない可能性が示唆される．SPV-EOについては，動揺性に関してはUSNとPusher現象の双方の影響を受ける可能性が考えられる．SPVはUSNの有無にかかわらず，SPVは麻痺側に偏倚し，かつ動揺性が高値を示したことから，USNは重力知覚に及ぼす影響は少なく，Pusher現象自体が身体の重力知覚に影響する可能性が示唆された．一方で，Pusher現象例においてSPVの傾斜方向性の大きさは，Karnathら[13]の報告と比較して小さく，Pusher現象例が押す要因については明らかとならなかった．これは，Karnathら[13]の研究と比較してPusher現象の重症度を示すSCPの合計が小さいことが偏倚量の大きさに影響した可

能性の一つとして考えられる．今後は，重症度を統制した検討も必要と考えられる．

● 文 献 ●

1) Davies PM：Steps to Follow-A Guide to the Treatment of Adult Hemiplegia. Springer-Verlag Berlin Heidelberg, Berlin, 1985

2) Karnath HO, et al：Prognosis of contraversive pushing. *J Neurol* **249**：1250-1253, 2002

3) Karnath, HO, et al：Understanding and treating "pusher syndrome". *Phys Ther* **83**：1119-1125, 2003

4) Paci M, et al：Fear of falling in stroke patients with pusher behavior. *It J Physiother* **1**：12-16, 2011

5) 網本　和，他：Pusher現象の評価とアプローチ（脳卒中：高次脳機能障害）．理学療法学 **23**：118-121, 1996

6) Bohannon RW：Ipsilateral pushing in stroke. *Arch Phys Med Rehabil* **77**：524-525, 1996

7) Pedersen PM, et al：Ipsilateral Pushing in Stroke：Incidence, Relation to Neuropsychological Symptoms, and Impact on Rehabilitation. The Copenhagen Stroke Study. *Arch Phys Med Rehabil* 77：25-28, 1996

8) Premoselli S, et al：Pusher syndrome in stroke：clinical, neuropsychological and neurophysiological investigation. *Eur Med Phys* **37**：143-151, 2001

9) Santos-Pontelli TE, et al：Contraversive pushing in non-stroke patients. *J Neurol* **251**：1324-1328, 2004

10) Danells CJ, et al：Poststroke "pushing"：natural history and relationship to motor and functional recovery. *Stroke* **35**：2873-2878, 2004

11) Lafosse C, et al：Contraversive pushing and inattention of the contralesional hemispace. *J Clin Exp Neuropsychol* **27**：460-484, 2005

12) Baccini M, et al：Scale for contraversive pushing：cutoff scores for diagnosing "pusher behavior" and construct validity. *Phys Ther* **88**：947-955, 2008

13) Karnath HO, et al：The origin of contraversive pushing：evidence for a second graviceptive system in humans. *Neurology* **55**：1298-304, 2000

14) Baccini M, et al：The scale for contraversive pushing：A reliability and validity study. *Neurorehabil Neural Repair* **20**：468-472, 2006

15) Abe H, et al：Prevalence and length of recovery of pusher syndrome based on cerebral hemispheric lesion side in patients with acute stroke. *Stroke* **43**：1654-1656, 2012

16) Babyar SR, et al：Case-Control Study of Impairments Associated with Recovery from "Pusher Syndrome" after Stroke：Logistic Regression Analyses. *J Stroke Cerebrovasc Dis* **26**：25-33, 2017

17) 網本　和．他：左半側空間無視例における「Pusher 現象」の重症度分析．理学療法学 21：29-33, 1994

18) Karnath HO, et al：The neural representation of postural control in humans. *Proc Natl Acad Sci USA* 5　**97**：13931-13936, 2000

19) Karnath HO, et al：Posterior thalamic hemorrhage induces "pusher syndrome". *Neurology* **64**：1014-1019, 2005

20) Johannsen L, et al："Pusher syndrome" following cortical lesions that spare the thalamus. *J Neurol*　**253**：455-463, 2006

21) Ticini LF, et al：Perfusion imaging in Pusher syndrome to investigate the neural substrates involved in controlling upright body position. *PLoS One*　**29**：4, 2009

22) Baier B, et al：Pusher syndrome：its cortical correlate. *J Neurol*　**259**：277-283, 2012

23) Babyar SR, et al：Time to recovery from lateropulsion dependent on key stroke deficits：a retrospective analysis. *Neurorehabil Neural Repair*　**29**：207-213, 2015

24) Johannsen L, et al：Subjective Visual Vertical (SVV) determined in a representative sample of 15 patients with pusher syndrome. *J Neurol*　**253**：1367-1369, 2006

25) Saj A, et al：The visual vertical in the pusher syndrome influence of hemispace and body position. *J Neurology*　**252**：885-891, 2005

26) Fukata, K, et al：The effects of aging on the subjective vertical in the frontal plane in healthy adults. *J Phys Ther Sci*　**29**：1950-1953, 2017

27) Fujino Y, et al：Test-retest reliability of the postural vertical in healthy participants. *Prog Rehabil Med*　**2**, 2017

第IV章
半側空間無視の治療アプローチ

第1節

半側空間無視の治療総論

■ 半側空間無視に対する治療の考え方

　右大脳半球の脳損傷後に生じる主要な高次脳機能障害は，半側空間無視（USN：Unilateral Spatial Neglect），病態失認，身体失認である．病態失認や身体失認は一過性の様相を呈するが，USN は慢性期においても残存することが少なくなく，リハビリテーションでは適切な評価と治療が重要となる．USN の発現機序は空間性注意の右方偏向であり，基本的な治療のコンセプトは無視空間に対する「気づき」を惹起させることにある．一方，USN は全般性注意，課題遂行の持続性，覚度（意識状態），代償的方略を利用する能力など，さまざまな要因の影響をうける．そのため，後述する USN そのものに対するアプローチとともに，空間性の要素（方向性と非方向性）と注意の構成要素（覚度，集中性，配分性，持続性）を考慮した視点が必要である．さらに自己・物体中心の無視，目標指向性注意・刺激誘発性注意の障害など，USN のタイプに応じた治療の選択が求められる．本稿では，これまで検証されてきた USN の治療について概観する．

■ 半側空間無視に対する治療

　USN のアプローチ方法は，意識的・無意識的なアプローチ方法による区分と，刺激・介入方法による区分に大別される．意識的・無意識的なアプローチによる分類は，意識的に無視空間に注意を向けさせるトップダウンアプローチと，無意識的な働きかけによるボトムアップアプローチがある[1]．刺激・介入方法による分類では，非特異的刺激，ボトムアップ刺激，

第1節　半側空間無視の治療総論　　*155*

表4-1-1　能動的トレーニング

項　目	方　法
・視覚走査（探索）トレーニング[3]	手がかりによる左方向への視覚的探索課題，紙上での抹消課題，迷路や地図，読書課題など
・体幹回旋[7,8]	体幹の左方向への回旋，探索訓練と体幹回旋の組み合わせなど
・四肢活性化[9] （limb activation treatment）	左空間での左上肢の運動（左半身への注意を持続させるために，声かけ，振動刺激，ブザー，ランプなどを使って左半身の使用を促す）

トップダウン刺激，覚度メカニズムの調節，代償メカニズムの調節がある[2]．一般的な治療として，日常生活活動（ADL：Activities of Daily Living）に直結する視覚走査（探索）トレーニング[3]や機能的アプローチ[4]があり，そのほかプリズムアダプテーション[5]，反復経頭蓋磁気刺激[6]といったさまざまな手段が提唱されている．以下に，USNに対する治療を紹介する．

1）能動的トレーニング

能動的トレーニングとは，**表4-1-1**に示すような手法があり，右から左空間への指標を追認し，かつ上肢をその指標に合わせて動かすという課題である．すなわち，無視空間への手がかりや目印の付与，意図的で適切な探索の指導・練習，視線・頭部・体幹などの向きを制御するなど，外部からの働きかけでUSN症状を改善し，それを繰り返すことで自発的に左空間への反応や認識を高めていく．意識的・無意識的なアプローチによる分類では，トップダウンアプローチが該当する．

2）ボトムアップ刺激

ボトムアップ刺激は，空間性注意の基盤となっている感覚入力と運動出力を介して空間性注意に働きかけるアプローチである．意識的に左方向へ向かせるのとは異なる無意識的な介入であり，残存している感覚または感覚-運動連関を介してアプローチする（**表4-1-2**）．なお，意識的・無意識的なアプローチによる分類では，ボトムアップアプローチにあたる．

表 4-1-2　ボトムアップ刺激

項　目	方　法
一側性感覚刺激	
・Galvanic Vestibular Stimulation[10]	両側乳様突起から微弱な直流電流を通電して前庭器官を刺激
・左後頸部筋振動刺激[11]	左頸部筋へ振動刺激を与え，運動覚醒錯覚を誘発
・経皮的電気刺激[12]	左頸部筋への低強度の経皮的電気刺激
・視運動性刺激[13]（optokinetic stimulation）	左方向に動く背景を使用し，無視空間への眼振を誘発
・カロリック刺激[14]	左外耳から冷水を注水して前庭器官を刺激
プリズム適応療法[5]	右方向に偏倚するプリズム眼鏡を装着してのリーチ課題
ロッドアダプテーション[15]	指標に対してロッドを左側にずらし，指標よりも左に位置するロッドへのリーチ課題
バーチャルリアリティー[16]	ヘッドマウントディスプレイなどを利用して左空間への認識を促通

表 4-1-3　トップダウン刺激

	方　法
反復経頭蓋磁気刺激[6] (rTMS：Repetitive Transcranial Magnetic Stimulation)	高頻度（5 Hz 以上）もしくは低頻度（1 Hz 以下）での反復経頭蓋磁気刺激
経頭蓋直流電気刺激[17] (tDCS：Transcranial Direct Current Stimulation)	1〜2 mA の微弱な直流電流による通電
間欠的シータバースト刺激[18] (iTBS：Intermittent Theta Burst Stimulation)	50 Hz の 3 連発刺激を 5 Hz で与えるシータバースト刺激を 2 秒間行い，8 秒間休止する方法
持続的シータバースト刺激[19] (cTBS：Continuous Theta Burst Stimulation)	50 Hz の 3 連発刺激を 5 Hz で与えるシータバースト刺激を連続的に行う方法

3) トップダウン刺激

　トップダウン刺激とは，脳機能そのものに刺激を与える方法であり，非侵襲的脳刺激（NIBS：Non-Invasive Brain Stimulation）を適用したものが該当する（**表 4-1-3**）．USN は，脳内の神経ネットワーク障害や左右半球の脱抑制が生じており，NIBS は神経ネットワークの活性化あるいは半球間抑制の不均衡の是正により，症状を改善させようとするアプローチである．

4) 機能的アプローチ

機能的アプローチは，ADL における重要度の高い課題を反復することにより，課題とする動作の自立度を高めるものである．空間性注意の障害に対する直接的なアプローチではないが，反復練習や言語的な課題の手順・方法の代償により，課題特異的な学習効果が期待できる．

半側空間無視の治療効果

1) エビデンス

脳卒中治療ガイドライン 2015[20] では，「視覚探索訓練，無視空間への手がかりの提示，プリズムアダプテーションによる治療などが勧められる（グレード B）」とされる．また，カナダのガイドライン Evidence - Based Review of Stroke Rehabilitation 17th Edition[21] では，前述の手法のほか，四肢活性化，左後頸部筋への振動刺激，経皮的電気刺激（TENS：Transcutaneous Electical Nerve Stimulation），カロリック刺激，アイパッチなどの有効性が議論されている．

Azouvi らは，USN への治療の有効性に関するエビデンスを精査するため，USN 1,027 例を含む 37 編の無作為化比較試験の結果を分析し，さらに最近のレビュー論文やメタアナリシスを調査している[22]．この報告では，USN の治療はボトムアップアプローチとトップダウンアプローチ（各 12 編），半球間相互補完アプローチ（1 編），複合的アプローチ（12 編）に分けられ（表 4-1-4），いくつかの有効な報告があるものの，依然として方法論の質やサンプルサイズの制限があるとしている．また，USN そのものの評価には疾患特異的な机上検査を用いているが，ADL の指標は Functional Independence Measure（FIM）など USN に特異的ではない評価を用いており，実生活への治療効果が議論できない要因になっていることを問題視している．また，レビュー論文とメタアナリシスを要約し（表 4-1-5），結論として現状では USN に対するさまざまな治療のエビデンスレベルは低いこと，プリズムアダプテーション，バーチャルリアリ

158　第Ⅳ章　半側空間無視の治療アプローチ

表 4-1-4　無作為化比較試験のまとめ

アプローチ方法	方　　法	機能予後の指標
トップダウンアプローチ（12 編；n＝320）	主に視覚走査（探索）トレーニングほか，フィードバック課題や視運動イメージセラピーなど	BIT，FIM，模写課題など
ボトムアップアプローチ（12 編；n＝326）	主にプリズムアダプテーションほか，視運動性刺激やアイパッチなど	BIT，CBS，リーディング課題，FIM，BI など
半球間相互補完アプローチ（1 編；n＝27）	低頻度 rTMS と高頻度 rTMS	CBS
複合的アプローチ（12 編；n＝354）	主に視覚走査（探索）トレーニング＋頸部振動刺激・TENS・アイパッチなどの組み合わせ	BIT，CBS，FIM，BI など

rTMS：反復経頭蓋磁気刺激，TENS：経皮的電気刺激，BIT：Behavioral Inattention Tests，FIM：Functional Independence Measure，CBS：Catherine Bergego Scale，BI：Barthel Index

ティ，NIBS などの新たな治療は，より大規模なサンプルでの検証が必要であること，そして現時点において各種の治療法を比較して特定の治療法を推奨することは困難であることを述べている[22]．

2）タイプ別の治療効果

　本章の「第 3 節 ボトムアップアプローチ」で後述するようにプリズムアダプテーションは簡便であり，机上検査の改善だけでなく，日常生活上のさまざまな動作へ般化する．また，プリズムアダプテーションと回復期の集中的リハビリテーションの併用で，より高い治療効果が得られると報告されている[23]．大がかりな装置は不要であり，比較的少ない回数の治療で効果が長く持続し，臨床応用可能な方法である．

　一方，プリズムアダプテーションは頭頂葉が関わる自己中心空間の無視の改善には効果的だが，側頭葉が関与する物体中心空間の無視には効果がないことが指摘されており[24,25]，病巣や USN の特徴に応じて治療戦略を検討する必要がある．そこで，視覚情報を操作するより身近な方法としてはアイパッチ（目隠し）があり，メガネの左右どちらか半分を紙などで覆うアイパッチの効果が検証されている．アイパッチの効果に関しては賛否があるものの，目標指向性注意と刺激誘発性注意のどちらが障害されてい

表4-1-5　レビュー論文とメタアナリシスのまとめ

著者	報告されている内容
Luauté J, et al[27,28)]	・視覚走査（探索）トレーニング，体幹回旋と組み合わせた探索課題，振動刺激と組み合わせた探索課題，メンタルイメージ，ビデオフィードバックトレーニングとプリズムアダプテーションの6手法が中期的（4〜6週間）に効果がある ・rTMS，バーチャルリアリティ，アイパッチ，持続性注意トレーニング，ドーパミン作動性およびノルアドレナリン作動性作動薬などは，データが不十分なため，それらの効果について結論づけることができない
Bowen A, et al[29,30,31)]	・23件の無作為化比較試験のほとんどが研究方法論の質が低い ・半側空間無視（USN）による能力障害の軽減あるいは機能的自立度の改善に対する認知的リハビリテーションの効果はエビデンスが不十分である ・メタアナリシスで扱った研究論文から得られた根拠に基づいてリハビリテーションアプローチを支持または反論することができない ・しかし，認知リハビリテーションがUSNの評価に即時的な効果があるかもしれないという，非常に限定的な根拠はあり，そのことは今後の臨床試験を後押しするものである
Yang NY, et al[32)]	・12件の無作為化比較試験のすべてが盲検化の手続きに限界があり，サンプル数が少ないため統計的検出力が低い ・プリズムアダプテーションが最も効果的な治療であった
Lisa LP, et al[33)]	・TENS，視運動性刺激，ミラーセラピー，バーチャルリアリティが最も効果的であった
Kerkhoff G, et al[34)]	・CBS以外には，ADLに対するUSNの影響を特異的に評価するツールはほとんどない ・BIやFIMは多様に判定され，運動障害の影響を強く受ける ・治療効果は治療の強度（セッションの期間と数）に左右されるが，その効果がADLに反映されるために必要な強度と治療期間の最良の組み合わせを客観的に評価しようとする研究はない ・大切なことは，特定の症例にみあった最適な治療の組み合わせを検証することである
Fasotti L, et al[35)]	・NIBS，薬理学的治療，プリズムアダプテーション，バーチャルリアリティの結果を分析し，これらの治療は有効であると結論づけた ・ほとんどの研究で長期的効果を検証していないこと，病態失認や片麻痺などの症候を考慮していないこと，サンプルサイズが小さいこと，対照課題がしばしば設定されていないことなど，研究の制限があり，慎重に結果を解釈すべきである ・Kerkhoffらと同様，最適な治療の組み合わせを明らかにすることの重要性を強調している
Riestra AR, et al[36)]	・治療の有効性の欠如は，目標指向性注意と刺激誘発性注意の障害特性を区別せずに治療していることが要因になっている可能性を指摘している ・高いエビデンスをもつ視覚走査（探索）トレーニング，四肢活性化，一般的な知覚トレーニングを推奨する ・プリズムアダプテーションは有望な手法だが，治療効果についてはより検証される必要がある
Barrett AM, et al[37)]	・空間認知リハビリテーションと，運動スキルの回復を促進するための伝統的な運動リハビリテーションの組み合わせが重要である
Gillen G, et al[38)]	・23論文をレビューした結果，視覚走査（探索）トレーニングが高いエビデンスを示した ・ADLにおけるプリズムアダプテーションとアイパッチの効果に関するエビデンスは賛否があった ・不十分な研究数とサンプルサイズなど方法論的問題のため，ミラーセラピー，振動刺激，家族参加，運動活性化，空間的手がかりのエビデンスレベルは低かった

rTMS：反復経頭蓋磁気刺激療法，TENS：経皮的電気刺激，CBS：Catherine Bergego Scale，BI：Barthel Index，FIM：Functional Independence Measure，NIBS：非侵襲的脳刺激

るかを脳画像や各種検査から分析し，無視あるいは非無視空間に対して視覚（注意）の情報量を調整することによって USN が改善するという報告もある[25]．

まとめ

　USN に対するさまざまな治療方法が開発・検証されているが，いまだエビデンスの確立した治療はない．そのため，脳画像所見や机上検査，日常生活場面における障害特性の観察から病態解釈を行い，病態に応じた治療方法を適切に選択すべきである．また，損傷部位による USN のサブタイプや個々人のばらつきを考慮しつつ，さまざまな治療法を組み合わせることにより，効率的な回復を促す必要がある．

文　献

1) 石合純夫：USN へのアプローチ．高次脳機能研　**28**：247-256, 2008
2) Robertson IH, et al：Rehabilitation of brain damage：brain plasticity and principles of guided recovery. *Psychol Bull*　**125**：544-575, 1999
3) Weinberg J, et al：Visual scanning training effect on reading-related tasks in acquired right brain damage. *Arch Phys Med Rehabil*　**58**：479-486, 1977
4) Edmans JA, et al：A comparison of two approaches in the treatment of perceptual problems after stroke. *Clin Rehabil*　**14**：230-243, 2000
5) Rossetti Y, et al：Prism adaptation to a rightward optical deviation rehabilitates left hemispatial neglect. *Nature*　**395**：166-169, 1998
6) Oliveri M, et al：rTMS of the unaffected hemisphere transiently reduces contralesional visuospatial hemineglect. *Neurology*　**57**：1338-1340, 2001
7) 杉本　諭，他：体幹回旋により見かけ上の右無視（左偏位）を示した左半側無視の 1 例—線分 2 等分での検討．失語症研究　**15**：209-214, 1995
8) Wiart L, et al：Unilateral neglect syndrome rehabilitation by trunk rotation and scanning training. *Arch Phys Med Rehabil*　**78**：424-429, 1997
9) Robertson IH, et al：Spatio-motor cueing in unilateral left neglect：the role of hemispace, hand and motor activation. *Neuropsychologia*　**30**：553-563, 1992
10) Wilkinson D, et al：Galvanic vestibular stimulation in hemi-spatial neglect. *Front Integr Neurosci*　**8**：4, 2014
11) Schindler I, et al：Neck muscle vibration induces lasting recovery in spatial neglect. *J*

Neurol Neurosurg Psychiatry **73**：412-419, 2002

12) 網本　和：半側無視治療における電気刺激療法．理学療法　**14**：554-558, 1997

13) Pizzamiglio L, et al：Antonucci G：Effect of optokinetic stimulation in patients with visual neglect. *Cortex* **26**：535-540, 1990

14) Rubens AB：Caloric stimulation and unilateral visual neglect. *Neurology* **35**：1019-1024, 1985

15) 網本　和：高次神経機能障害の理学療法─評価と治療アプローチ．理学療法科学　**22**：13-18, 2007

16) Katz N, et al：Interactive virtual environment training for safe street crossing of right hemisphere stroke patients with unilateral spatial neglect. *Disabil Rehabil* **27**：1235-1243, 2005

17) Sparing R, et al：Bidirectional alterations of interhemispheric parietal balance by non-invasive cortical stimulation. *Brain* **132**：3011-3020, 2009

18) Rossi S, et al：Safety of TMS Consensus Group：Safety, ethical considerations, and application guidelines for the use of transcranial magnetic stimulation in clinical practice and research. *Clin Neurophysiol* **120**：2008-2039, 2009

19) Cazzoli D, et al：Theta burst stimulation reduces disability during the activities of daily living in spatial neglect. *Brain* **135**：3426-3439, 2012

20) 日本脳卒中学会脳卒中ガイドライン委員会（編）：脳卒中治療ガイドライン 2015．協和企画，2015

21) Teasell R, et al：Evidence-based review of stroke rehabilitation, 17th ed. Ontario, *Canadian Partnership for Stroke Recovery*, 2015

22) Azouvi P, et al：Rehabilitation of unilateral neglect：Evidence-based medicine. *Ann Phys Rehabil Med* **60**：191-197, 2017

23) Mizuno K, et al：Prism adaptation therapy enhances rehabilitation of stroke patients with unilateral spatial neglect：a randomized, controlled trial. *Neurorehabil Neural Repair* **25**：711-720,2011

24) Galati G, et al：The neural basis of egocentric and allocentric coding of space in humans：a functional magnetic resonance study. *Exp Brain Res* **133**：156-164, 2000

25) Gossmann A, et al：Prism adaptation improves ego-centered but not allocentric neglect in early rehabilitation patients. *Neurorehabil Neural Repair* **27**：534-541, 2013

26) Sugimoto S, et al：Neglected-Field Eye Patching Improves Visual Inattention in Hemispatial Neglect：A Case Study. *Progress in Rehabilitation Medicine* **2**：1-7, 2017

27) Luaute J, et al：Visuo-spatial neglect：a systematic review of current interventions and their effectiveness. *Neurosci Biobehav Rev* **30**：961-982, 2006

28) Luaute J, et al：Prism adaptation first among equals in alleviating left neglect：a review. *Restor Neurol Neurosci* **24**：409-418, 2006

29) Bowen A, et al：Cognitive rehabilitation for spatial neglect following stroke. *Cochrane Database Syst Rev* CD003586, 2002

30) Bowen A, et al：Cognitive rehabilitation for spatial neglect following stroke. *Cochrane*

162　第Ⅳ章　半側空間無視の治療アプローチ

Database Syst Rev CD003586, 2007
31) Bowen A, et al : Cognitive rehabilitation for spatial neglect following stroke. *Cochrane Database Syst Rev* CD003586, 2013
32) Yang NY, et al : Rehabilitation interventions for unilateral neglect after stroke : a systematic review from 1997 through 2012. *Front Hum Neurosci* **7** : 187, 2013
33) Lisa LP, et al : The effectiveness of different treatment modalities for the rehabilitation of unilateral neglect in stroke patients : a systematic review. *Neurorehabilitation* **33** : 611-620, 2013
34) Kerkhoff G, et al : Rehabilitation of neglect : an update. *J Rehabil Med* **50** : 1072-1079, 2012
35) Fasotti L, et al : Novel insights in the rehabilitation of neglect. *Front Hum Neurosci* **7** : 780, 2013
36) Riestra AR, et al : Rehabilitation of spatial neglect. *Handb Clin Neurol* **110** : 347-355, 2013
37) Barrett AM, et al : Spatial cognitive rehabilitation and motor recovery after stroke. *Curr Opin Neurol* **27** : 653-658, 2014
38) Gillen G, et al : Effectiveness of interventions to improve occupational performance of people with cognitive impairments after stroke : an evidence-based review. *Am J Occup Ther* **69** : 1-9, 2015

第2節

トップダウンアプローチ

1 非侵襲的脳刺激アプローチ 経頭蓋磁気刺激(rTMS)・経頭蓋直流電気刺激(tDCS)

■ 半側空間無視に対する脳刺激アプローチ

1）半側空間無視に対する非侵襲的脳刺激（NIBS）アプローチ

半側空間無視（USN：Unilateral Spatial Neglect）に対する治療アプローチは，視覚性注意のメカニズムに基づき，トップダウン方式およびボトムアップ方式アプローチといった分類[1]や非特異的刺激，ボトムアップ刺激，トップダウン刺激，覚度メカニズムの調節，代償メカニズムの調節といった分類がされている[2]．さらに近年では，経頭蓋磁気刺激（rTMS：Repetitive Transcranial Magnetic Stimulation；**図4-2-1**）や経頭蓋直流電気刺激（tDCS：Transcranial Direct Current Stimulation；**図4-2-2**）といった非侵襲的脳刺激（NIBS：Non-invasive Brain Stimulation）が脳卒中後リハビリテーションの戦略の一つとして，研究が進んでおり，脳刺激アプローチとしてUSNに対する適用も試みられている．NIBSは，刺激の方法によって刺激部位である脳皮質の活動の促通や抑制が可能となる[2,3]．これらの機序を用いて，脳卒中後の障害改善を図る戦略をとっている．ここではUSNに対するアプローチの中で，このNIBSによるものを紹介する．

2）半側空間無視の病態背景と非侵襲的脳刺激の適用

USNは脳の広範なネットワーク，特に右半球優位の腹側（右側）およ

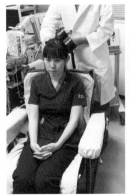
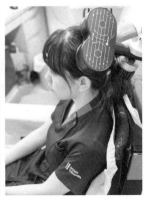

図 4-2-1　経頭蓋磁気刺激（rTMS）・シーターバースト刺激（TBS）の実施場面

8 の字コイルを使用し，MRI より頭頂葉（後部頭頂葉・角回）の位置を同定後，アームで固定して刺激を実施する．なお，刺激機器は Magstim（Magventure 製）を使用している

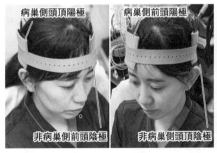
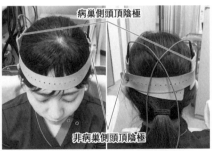

a．single anodal （片側陽極）tDCS　　b．single Cathodal （片側陰極）tDCS　　c．bilateral（両側）tDCS

図 4-2-2　経頭蓋直流電気刺激（tDCS）の実施場面

生理食塩水に浸したフェルトパッドを頭頂葉領域（10-20 システムにおける P3・P4，もしくは MRI より同定）に貼付し，バンドで固定して直流電気刺激を行う．a は右（病巣）半球の陽極（促通）刺激，b は左（非病巣）半球の陰極（抑制）刺激を行う（single tDCS）．c は右半球の陽極刺激と左半球の陰極刺激を同時に行っている（bilateral tDCS）．なお，機器は DC-stimulator（neuroConn 社製）を使用している

び背側（両側）の前頭-頭頂ネットワーク（frontoparietal network）の傷害により生じると考えられ，特に白質病変によるネットワークの離断（disconnection）が重要とされている[4〜9]．さらに，大脳は左右半球間におけ

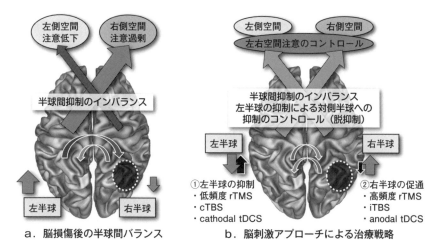

図 4-2-3　半球間インバランスの惹起と脳刺激アプローチによる治療戦略

a：右半球病巣により右半球活動の低下および対側への抑制が減少し，対側半球の過剰活動が生じる．これにより右側への注意過剰および左側への注意の低下が生じる

b：低下した病巣半球への促通刺激，もしくは脱抑制により過活動となっている左半球の抑制刺激を行う．あるいは両刺激を同時に行う．これにより半球間バランスのコントロールを行う．rTMS：経頭蓋磁気刺激，cTBS：Continuous Theta Burst Stimulation，tDC：経頭蓋直流電気刺激

る抑制を行っており，これによって，例えば右半球頭頂葉の損傷によって，障害された部位の活動低下のみではなく，反対側同部位（頭頂葉，もしくは左半球頭頂葉）に脱抑制が生じる[3,10]．これらにより，左半側空間の無視，右半側空間のみへの注意指向といった USN の病態が出現すると考えられている[11,12]．

すなわち，右半球損傷後に左 USN の回復には，右半球の活動改善のみではなく，左半球の活動減少も関係していると考えられ，症状の改善には前頭-頭頂を含んだネットワークの再活性（病巣側）とともに左右半球間のバランスの再調整（両側）が必要であると報告されている[13,14]．このような背景に基づき，刺激部位の促通や抑制が可能となる NIBS の適用が試みられている（**図 4-2-3**）．

半側空間無視に対する非侵襲的脳刺激の方法と効果

1）経頭蓋磁気刺激

a. 経頭蓋磁気刺激の方法

rTMS（図4-2-1）は従来，単発の磁気刺激による神経伝導検査などに用いられてきたが，この刺激を反復して行うことによって，皮質活動のモジュレーション（変調）が可能となる．また，rTMSはその刺激頻度（周波数）によって効果が異なり，高頻度（5 Hz以上）の刺激では脳活動の促通，低頻度の刺激（1 Hz以下）では抑制をもたらすと報告されている（conventional rTMS）．近年では，高頻度の連発刺激（バースト波）を利用し，短時間で皮質活動性の変化が得られる Intermittent Theta Burst Stimulation（iTBS）や Continuous Theta Burst Stimulation（cTBS）が紹介され，刺激効果に関する報告も多くみられる（patterned rTMS；図4-2-4）[15,16]．

b. conventional 経頭蓋磁気刺激（rTMS）の効果

低頻度（1 Hz以下）あるいは高頻度（5 Hz）以上の反復刺激を用いたrTMS（conventional rTMS）で主に頭頂葉刺激を行い，USN症状に対する治療効果を検証した報告は，比較的早期から多くみられる．Oliveriら[3,17]は，急性期から慢性期の脳卒中後症例の非病巣側半球頭頂葉に対し，低頻度rTMSを実施してベースラインおよび偽刺激条件と比べ，本刺激実施中に線分二等分試験の成績が良好であったことを報告した．Brighinaら[18]およびShindoら[19]は，慢性期脳卒中後症例の非病巣側頭頂葉に対し，低頻度rTMSを複数回6〜7セッション（14日）実施し，線分二等分試験や描画試験などの課題において改善を示し，治療後の効果の持続（15日後，6週後も効果が維持）されたことを報告した．Kochら[20]は運動誘発電位（MEP：Motor Evoked Potential）の測定を行い，非病巣側頭頂から運動野にかけての興奮性とUSNの病態やrTMSの効果との関連について調査を行った．その結果，右半球損傷USNでは，右半球損傷USNのない症例や健常高齢者に比べ，非病巣側頭頂から運動野にかけての興奮性が高い

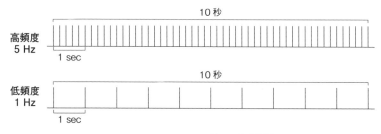

a. conventional rTMS

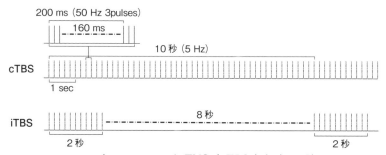

b. patterned rTMS (cTBS および iTBS)

図 4-2-4　経頭蓋磁気刺激（rTMS）による促通・抑制
a：高頻度（>5 Hz）rTMS は促通，低頻度（<1 Hz）rTMS は抑制を行う
b：cTBS（continuous TBS）は抑制，iTBS（intermittent TBS）は促通を行う

状態にあり，USN の検査の結果とも相関がみられたこと，低頻度 rTMS 実施後に検査結果の改善と興奮性の減少がみられたことを指摘した．

　さらに近年では，さまざまな刺激方法や他療法との組み合わせにより，症状に与える効果に関する検証がされている．Lim ら[21]は，rTMS を作業療法の直前に行い，作業療法のみを実施した群との比較を行っている．その結果，線分二等分試験では rTMS を付加した群で左側に配置された線分においてのみ，また線分抹消試験では通常の作業療法を実施した群で右側に配置された部分において，他群に比べて改善度が大きかったことを報告した．Kim ら[22]は，低頻度 rTMS と高頻度 rTMS の効果を比較し，急性期脳卒中後症例を対象に対照群との比較によって検証している．その結果，刺激群で対照群に比べて机上検査結果，日常生活自立度の改善が大

きかったが，線分二等分試験の結果からは高頻度 rTMS 群においてのみ
対照群に比べて改善が大きかったことから，高頻度 rTMS の有用性を示
唆している.

Agosta ら[23] は，6 名の慢性期脳卒中症例を対象に病巣対側頭頂葉に対
して低頻度 rTMS を実施し，PC 画面上での注意的追跡課題において病巣
対側空間における注意・追跡課題が改善したことを報告している. Cha
ら[24] は，30 名の脳卒中症例を対象に週5回4週間の標準的リハビリテー
ションと rTMS を実施した. その結果，線分二等分，線分抹消，Box and
Block Test（BBT），握力の評価を行い，各評価において rTMS 実施群が
偽刺激実施群に比べて改善がみられたこと，特に線分抹消および BBT に
おいてエフェクトサイズ（効果量）が大きかったことを示している.

c. Continuous Theta Burst Stimulation（cTBS）の効果

Nyffeler ら[25] は症例 11 名の非病巣側半球頭頂葉に対し，2 および4セッ
ションの cTBS 刺激を行い，その結果，視覚探索課題の改善を認め，2
セッション群では8時間，4セッション群では 32 時間の後続効果がみら
れたと報告している. Koch ら[26] は2週間 10 セッションの cTBS を非病
巣半球頭頂葉に対して行い，Behavioural Inattention Test（BIT）の結果
に改善がみられ，rTMS に関する研究同様，MEP においても非病巣側に
過剰な興奮性の減少がみられたことを示した. Cazzolli ら[27] は，亜急性期
の脳卒中後症例に対する cTBS の効果を机上検査とともに，日常生活上で
の無視症状の評価も加え，ダブルブラインド対照比較試験にて検証してい
る. その報告では，24 名の脳卒中後 USN 症例に対し，cTBS を2日連続
で1日4回，それを2クール実施し，その群において机上検査および日常
生活での無視症状の改善がみられ，3週間後も持続していたと述べている.

近年では，cTBS の刺激によって生じる脳活動の変化についての検証が
行われている. Fu ら[28] は 20 名の入院中の脳卒中症例を対象に非病巣半
球頭頂葉に対して cTBS 刺激を2週間実施し，治療後および4週間のフォ
ローアップ期間後に星印抹消試験や線分二等分試験の結果が偽刺激を行っ
た群に比べて良好な改善を示したことを報告した. さらに，cTBS 実施群

ではコントロール群に比べ，右側頭頭頂接合部と島前部との間および上側頭回と右島前部との間のコネクティビティー（connectivity；結合性）が低値であったとし，非病巣側頭頂葉への刺激が病巣側の腹側注意ネットワークに影響を及ぼし，無視症状の改善に寄与したのではないかと示唆している[29]．また，Caoら[30]は左背外側前頭前野に対してiTBSを10日間実施し，コントロール群に比べて，星印抹消試験，線分二等分試験などの結果の改善が大きかったこと，また安静時における右側の注意ネットワークにおける活動の減少が大きかったことを示している．

2）経頭蓋直流電気刺激

a．経頭蓋直流電気刺激の方法

tDCSは，頭皮上に陽極・陰極の電極を貼付し（図4-2-2），1~2 mAといった微弱な直流電流を通電することで，脳皮質神経細胞の膜内外電位を変化させ，それにより神経細胞の興奮性に影響を及ぼすことが報告されている．また，陽極直下では静止膜電位を増大させ，脱分極を起こしやすい状態として神経細胞活動の促進を，陰極直下では膜電位を低下させて過分極させることで神経細胞活動を抑制することが報告されており[31]，この機序を利用して治療適用が試みられている．

b．経頭蓋直流電気刺激の効果

Koら[32]は，15名の亜急性期脳卒中後症例を対象に両側頭頂葉（病巣側陽極，非病巣側陰極）に2.0 mAの電流で20分間の刺激を行ったところ，偽刺激条件と比べて本刺激条件では抹消試験および線分二等分試験において改善がみられたことを報告した．また，Sparlingら[33]は10名の脳卒中後症例を対象に，後部頭頂皮質（PPC：Posterior Parietal Cortex）へのtDCSの効果について検証した．①陽極-非病巣側，②陰極-非病巣側，③陽極-病巣側，④プラセボの4条件を設定して比較した結果，陽極-病巣側刺激，陰極-非病巣側刺激の2条件で線分二等分試験の成績改善がみられたと述べている．同時に，コンピュータを用いた刺激応答課題では改善がみられなかったことも示している．Shunwooら[34]は，①陽極-病巣側・

陰極-非病巣側に同時刺激（dual 条件），②陽極-病巣側刺激（single 条件），③プラセボの 3 条件での比較を行い，dual 条件において机上検査（線分二等分試験，記号抹消試験）の改善が最も得られたと報告している．これらのように，tDCS は機器の特性から病巣側促通，非病巣側抑制，両側同時刺激など条件の比較が行われている．同時に，即時効果について示されている一方で，各条件における刺激の効果の持続性や日常生活への持ち越し効果については明らかになっておらず，さらなる検討が必要である[13]．

　さらに，tDCS と他療法の併用の効果や対象となる無視症状のタイプなどに関する検討がなされている．Brem ら[35] は，亜急性期脳卒中後症例 1 例に対して USN トレーニング（視覚走査，サッケードトレーニング）と両側 PPC 刺激との組み合わせの効果について，認知トレーニングのみの週，偽刺激とトレーニング併用の週との比較によって検証している．その結果，USN の認知トレーニングと両側 PPC 刺激の組み合わせによって机上検査，コンピュータを使用した検査において改善がみられたことを報告した．Làdavas ら[36] は，プリズムアダプテーション（PA：Prism Adaptation）と tDCS（陽極刺激・陰極刺激・偽刺激の 3 条件）の組み合わせの効果について検討し，机上検査の改善に与える効果は PA と陽極刺激を組み合わせた条件で最も大きかったと報告している．Turgut ら[37] は，32 名の亜急性期脳卒中症例を対象に検証を行い，視運動課題と tDCS の組み合わせにより，視運動課題や机上課題について改善がみられたことを示しており，さらに他者・物体中心無視に比べて自己中心無視に対して効果がみられるのではないかと述べている．

■ 慢性期の半側空間無視症例への経頭蓋直流電気刺激の適用―長期フォローアップの効果[38]

　脳梗塞後，左上下肢麻痺および左 USN を呈し，急性期および回復期での加療・リハビリテーション終了後，自宅退院をした症例に対し，外来フォロー期間中，tDCS を使用して USN 症状の改善効果に関する検証と

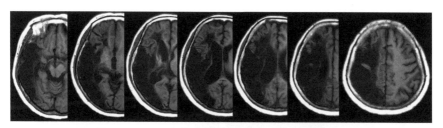

図 4-2-5　発症時の脳画像（MRI T1 強調画像）
右側前頭葉・頭頂・側頭葉に広範な梗塞巣を認める

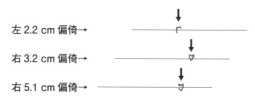

図 4-2-6　線分二等分試験の結果（介入開始時）
下2本の線分において，正常範囲を脱する右側への偏位を認めた

長期フォローアップを行う機会を得たため紹介する．

1）症例紹介

症例は60代の女性（右利き）で，14年半前に右中大脳動脈梗塞（**図4-2-5**）を発症した．tDCSの開始時，身体機能評価としてBrunnstrom stageは上肢・下肢Ⅲ，手指Ⅱ，感覚は表在・深部ともに中等度鈍麻であった．日常生活は杖・装具，手すりなどを使用して修正自立レベルで，家事は片手で行えるものを実施しており，外出時は車いすを使用していた．神経心理学検査は，改訂長谷川式簡易知能評価スケール27点，Trail Making Test（TMT）-A 65秒，TMT-B 180秒，KohsIQ 57，BIT 120点/146満点であり，線分二等分試験での右偏位（**図4-2-6**）や星印抹消試験での見落としがみられた．主訴は，左上下肢の運動不全による歩行障害（左手足が弱い，うまく歩けない）や，生活上での左側の見落とし（家事や机上作業時の見落とし，自宅内歩行時のドアやドア枠への衝突）であった．

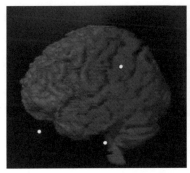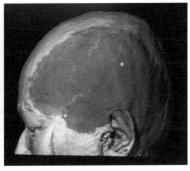

図 4-2-7　MRI 画像を用いた刺激部位の同定

撮像した MRI 画像から三次元モデルの構築，刺激部位（後頭頂葉，角回）の同定を行う．なお，Curve（Brain Lab）を使用している

2）経頭蓋直流電気刺激の適用

症例に対し，2 週間に 1 回 20 分の tDCS を実施した．tDCS について，電極貼付の位置は MRI より構築された三次元イメージをもとに下頭頂小葉および角回部を同定し（**図 4-2-7**），病巣側に陽極，非病巣側に陰極を貼付して 1.0 mA の強度で刺激を行った．刺激効果の判定のため，各日で本刺激と偽刺激のどちらか一方を実施し，また刺激の種類・順序はランダムとした．なお，評価のため各日の刺激前後に BIT を実施した．

3）結　果

初回および 2 回目の tDCS 本刺激実施前後では，BIT の各検査で改善がみられた（**図 4-2-8**）．線分抹消試験については，3 回目以降も改善を維持し，満点で推移した．文字抹消試験および星印抹消試験については，実施開始から改善傾向ではあるものの失点がみられていたが，2 カ月実施後より失点なく行えるようになった．BIT の合計点について，介入前 120 点とカットオフを下回っていたが，刺激前後での左 USN の軽減がみられ，複数回実施の経過でカットオフを上回る改善（3 カ月後 130 点，半年後 140 点）を認めた（**表 4-2-1**）．BIT の刺激前後での改善点について，刺激実施前後平均 =6.3±4.2 点，偽刺激実施前後平均 =1.63±3.1 点で刺激前

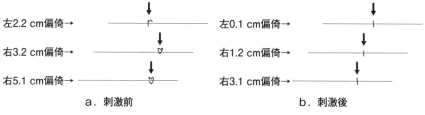

図 4-2-8　線分二等分試験

刺激前（a），下2本の線分において，正常範囲を脱する右偏倚がみられたが，刺激後（b），二等分の中央方向への改善がみられた

表 4-2-1　Behavioural Inattention Test（BIT）の経過

	刺激実施前	3カ月後	半年後	満点
線分抹消試験	34	36	36	36
文字抹消試験	36	40	40	40
星印抹消試験	44	46	51	54
描写試験	1	1	3	4
線分二等分試験	4	6	9	9
描画試験	1	1	1	3
合計	120	130	140	146

刺激実施前は各項目で失点がみられ，カットオフ（131点）を下回る結果であった．刺激実施後は線分抹消試験，文字抹消試験などで改善がみられ，半年後にはカットオフを上回る改善がみられた

後で有意な改善がみられた（ランダマイゼーション検定 $p<0.05$；図4-2-9）．本症例においては，前述した机上検査の改善のほかに改善点として，左側上下肢の知覚および歩容の改善（主観：図・手紙，客観：左ステップ長の延長）や趣味である水彩画の描画パターンの変化（主観・客観；図4-2-10），家事・調理における左側の食材や調理道具の探索がスムーズになったなどの報告が得られた．一方で，主訴に上がっていた屋内歩行移動時の左側ドア・ドア枠への衝突は，症状として残存している（介入開始より2年半経過時点）．また，「左側の体がぴりぴり感じるようになった」などといった視空間認知以外のモダリティー（触知覚）に関する内観や「左足が出るようになった」などといった歩容の主観・客観的変化もみられた．

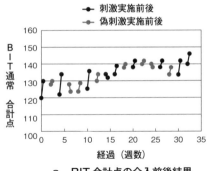

a．BIT 合計点の介入前後結果　　　　b．刺激前後の BIT 改善点推移

図 4-2-9　経頭蓋直流電気刺激（tDCS）前後における Behavioural Inattention Test（BIT）の得点変化推移

a：刺激前後での得点の改善，経過において徐々に上昇がみられ，半年後にはカットオフ（131 点）以上に得点改善がみられた
b：本刺激前後での改善点が偽刺激実施前後の改善点に比し，有意に大きかった（ランダマイゼーション検定 p＜0.05）

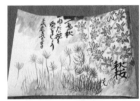

a．介入開始時　　　　b．介入 1 カ月後　　　　c．介入 2 カ月後

図 4-2-10　経過における水彩画（本人趣味）の変化

a：左端の彩色が疎である様子や添え句，日付が中央に寄っている様子がみられた
b：彩色，添え句，日付の位置に変化がみられる．左端の花びらに書き落としが残存している
c：添え句，日付の位置が左側に寄り，開始時および 1 カ月後に比べて彩色などの左右のバランスが均一化している様子がみられた

4）考　察

　先行研究と同様に，陽極-病巣側，陰極-非病巣側の両側性 tDCS による両側 PPC の刺激により，病巣側の促通および非病巣側の抑制によって左右半球の活動バランスの改善が得られ，病巣側頭頂が担う対側空間への注意指向の改善が得られた結果，机上検査結果や家事動作における食材・調

理道具の探索，描画における左右バランスの変化がみられたと考えられる．左側下肢の知覚や歩容の変化については，PPCへの刺激により同部位が担うとされる触覚性刺激への注意指向や身体表象の構築に対し，影響を及ぼした可能性や刺激部位前方の体性感覚野への刺激の伝播が知覚機能に影響を及ぼした可能性が考えられる．これらについては，介入当初の仮説では想定しておらず，体性感覚やその知覚処理に及ぼす影響について，追って検討が必要である．

　最後に，ドアやドア枠への衝突が問題点として残存したことについて，机上検査や家事などで行われている視覚情報の探索と，障害物回避における視覚情報の収集および処理が異なる機構に基づいてなされている可能性が考えられる．近年，視覚情報処理は意図的な視線配分（目標指向性注意）を行う背側注意ネットワーク（頭頂-前頭を結ぶ経路）と外発的な刺激に対し駆動（刺激誘発性注意）する腹側注意ネットワーク（側頭-前頭を結ぶ経路）によって担われているといわれており，USNもこれらのネットワークの機能不全によって生じることが報告されている．本症例報告で刺激対象としているPPCや評価に用いた机上検査に対応する注意特性は，前者の目標指向性注意が該当する．対して，本症例で問題点として残存し，脳卒中症例の日常生活上での障害となりやすい左側の障害物への衝突や非意識条件での左側からの刺激への無反応については，後者の刺激誘発性注意の障害を反映しているものと考えられる．これらのことから，机上検査や探索を主とした生活上での作業改善の反面で問題点の残存が生じた可能性が考えられる．今後，症例にみられている生活上での問題点や注意障害の機能特性に関する検討を行ったうえで，それに合わせた課題の選定や，脳刺激併用時には刺激部位の検討が必要である．

■　今後の展望

　近年，NIBSの脳卒中後リハビリテーションへの応用は急激に進み，USN治療への応用もなされている．NIBSによるUSN治療に一定の効果

を示す報告と同時に，適切な研究デザインの適用による効果的な刺激強度
や時間，頻度といったプロトコルや刺激部位の検討，病巣や病態に応じた
効果の有無の検討を行う必要性について述べられている[12,13]．また，同時
に他療法との併用など，日常的な臨床トレーニングへの応用や，評価指標
および併用するトレーニングの検討により日常生活における USN 症状や
これによる障害への持ち越し効果の検討，4～6 カ月以上のフォローアッ
プによる後続効果の検討についても求められている．

　一方，rTMS および tDCS のいずれも研究報告は増えているものの，
rTMS については機器が高価であることや，tDCS については機器の用途
が研究用に限られていることなどから，一般的な臨床に広く用いられてい
るわけではない．今後，研究や臨床応用が進んだ場合は機器や刺激の特性
について十分に把握し，症例に対して最大限有効な形で適用できるように
理解を深める必要がある．そのためには，各症例の机上検査結果に加えて，
病棟や日常生活場面での障害特性を注意深く観察し，病態解釈を行い，適
切な評価・治療方法の選択，また脳刺激治療を選択した場合には刺激部位
や強度，頻度などのパラメータに関する検討を行い，リハビリテーション
効果の最大化を図っていく必要がある．

● 文 献 ●

1) 石合純夫：半側空間無視へのアプローチ．高次脳機能研究　28：247-256，2008
2) Luauté J, et al：Visuo-spatial neglect：A systematic review of current interventions and their effectiveness. *Neurosci Biobehav Rev*　30：961-982, 2006
3) Oliveri M, et al：Left frontal transcranial magnetic stimulation reduces contralesional extinction in patients with unilateral right brain damage. *Brain*　122：1731-1739, 1999
4) Bartolomeo P, et al：Brain networks of visuospatial attention and their disruption in visual neglect. *Front Hum Neurosci*　6：110, 2012
5) Roux FE, et al：Electrostimulation mapping of spatial neglect. *Neurosurgery*　69：1218-1231, 2011
6) Thiebaut SM, et al：Direct Evidence for a Parietal-Frontal Pathway Subserving Spatial Awareness in Humans. *Science*　309：2226-2228, 2005
7) Bartolomeo P, et al：Left Unilateral Neglect as a Disconnection Syndrome. *Cereb Cortex*

17：2479-2490, 2007

8) Committeri G, et al：Neural bases of personal and extrapersonal neglect in humans. *Brain* **130**：431-441, 2007

9) Doricchia F, et al：White matter (dis) connections and gray matter (dys) functions in visual neglect：Gaining insights into the brain networks of spatial awareness. *Cortex* **44**：983-995, 2008

10) Kinsbourne M：Mechanisms of neglect：Implications for rehabilitation. *Neuropsychol Rehabil* **4**：151-153, 1994

11) Vuilleumier P, et al：Unilateral spatial neglect recovery after sequential strokes. *Neurology* **46**：184-189, 1996

12) Corbetta M, et al：Neural basis and recovery of spatial attention deficits in spatial neglect. *Nature Neuroscience* **8**：1603-1610, 2005

13) Jacquin-Courtois S：Hemi-spatial neglect rehabilitation using non-invasive brain stimulation：Or how to modulate the disconnection syndrome? *Ann Phys Rehabil Med* **58**：251-258, 2015

14) Koch G, et al：To the Other Side of the Neglected Brain：The Hyperexcitability of the Left Intact Hemisphere. *Neuroscientist* **19**：208-217, 2013

15) Fregni F, et al：Technology Insight：noninvasive brain stimulation in neurology：perspective on the therapeutic potential of rTMS and tDCS. *Nat Clin Pract Neurol* **3**：383-93, 2007

16) Rossi S, et al：Safety ethical considerations, and application guidelines for the use of transcranial magnetic stimulation in clinical practice and research. *Clin Neurophysiol* **120**：2008-2039, 2009

17) Oliveri M, et al：rTMS of the unaffected hemisphere transiently reduces contralesional visuospatial hemineglect. *Neurology* **57**：1338-1340, 2001

18) Brighina F, et al：1 Hz repetitive transcranial magnetic stimulation of the unaffected hemisphere ameliorates contralesional visuo-spatial neglect in humans. *Neurosci Lett* **336**：131-133, 2003

19) Shindo K, et al：Long-term effect of low-frequency repetitive transcranial magnetic stimulation over the unaffected posterior parietal cortex in patients with unilateral spatial neglect. *J Rehabil Med* **38**：65-67, 2006

20) Koch G, et al：Hyperexcitability of parietal-motor functional connections in the intact left hemisphere of patients with neglect. *Brain* **131**：3147-3155, 2008

21) Lim JY, et al：Repetitive transcranial magnetic stimulation to hemispatial neglect in patients after stroke：an open-label pilot study. *J Rehabil Med* **42**：447-452, 2010

22) Kim BR, et al：Effect of high- and low-frequency repetitive transcranial magnetic stimulation on visuospatial neglect in patients with acute stroke：a double-blind, sham-controlled trial. *Arch Phys Med Rehabil* **94**：803-807, 2013

23) Agosta S, et al：Contralesional rTMS relieves visual extinction in chronic stroke. *Neuropsychologia* **62**：269-276, 2014

24) Cha HG, et al：Effects of repetitive transcranial magnetic stimulation on arm function and decreasing unilateral spatial neglect in subacute stroke：a randomized controlled trial. *Clin Rehabil* **30**：649-656, 2016

25) Nyffeler T, et al：One session of repeated parietal theta burst stimulation trains induces long-lasting improvement of visual neglect. *Stroke* **40**：2791-2796, 2009

26) Koch G, et al：θ-burst stimulation of the left hemisphere accelerates recovery of hemispatial neglect. *Neurology* **78**：24-30, 2012

27) Cazzoli D, et al：Theta burst stimulation reduces disability during the activities of daily living in spatial neglect. *Brain* **135**：3426-3439, 2012

28) Fu W, et al：Long-term effects of continuous theta-burst stimulation in visuospatial neglect. *J Int Med Res* **43**：196-203, 2015

29) Fu W, et al：Continuous theta-burst stimulation may improve visuospatial neglect via modulating the attention network：a randomized controlled study. *Top Stroke Rehabil* **24**：236-241, 2017

30) Cao L, et al：Intermittent θ burst stimulation modulates resting-state functional connectivity in the attention network and promotes behavioral recovery in patients with visual spatial neglect. *Neuroreport* **27**：1261-1265, 2016

31) Nitches MA, et al：Modulation of cortical excitability by weak direct current stimulation —technical, safety, and functional aspects. *Clin neuro physiol* **56**：255-276, 2003

32) Ko MH, et al：Improvement of visual scanning after DC brain polarization of parietal cortex in stroke patients with spatial neglect. *Neurosci Lett* **448**：171-174, 2008

33) Sparing R, et al：Bidirectional alterations of interhemispheric parietal balance by non-invasive cortical stimulation. *Brain* **132**：3011-3020, 2009

34) Sunwoo H, et al：Effects of dual transcranial direct current stimulation on post-stroke unilateral visuospatial neglect. *Neurosci Lett* **554**：94-98, 2013

35) Brem AK, et al：Tretament of visuo-spatial neglect with biparietal tDCS and cognitive training：a single-case study. *Front Syst Neurosci* **8**：180, 2014

36) Làdavas E, et al：a-tDCS on the ipsilesional parietal cortex boosts the effects of prism adaptation treatment in neglect. *Restor Neurol Neurosci* **33**：647-662, 2015

37) Turgut N, et al：tDCS combined with optokinetic drift reduces egocentric neglect in severely impaired post-acute patients. *Neuropsychol Rehabil* **28**：515-526, 2018

38) 万治淳史, 他：脳卒中後半側空間無視患者に対する経頭蓋直流電気刺激の効果―回復期・慢性期患者に関する症例報告. 高次脳機能研究 **35**：38-39, 2015

2 ミラーアプローチ

はじめに

　日常生活では，髪を整える，化粧をするといった整容場面において鏡が使用される．リハビリテーション場面では，姿勢再教育を目的に鏡を用いることがある．では，半側空間無視（USN：Unilateral Spatial Neglect）を有する症例では鏡の使用において適切な行動を起こすことができるのであろうか．ここでは，USN症例が鏡を使用した時の行動と，鏡を治療手段として用いた時の効果について説明する．

正面（水平面上）に置いた鏡の使用

　まず，USN症例は鏡そのものの認識や，鏡を用いた課題の理解は可能なのであろうか．Ramachandranら[1]は，症例に鏡をみせて「これは何か」を尋ねると正確に「鏡である」と答え，「反射して映すもの」と説明することができると明らかにしている．また，Ramachandranら[2]は，鏡を正面に置き，症例の右肩方向で視野から外れて直接みることのできない位置に物品を提示し，鏡をみながら物品をつかむように指示すると躊躇なく実際の物品にリーチすることができることから，症例の鏡を用いた空間認知は二重表象を生成し，鏡面に映っている対象物は，鏡面上に存在するのではなく別の場所に存在することを理解して，実際の空間上の位置を計算できると述べている（**図4-2-11**）．

　しかし，鏡をみながらでも整髪や化粧では左側を省略し，他者がそれを注意しても気づくことはほとんどない．一方で，姿勢が傾いていることは認知でき，修正することは円滑ではないが可能である（**図4-2-12**）．したがって，USN症例においても鏡に映るのが自己の姿であることの認識は，おそらく保たれていると思われる．ところが，左側の鏡像に注意を向ける

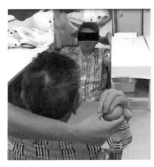

図 4-2-11 鏡の理解

鏡を正面に置き，症例の右肩近くに標的を提示し，鏡をみながら物品をつかむように指示すると実際の標的にリーチすることができる．症例は鏡面に映っている標的は鏡面上に存在するのではなく，別の場所に存在することを理解し，実際の空間上の位置を計算できる

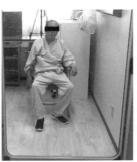
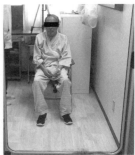

a．修正前　　　　　　b．修正後

図 4-2-12 鏡を用いた姿勢の修正

USN 症例は，鏡をみながら自己の姿勢を修正しようとする．重度の USN では，身体左側を修正できないことがあるが，体幹や頭部の傾きは直立に立て直そうとする

ことや，鏡像を通じて自己の左身体や左空間を操作することは，もともとの二重表象結合の複雑さに加えて，USN 症例にとっては方向性の注意障害，心的表象における無視，さらに付随する非空間性認知障害の問題もあり，いくつもの障壁があると考えられる．このことは，鏡像の表象処理は保持しているものの，それが USN のメカニズムに影響を及ぼし，修正を加える手がかりとはなりにくいことを示している．

　鏡像の視覚的認識には，特定の脳内処理手続きと適応する心的表象の構築を必要とする．鏡像に対する適切な反応には，特有の二重表象形態の創生が重要である．すなわち，鏡像の表象（例えば，鏡に映っている自分の姿）と実空間表象への変換（実際の自分は鏡の中にいない）である．脳内に構築される表象に対して，集められた視覚情報は特定の知覚注意処理（イメージの回転，反転，奥行き処理など）を受けなければならない．このような手続きは，特に幼少期に身体イメージと自己イメージの構築にお

いて鏡が決定的な役割をなすことから，ヒトにとって鏡を通じた自己の顔や身体の認識は，それほど困難なことではない．しかし，鏡を通じた空間操作の制御には，これらの手続きは複雑になり，そこにはおそらく代償的な「非鏡像」情報を必要とする．

鏡には，実空間と鏡像が空間的に別のところにあるという問題を抱える．Laeng ら[3] は右の頭頂葉と後頭葉を病巣とする脳梗塞による USN 症例に対し，左右に配置したキューブの色を答える課題を行い，その際，「テーブルの上に置く×人が手に持つ」「近くに置く×遠くに置く」「直接みる×鏡でみる」の条件を組み合わせて反応時間を測定した．その結果，右よりも左のキューブへの反応時間が遅かったことに加えて，近くに置いた条件よりも遠くに置いた条件のほうが遅く，特に人が左手に持った条件（すなわち，人という対象内での左）で反応が遅かった．また，鏡でみる条件（すなわち，キューブは身体近くに置かれているが，鏡像は遠位空間にある）では，直接みる条件に比べて全体的に遅くなった．これらの結果について Laeng らは，近位空間と遠位空間での USN 症状の乖離と，物体中心無視が影響したと考察した．

イメージ操作の問題では，心的回転について Caramazza ら[4] の報告がある．例えば，USN 症例は読書でも無視を生じるが，単語レベルでも無視を示す．つまり，右 USN 症例は水平方向に書かれた単語を右端まで読み上げられず（例えば，「えんぴつ」を「えんぴ」と読む），それは検者が読み上げた後でも，一文字ずつ読ませても，書かせても同様である．また，単語を反対から読ませると途中から読み上げ（「えんぴつ」を「ぴんえ」），縦書きの単語も途中までしか読み上げない．そして，反転させた文字（鏡像文字）を読ませると，実際の単語の頭から途中までを読みあげる（**図4-2-13**）．文字の横書きでは，一般的に左から右へと書く文化では，経験上，そのように習慣化されているため左から読み始める．そのため左 USN 症例の場合，文字の列記が文章または単語と捉えると左から読み始めるが，文章あるいは単語なら文字の途中から読み始めることがしばしばみられる．反転文字（鏡像文字）の場合は，実際の単語の頭から読み始め

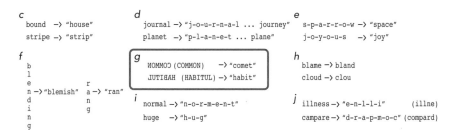

図 4-2-13　鏡像文字の読み（文献 4）より転載）

　左半側空間無視（USN）症例は，横書きの文章を途中から読み上げることが多い．単語（特にカナ）を提示しても，文字の途中から読み上げることもある．図は右 USN のケースである．反転させた文字（鏡像文字：g）を読ませると，実際の単語の頭から途中までを読みあげる

る．このことは，対象の意味を理解するとその左側を処理するが，実際には右のみに注意が向き行動してしまうことを意味する．

　鏡に映る自己の身体や対面した人の身体は，左半分が欠けた「奇妙な」ヒトと認識されるのではなく，視覚注意が左側に向かない，あるいは自己の左身体の運動に計画・実行されないのである．また，鏡像の左側に視線を誘導しただけでは USN はよくならない．例えば，言語的な指示や症例の左身体を触って体性感覚的な刺激を入力してもみていない，身体に注意が向かない，あるいはみたり感じていても記憶表象として左側が残りにくいことが考えられる．また，USN 症例の注意は右側の対象に強く引きつけられるという特徴の影響がある．したがって，鏡を用いた練習を通じて視覚性注意や運動計画を左にシフトさせるのは困難といえる．

■ 反転鏡の使用

　左 USN の場合，鏡像も右空間に反応するため，左右が反転する鏡を用いれば，鏡像での右側は実際の空間では左側となる．そこで反転鏡をみながら課題を行えば，左への運動遂行が可能となり，左空間に注意が向くようになるであろうか．

Tegnér ら[5] は，脳損傷部位がさまざまな左 USN を合併した急性期右半球損傷 18 例を対象に，線分抹消試験を通常条件（机に用紙を置き直接みる）と反転鏡条件（90°の合わせ鏡を症例の前方 65 cm に置き，テスト用紙は症例の手元に置き，その上を木の板で覆う．症例は，鏡に映る用紙の像をみながら手元の用紙に印をつける）で行った．18 例中 10 例は通常条件で左側の線分抹消を省略するが，反転鏡条件では右側を省略し，反対に左側は印をつけることができた．この 10 例は，どちらの条件でも視覚性注意が右側を向くことを示している．一方，18 例中 4 例はどちらの条件でも左側を省略した．これは反転鏡条件では（鏡像において）左側に視覚性注意が向くが，（実空間で）左側に運動を向けることができないことを意味する．また，抹消試験を繰り返しても省略パターンに変化はみられなかった，あるいは用紙の中央にある線分のみを抹消する行動がみられた．どちらの条件でも左側を省略した 4 例中の 1 例で線分二等分試験を行うと，通常条件では右に偏り，反転鏡条件では左に偏った．なお，4 例中 3 例は前頭葉に病巣があった．

　この Tegnér ら[5] の実験は，意図的障害と注意表象障害という 2 つの無視タイプの乖離を検証する目的で行われた．前者は，方向性運動低下と呼ばれ，出力側の処理障害に関わり，病巣反対側への運動を開始または実行ができないものであり，前頭葉を含む前方損傷との関連性が示されている．後者は，知覚の処理に関わり，半側空間の内的（感覚）表象の障害で，病巣反対側空間にある刺激へ注意が向けられないか，または内的表象における病巣反対側に注意を向けられないものとされており，頭頂葉を含む後方損傷との関連性が示されている．また，Tegnér ら[5] は反転鏡条件でも左側の無視を示した 4 例は方向性運動低下のタイプであると述べている．Bisiach ら[6] は，Tegnér ら[5] の実験と同じ反転鏡（合わせ鏡）を用いて，症例の手を右側に置いて始めるのと，左側において始めるのとで比較してみたところ，症例により反応が異なる（反転鏡で USN 側が変わるものと変わらないもの）ことがみられた．

　この 2 つの実験結果から考えると，意図的障害（方向性運動低下）タイ

プでも注意表象障害タイプでも，反転鏡を用いた左空間への誘導手がかりでは行動変容が起こらず，ケースによっては，さらに混乱を示すことがうかがえる．そこで Beis ら[7] は，左 USN 3 例と右 USN 1 例に対し，通常の鏡と反転鏡を用いて非麻痺側上肢による手元に（箱で直接みえないように覆った）左右 8 個ずつ水平に並べた立方体のブロックを，鏡をみながらつかむ課題を行わせた．通常の鏡条件では，病巣反対側に置かれたブロックはすべてあるいは一部をつかまなかった．反転鏡条件では，病巣同側に置かれたブロックに同じような反応を示した．反転鏡条件では，リーチの初期相は（左右どちらに置かれたものでも）ブロックに向かって躊躇なく動き始めるが，最終相では実際のブロックの位置より左右に大きく偏倚してしまい，なおかつリーチの位置を修正しようとする行動がみられなかった．通常の鏡条件は，鏡をみながら実際のターゲットにリーチすることは幼少期より学習されている．反転鏡条件では，実行する運動方向と視覚情報での運動方向とで反転するために，学習できていないとリーチに偏倚を生じる．その修正には，物体中心表象での視覚と運動の方向性修正，および，注意の範囲（参照枠）の局所と全体の切り替えを用いると考えられる．USN を有する症例は，この処理を用いず手続きを修正しないため，空間表象を再調整することができないと示唆している．

　筆者の経験では，重度の左 USN 症例では反転鏡を用いた課題そのものが行えない（混乱する）ケースが多い．一方で，軽度の左 USN 例では反転鏡条件でも左側にかなりよく反応できるケースが多い（図 4-2-14）．すなわち，無視患者では，方向性注意障害と非空間性注意障害により反転鏡を使用した際の行動修正が図られにくく，無視の改善の手がかりとなりにくいことがうかがわれる．したがって，反転鏡を用いた治療は有効とはいえない可能性が高い．

■ 矢状面上に置いた鏡の使用

　Ramachandran[8] は，鏡を使用したユニークな治療法を提唱した．まず，

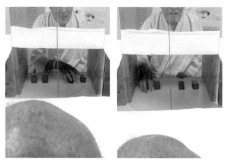

図 4-2-14 反転鏡に対する反応

a. 鏡像の右側ブロックへのリーチ　b. 鏡像の左側ブロックへのリーチ

反転鏡では鏡像は，実物に対して左右逆転して映り，運動方向も反対になる（右手を左に動かすと鏡面では，左にみえる手が右方向に動くようにみえる）．半側空間無視（USN）症例は，実空間の左側にある対象物を操作できないケースと，鏡像の左側にみえる（実空間では右側にある）対象物を操作できないケースに分かれる．図は，軽度 USN のケースで左右どちらの空間にある対象物も操作することができた

幻肢痛を有する症例の切断肢（上肢）の上に鏡を斜めに立てかけ，鏡面をみると健常な対側上肢が映り，切断肢とイメージが重なるように設定した．鏡をみながら健常肢を動かすと症例は，切断した手先が動くような錯覚を生じた．この治療を続けたところ幻肢痛が消失したと報告したのである．

この方法はミラーセラピーと呼ばれる．幻肢痛は，脳における切断部分の身体マップが混乱することで痛みを覚えるため，脳に切断した身体が視覚的に動くようにみえる錯覚を起こせば，混乱を解消して治ると説明されている．この理論は，脳卒中による運動麻痺の治療にも応用され，数多くの成果が報告されている．もし，運動麻痺にUSNを合併していたらどうなるであろうか．

1）ミラーセラピー

Sathian ら[9]は，左の視床と内包後脚の梗塞で右片麻痺（重度の感覚障害と軽度の運動麻痺）と右USNを生じた発症後6カ月の症例に，上肢に対するミラーセラピーを行った．すなわち，箱の真ん中に立てかけた鏡に映る左手の像をみながら両手を動かすようにトレーニングした．3カ月間の自宅での練習後，右上肢の機能は回復し，コインをつかめるようになったことを報告した．残念ながらUSNの検査内容と結果が述べられていなかったが，USNを有する慢性期片麻痺症例の上肢（手指）機能の改善に

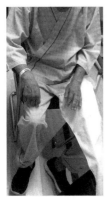

図4-2-15　左半側空間無視（USN）症例に対するミラーセラピー

右上（下）肢が左上（下）肢のイメージに一致するように，左上（下）肢側に鏡を立てる．症例は，鏡をみながら両側の上（下）肢を動かす．左上（下）肢が実際には動かなくても，鏡像による錯視効果で動いているように感じる．反復練習により左上（下）肢の麻痺が改善することが期待される．USN症例では，左側にある鏡をみることができないことが多い．本ケースは軽度の（意図性）USNであり，下肢に対するミラーセラピーを行うことができた

ミラーセラピーが有効であることを示した．

　筆者は，右前頭葉の脳腫瘍摘出術後に左片麻痺と軽度の左USNを生じた術後1カ月の症例に，下肢に対するミラーセラピーを行った．両下肢の間に鏡を立てかけ，右の足部が鏡像として左の足部イメージに一致するように配置した（図4-2-15）．症例には，鏡をみながら両足同時の足関節底背屈運動を5分間行った．途中鏡から視線が外れることがたびたびみられたが，注意を促すと鏡像をみつめ，「左」足が動いているようにみえると訴えた．治療前後で歩行と無視の検査を行い比較したところ，治療前には左足先の床へのひっかかりがみられていたのが，治療後には消失し歩行速度が向上した．ただし，USNの検査は変化がみられなかった．

　USNそのものに対するミラーセラピーの効果は，報告されていない．ミラーセラピーが運動計画におけるフィードバックの喪失に対して，視覚錯覚による身体イメージの再構築をねらうものとするのであれば，感覚（視覚）情報入力と身体イメージを構築する脳領域が機能していることが重要と思われる．USNに適応するのであれば，頭頂葉損傷による知覚性無視よりも前頭葉損傷による意図性無視において効果的かもしれない．ただし，ミラーセラピーは鏡が無視側空間にあるため，重度のUSN症例では鏡をみることが困難である．

2) 鏡失認

無視空間側にある鏡をみることが困難なのであれば，注意が向く非無視側（病巣同側）に設置すれば鏡をみることは容易である．鏡をとおして無視側空間をみた時に，USN症例はどのような反応を示すであろうか．

Ramachandranら[2]は，右半球損傷による左USN症例12例に，身体の右側の矢状面状に鏡を立て，症例の左側に提示したペンを，鏡をみながらつかむように指示する実験を行った．すると，反応は2つのグループに分かれた．一つは，はじめに躊躇しながらも実際のペンをつかむことができたグループである．もう一つのグループは，実物に対してではなく鏡像に向かって手を伸ばし，「手の届かないところにある」「鏡の後ろにある」を訴え，実物にリーチすることができなかった．この実物をつかめず鏡像にリーチしてしまう現象をRamachandranら[2]は，鏡失認（mirror agnosia，またはlooking-grass syndrome）と呼んだ．Ramachandranら[2]は，さらに正面に鏡を置き，右肩の後ろにペンを提示してリーチさせることも観察した．すると，症例のうちの半分が，正面の鏡に向かってリーチするなどペンを探せなかったことも報告している．

なぜ，鏡像に捉われ，実物に注意が向かないかについては，Ramachandranら[2]は前方に鏡を置いて鏡失認症例の後方に目標を呈示した時は，直接実際の物をとることができたケースもあることから，ある種のUSNの結果か，または頭頂葉損傷による空間認知能力の障害の可能性があると指摘した．また，Binkofskiら[10]はミラーイメージ情報の操作に必要な認知-注意過程を適合することができないため，新たな空間表象を生成することが困難と推察している．

3) サイドミラーアプローチ

Ramachandranら[2]は鏡失認の論文の中で，身体の右側に立てた鏡を通じて身体左側の物体にリーチできたUSN症例では，その課題を反復すればUSNの改善につながるのではないかと述べている．そこで筆者ら[11]は，鏡失認を示す症例でも，手順をアレンジすることにより実物にリーチする

ことができ，課題の反復により鏡失認の改善と USN への影響がどのように
なるかを調査した．

　鏡失認が認められた右半球損傷 6 例に対して，以下に示す課題を行った．
Ramachandran ら[2] の報告と同じ設定で身体左側にボールを提示し，それ
をつかむように指示した．ボールは，はじめに鏡面から 50 cm 離れたと
ころ（身体正中より左側空間）から始め，つかめない場合には 10 cm ず
つ鏡面に近づくようにボールを移動し，実際につかめるようになる（すな
わち，実際のボールを直接みて発見できる）まで鏡面に近づけていった．
実際のボールをつかむことができたら，その位置でボールを動かさず，症
例には一度鏡の中を覗き込みボールの鏡像を確認してから実際のボールへ
リーチするように指示し，この動作を 10 回繰り返させた．この時，眼と
頭の動きは自由とした．次にボールの位置を鏡面から再度離れるように
10 cm 遠ざけ，同様の動作を 10 回繰り返した．この手順を繰り返し，
徐々にボールを鏡面から遠ざけ，再び実際のボールにリーチできなくなる
なる位置まで続けた（われわれは，この方法をサイドミラーアプローチと
名づけた；図 4-2-16）．

　その結果，最終的には多くの症例で課題開始位置の 50 cm の位置でも
つかめるようになった．課題翌日に再検査すると，開始位置でもつかめる
ようになった症例は鏡失認が消失していた．さらに，このリーチ課題の直
前直後に行った線分抹消試験では，6 例中 2 例で抹消数が大きく増大し，
3 例は成績がほとんど変わらず，1 例は悪化を示した．線分抹消試験で即
時的な改善を示した 2 例は，翌日の検査でも効果が持続していた．しかし，
この 2 例に共通する特徴は不明であった．

　USN を有していても鏡失認を示さない症例がいることから，これらの
症候群は独立したものといえる．また，筆者らは，鏡失認を示さない
USN 症例へのサイドミラーアプローチは，無視の改善に効果を示さない
ことを経験している．したがって，サイドミラーアプローチは，鏡像表象
と実空間表象の乖離を再結合させるのに有用な手段の可能性があるが，左
空間に注意を向けるようになる直接的な手がかりにはならないと考える．

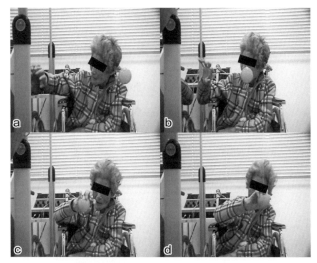

図 4-2-16 サイドミラーアプローチ（文献11）より転載）

　右側の矢状面状に設置した鏡をみながら，左側に提示したボールをつかむように指示する．開始は身体正中より左側空間から始め（a），つかめない場合には少しずつ鏡面に近づくようにボールを移動する（b）．実際のボールをつかむことができたら（c），ボールを鏡面から再度離れるように遠ざけていき，できるだけ左側の位置でリーチを繰り返し行う（d）

4）鏡の角度を徐々に変える

　前述のように，Ramachandran ら[2]は鏡失認の論文の中で，正面に配置した鏡を通じてのリーチ課題も検証したが，矢状面状の鏡で鏡失認を示すケースでも，正面配置の鏡で実物に直接リーチできる場合は，徐々に鏡の角度を右矢状面状になるように変えていけば，左空間へのリーチも可能になるのではと述べている．

　この考えに基づき，筆者は数例の USN 症例で検証したが，角度が 45°を超えると混乱をするケースが多くみられた．また，正面に配置した鏡で右肩後方の目標にリーチができても，左肩後方の目標にはリーチができないケースもみられた．したがって，行動学習からの誘導は視覚的な注意が認知処理の前面になった場合には，直ちに変更されてしまう可能性がある．十分な検証は行っていないが，鏡の角度を変えて徐々に左空間への注意を

表 4-2-2　ミラーアプローチの効果と適応

配置	方法	効果	適応
前額面 （正面）	通常	なし	—
	反転	なし （重症例では混乱）	—
矢状面	ミラーセラピー （無視側配置）	軽症例では運動効果あり	無視軽症例
	サイドミラー・アプローチ （非無視側配置）	症例により代償的効果あり	鏡失認合併例
変化	前額面→矢状面	なし	—

誘導する方法は有効ではないと推察される.

まとめ

　ここで取り上げた鏡を使用した治療法を**表 4-2-2**にまとめる.鏡は，空間配置で実際の物体と異なる像を鏡面上に映し，第 3 者的視点で反映されるため，それを自己の行動に反映するには二重表象の複雑な統合が必要になる.したがって，健常者であっても統合処理を言語的に行うことはかなり困難である.USN 症例は，その認知処理自体は破壊されていないものの，無視空間へ注意を向ける手がかりとしてはハードルが高い.したがって，正面に配置した通常の使用においても USN を改善させる手段となりにくく，そもそも鏡像の無視側をみることすらできないことが多い.ただし，鏡を通常の使用とは異なる矢状面上に配置して，脳内表象に錯覚を起こすような工夫をすることにより，USN そのものの改善は乏しいが無視側空間に対する行動計画の変容をもたらす可能性は秘めていると思われる.

第2節　トップダウンプローチ　*191*

● 文 献 ●

1) Ramachandran VS, et al : Mirror agnosia. *Proc Biol Sci* **264** : 645–647, 1997
2) Ramachandran VS, et al : Can mirror alleviate visual hemineglect? *Medical Hypotheses* **52** : 303–305, 1999
3) Laeng B, et al : Multiple reference frames in neglect? An investigation of the object-centred frame and the dissociation between "near" and "far" from the body by use of a mirror. *Cortex* **38** : 511–528, 2002
4) Caramazza A, et al : Spatial representation of words in the brain implied by studies of a unilateral neglect patient. *Nature* **346** : 267–269, 1990
5) Tegnér R, et al : Through a looking glass. A new technique to demonstrate directional hypokinesia in unilateral neglect. *Brain* **114** : 1943–1951, 1991
6) Bisiach E, et al : Dissociation of ophthalmokinetic and melokinetic attention in unilateral neglect. *Cereb Cortex* **5** : 439–447, 1995
7) Beis JM, et al : Mirror images and unilateral spatial neglect. *Neuropsychologia* **39** : 1444–1450, 2001
8) Ramachandran VS, et al : Touching the phantom limb. *Nature* **377** : 489–490, 1995
9) Sathian K, et al : Doing it with mirrors : a case study of a novel approach to neurorehabilitation. *Neurorehabil Neural Repair* **14** : 73–76, 2000
10) Binkofski F, et al : Mirror agnosia and mirror ataxia constitute different parietal lobe disorders. *Ann Neurol* **46** : 51–61, 1999
11) Watanabe S, et al : Mirror approach for the patients with unilateral spatial neglect and mirror agnosia. *J Phys Ther Sci* **19** : 73–76, 2007

第3節

ボトムアップアプローチ

1 プリズムアダプテーション（PA）・バーチャルリアリティ（VR）

■ プリズムアダプテーション（PA）

1）Rossetti の方法

　半側空間無視（USN：Unilateral Spatial Neglect）の治療には，言語性指示などを通じた意識的なトレーニング，例えば車いすの左のブレーキを忘れないように常に注意したり，左の食べ物を残さないように促したり，という高次レベルからの注意を促すトップダウンアプローチがある．ただ，その効果は類似の課題に限定されるため，症例ごとに必要な日常生活場面を想定して丹念にトレーニングしていく必要がある．これに対して，空間性注意の基盤となる運動−感覚協調に働きかけ，自動的な注意の左方移動を促す試みをボトムアップアプローチといい，カロリック刺激や振動刺激のように一側性感覚刺激によって左への眼振を促す方法や，プリズムアダプテーション（PA：Prism Adaptation）のように自らの運動出力も利用するものなどがある．

　Rossetti ら[1] が考案した PA は，ボトムアップアプローチの中で高い効果が報告されている．これは視野が「右側へ 10° 偏倚する」プリズム眼鏡（**図 4-3-1**）を装着し，上肢を伸ばして標的に繰り返し触れる方法である．PA 自体は，1867 年に Helmholtz[2] によって報告されており，約 16° もしくは 18° 左に角度をつけたプリズム眼鏡による健常人での報告であった．Rossetti ら[1] は，この PA を USN 治療に応用するため，右へ偏倚するプ

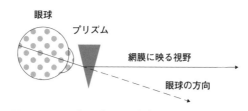

図 4-3-1　プリズムアダプテーション（PA）

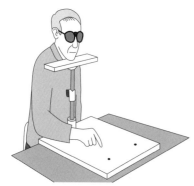

図 4-3-2　プリズムアダプテーション
（文献12）より転載）

顎台に顎をのせ，頭を固定するとともに手元がみえないようにする．プリズム眼鏡はレンズカバーを付け，レンズをとおした視界のみがみえるようにする．前方正中から各10 cm離れた位置に目標となる黒点が描かれている

リズムを採用し，正中前方から左右に10 cm離れた2つのターゲットを設定し，ランダムに50回左右のターゲットを指差しさせる介入を行った．プリズム眼鏡によって物体が実際の位置よりも右側に偏倚してみえるため，左を無視してしまう症例でも気づくことができる．この物体（ターゲット）を右示指ですばやく指し示す動作を50回程度繰り返すと，最初は間違えて右方にリーチしてしまうが，徐々に手と目の協調が修正されて左にある目標物に正しくリーチできるようになる．この状態でプリズム眼鏡を外すと，今度は自分がリーチしようとした方向よりも左側へ手を伸ばすようになるため，左側への気づきが増しUSN症状が改善することになる．その際，ターゲット直前までは自身の上肢がみえないよう設定することで，リーチ動作を視覚ではなく固有覚優位に手と目の協調を学習させることができるため，順応効果を高められる．文章での説明ではなかなかイメージがつかみづらいため，図4-3-2，4-3-3に実際の治療場面を示す．図4-3-3cは段ボールでつくったものであり，少ない費用で簡便に作成できる

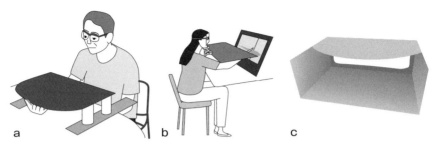

図 4-3-3　プリズムアダプテーション（PA）の実際

a：木製の板を用いて作成された PA 器具．リーチ距離が均等になるよう半円形に切られている

b：眼科用顎置台と液晶モニター，ボードを組み合わせて作成された PA 器具．PC によって表示位置を調整できる

c：段ボールを用いて作成された PA 器具．市販の段ボール箱を用いて作成できるため，安価で簡易に作成可能である

表 4-3-1　プリズムアダプテーション（PA）の方法

1．開始肢位 バックレストに背中をつけ，腹部は机に接触するように椅座位をとる．顎を顎台（chin-rest）上にのせ，右手を人差し指を伸ばして腹部前方および机上にのせる．この際，開始肢位にある右手がみえないようにする
2．オリエンテーション プリズム眼鏡非装着で，右もしくは左にある黒丸（ターゲット）にできるだけ早くリーチし，人差し指で触れてもらう動作を数回繰り返す
3．PA 過程 プリズム眼鏡を装着した状態で，ランダムに指示されたほうのターゲットに触れる動作を 50〜100 回繰り返す．この際，できるだけ早くリーチすること，開始肢位に戻った右手をみないようにすることが重要である
4．順応確認 目を閉じてもらい，プリズム眼鏡を外す．目を開けてもらい，右のターゲットを確認してもらった後，目を閉じ，右のターゲットに触れてもらう．同様に左も行い，ともに十分な順応が生じているかを確認する

（プリズム眼鏡は，市中の眼鏡店にて 2 万円程度で購入できる）．**図 4-3-2** は，Rossetti と Rode が説明している動画[3]をリヨン市民病院が Youtube にあげたものである．動画内で具体的な説明がなされているので参照されたい．その中で説明されている方法（**表 4-3-1**）とポイント（**表 4-3-2**）を示す．

表4-3-2 プリズムアダプテーション（PA）のポイント

①正しい姿勢と適切な顎台の高さ
②毎回，必ず視野の外にある開始肢位に右手を戻す
③プリズム眼鏡のプリズム軸を確認し，適切に装着する
④できるだけ早くリーチする
⑤順応の即時効果を確認する

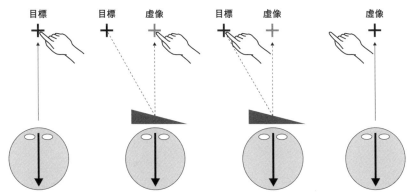

a．プリズムなし　b．プリズムあり（初期）　c．プリズムあり（最終）　d．プリズムなし

図4-3-4　プリズムアダプテーション（PA）のメカニズム

a：PA前の裸眼でのリーチ．目標が正中前方にあるため，網膜中央に投影される
b：実際の目標は左にあるが，プリズムによって偏倚され，網膜中央にみえている目標（虚像）に向かって手を伸ばす
c：伸ばした手がプリズム眼鏡をとおした視界に入った時に，実際の目標物よりも右側（虚像）に手を伸ばしてしまっていることに気づき，戦略的に修正する．もしくは気づかなくても無意識に修正する
d：繰り返し網膜に投影される位置情報よりも左方へリーチすることにより，網膜情報と上肢固有覚情報の書き換え（運動学習による順応）が起こり，プリズム眼鏡を外した時に目標よりも左方へリーチするようになる

2）臨床的メカニズム

　具体的な治療のメカニズム（図4-3-4）を説明する．PA治療初期には，症例はプリズムによって実際より右側にみえている目標（虚像）に向かって手を伸ばす．伸ばした手が視界に入った時に，実際の目標物よりも右側に手を伸ばしてしまっていることに気づき，戦略的に修正する．次からは，

運動開始時からみえている目標（虚像）の位置よりも左方へ手を伸ばすように修正（運動学習）していく．PA 治療終盤には，手と目の協調が修正され，意識しなくても左方へ手を伸ばせるようになる．つまり，視覚で捉えられている空間と固有覚で捉えられている空間を偏倚した視覚に対して一致させるという再学習を行うことになる[4]．その後，プリズムを外し，日常生活を送る中で目標物へリーチすると自身の上肢が視野に対して左へ伸ばすことになり，左空間への気づきを促すと考えられる[5]．

　リーチする右上肢がみえる状態で PA を行い，同時フィードバックを利用する方法か，それともターゲット直前までみえない状態で行い最終フィードバックを利用する方法のどちらが優れているかという点について直近の報告[6]では，両者に有意差がないとしている報告もあるが，前述の動画内で Rossetti も述べているが，De Wit ら[7]によるシステマティックレビューでも最終フィードバックを推奨している．

3）プリズムアダプテーション（PA）の効果

　PA の効果検証において Rossetti ら[1]の最初の報告では，自身の上肢を目視しない状態で体幹正中前方と感じる位置を指し示す主観的正中認知課題（SSA：Subjective Straight Ahead）を行わせている．その結果 USN 症例において，通常，右偏倚している SSA が左側にシフトすることが報告されている[1]．また，絵の模写，線分抹消試験，線分二等分試験でも，直後に USN の改善がみられ，その効果は少なくとも 2 時間継続したと報告している．その他の効果として，心的イメージに対する効果も報告されている．Rossetti ら[8]は，PA 前後にフランスの地図を思い出してもらい，その中に想起される地名をできるだけ多くあげてもらう課題を行ったところ，PA 後は西部（地図の左側）の地名の想起数が増加したと報告している．またほかには，聴覚無視に対する効果も報告されている[9]．無視には視覚の消去現象と同様に，左右の耳に対して同時に音刺激を加えた時に左耳から入力された刺激の認識に障害が生じる聴覚的消去現象もあるが，Tissieres ら[9]は PA 後にこの消去現象が軽減したと報告している．また，

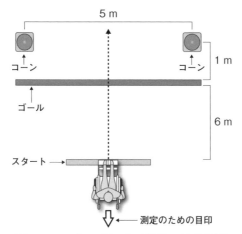

図 4-3-5　車いすによる線分二等分課題
7 m 前方左右にコーンを 5 m 離して設置し，その中心を通り抜けるよう指示する課題である

体性感覚の改善の報告もされている[10]．さらに，PA によって立位での足底圧中心が中央へ修正されるとの報告もあり[11]，身体内部のイメージを改善させた可能性を示唆している．このほかに ADL に関するものなど，さまざまな効果が報告されている[12]．例えば，Watanabe ら[13] による報告では，PA 前後で車いす駆動を行わせている．評価として 7 m 前方左右にコーンを 5 m 離して設置し，その中心を通り抜ける課題（**図 4-3-5**）を行ったところ，PA 前では平均して中央より 27.7 cm 右方へずれていたものが 3.1 cm のずれまで有意に改善し，さらに 7 m 前方に 4 つのコーンを置き，指示したコーンに向かって進む課題（**図 4-3-6**）を行ったところ，左端にあるコーンまで到達する時間が平均 21.2±14.8 秒だったものが 13.4±4.1 秒まで短縮する傾向がみられている．

　介入頻度や期間に関する調査では，初期には 1 日 2 回の PA 課題を 2 週間継続することによって，その介入効果が 5 週後まで持続したとの報告に始まり[14]，Vaes ら[15] による 1 日 1 回，7〜12 日間の PA の効果が 3 カ月後まで持続するとの報告など，多数の研究が蓄積されてきている．種々の

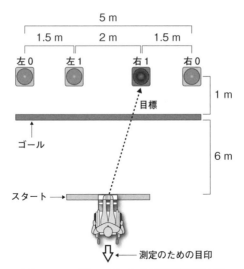

図 4-3-6 車いすによる目標到達課題
7 m 前方に 4 つのコーンを置き，指示したコーンに向かって進む課題である

研究を総合すると，10〜20°のプリズム眼鏡を使用し，一介入 50〜100 回，介入頻度は 1 日 1〜2 回，介入期間は 1〜2 週間，介入回数は 10〜20 回程度行っている．その結果，数カ月から数年の効果継続を認めている[16]．

また，2018 年にはリハビリテーション室でのプロトコルに従った治療だけではなく，在宅での 2 週間のプリズム眼鏡装着が Behavioral Inattention Tests (BIT)，National Institute of Health Stroke Scale (NIHSS)，Catherine Bergego Scale (CBS) のパフォーマンスを大幅に改善させ，その効果は 6 カ月間維持するとの報告もなされている[17]．

4) プリズムアダプテーション (PA) の神経機構

PA による改善の背景にある神経機構の解明についても，さまざまな研究がなされている．例えば，Küper ら[18] や Chapman ら[19] によって一連の神経画像研究が健常者において行われ，視覚運動適応の段階は，後頭頂皮質と右側の小脳を含むことが示された．また，最近の研究ではランダム化比較対照試験にて前頭葉病変による USN に効果が高いとの報告がなさ

れている[20]．

　以上の研究からも示されるように，現在，最も支持されているモデルの一つは，PA初期の意識的な調節は背側視覚野における後頭頂皮質によって制御され，その後の自動的な再学習は小脳によって制御されることを示唆する[5,21~23]．具体的には，視覚的に誘導された行動を困難にしている後頭頂皮質病変後の失調症は，意識的で戦略的な再調整を遅らせる可能性があるが，依然として意識しない自動的な空間的再調整を示す．これとは対照的に，小脳への病変は意識的な再調整を損なうことはないが[24,25]，自動的再調整を乱す[25,26]．病変の研究からのデータは，機能的なニューロイメージング研究によってさらに裏づけられており，それは後頭頂皮質がPAの初期に活動的であることを示しており，誤り訂正における役割を示唆している[27]．

　他方，USN症例に対するPAによって改善を示した人は，非損傷半球の側頭頂頂，前頭前野および帯状領域において厚い皮質を有していることが示されており[28]，反対側による代償の寄与も示唆され，更なる解明が待たれる．

■ バーチャルリアリティ（VR）

1）バーチャルリアリティ（VR）の定義

　バーチャルリアリティ（VR：Virtural Reality）は，日本語訳では「仮想現実」と訳されているが，日本バーチャルリアリティ学会では本来の意味と異なる解釈がされやすいとしている[29,30]．定義としては，「現物・実物（オリジナル）ではないが機能としての本質は同じであるような環境を，ユーザの五感を含む感覚を刺激することにより理工学的に作り出す技術およびその体系」とされている．以前からSFの世界や研究レベルでは話題になっていたが，2012年にOculus VR社が発表したヘッドマウントディスプレイ（HMD：Head Mounted Display）が，三次元のVR空間を描写する十分実用に耐えうる性能をもつものであったことから急激にゲーム界

を中心に広まってきている．定義にもあるように視覚だけでなく，触圧覚や温覚，嗅覚など，さまざまな感覚での実用化が進んでいる．

2）健常者におけるバーチャルリアリティ（VR）による半側空間無視モデル研究

　HMD と Web カメラを用いて現実世界を偏倚させた視空間をつくることによって，健常人に対しても USN 様の視野を得ることが可能となってきている．とはいえ，厳密に注意の濃淡を再現することは，現在の VR 技術を使っても難しい．筆者らは，顔面前方に取り付けた Web カメラを右方へ傾けることによって HMD に投影される視野を偏倚させたモデルを作成した．つまり，被験者の眼球は正中前方を向いているにもかかわらず，網膜には右方の景色を映すという状態をつくった．USN 症例は，視線を右方に向けていながら正中前方をみていると主張することが多い．そこで筆者ら[31]は健常成人に対し，正中前方をみている意識での視野の右方偏倚が線分二等分試験に及ぼす影響を調査した．健常成人の視野を偏倚させた状態で近位空間と遠位空間に提示した線分の中点をリーチ，もしくはマウスポインタで指し示させた．その際，それぞれ右手および左手で同様に行った．結果は，空間の遠近または使用手にかかわらずリーチ運動を行った場合に，USN 症例とは逆に線分二等分点が左へ偏倚する結果となった．リーチ動作を伴う場合は，目からの情報をもとに上肢の固有覚情報を利用する手と目の協調が必要であったため，HMD 上，つまり視野内では左方に提示されているが，実空間では前方にある線分の中点を指し示す際に，（リーチ動作終末では視野内に上肢が入っていたにもかかわらず）線分が左方に存在するという目からの情報が優位に残存し，わずかに左へずれた位置にタッチしていたものと考えられる（**図 4-3-7**）．

　本実験条件自体は，プリズム眼鏡でも代用できるものではあったが，Web カメラを使用することによって自在にパラメーターを変えられることがわかった．例えば，角度を自在に変えられる簡便さだけでなく，プリズムでは不可能な前額面での視野の回転や，遠近視野を自在に変えられる

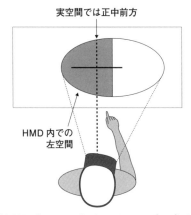

図 4-3-7　健常者におけるバーチャルリアリティ（VR）による半側空間無視モデル

　ヘッドマウントディスプレイのなか，つまり視野内では左方に提示されているが，実空間では正中前方にある線分の中点を指し示す際に，（リーチ動作終末では視野内に右上肢が入っていたにもかかわらず）線分が左方に存在するという目からの情報が優位に残存し，わずかに左へずれた位置を指し示す

など，HMD と Web カメラを組み合わせるだけでも，さまざまな条件を生み出せる．

3）半側空間無視におけるバーチャルリアリティ（VR）アプローチ

　本稿では USN 治療に親和性の高い HMD（図 4-3-8）を使用した VR 治療を主に紹介する．USN の主な症状は，視覚的に空間を無視してしまう現象である．HMD は，その視覚により知覚する空間を疑似的に高い没入感をもってつくることができる[32]．これにより安全が確保された姿勢を保ったまま，あらゆるシチュエーションを作り出せるという点が大きな利点である．HMD による治療介入は，Oculus の発表以降，各国の研究者たちが開発を始めてはいるが，論文にされているものは少ない．現時点では日本からの発表が最も多い印象である．以下にいくつか紹介する．

　Yasuda ら[33] は HMD の特徴である疑似的に没入感の高い空間をつくれ

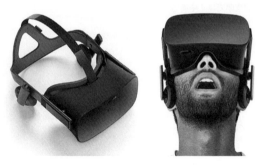
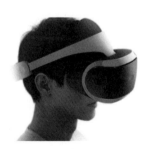

a．Oculus Rift　　　　　　　　　b．PlayStation VR

図 4-3-8　ヘッドマウントディスプレイ（HMD）

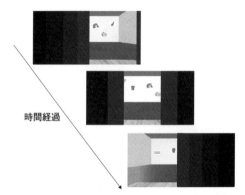

時間経過

図 4-3-9　ヘッドマウントディスプレイ（HMD）による近位空間・遠位空間無視の治療（文献 33）より転載）

遠位空間にターゲットが表示されている．最初は右空間のみが表示されているが，徐々に黒色シャッターによってみえる空間が左へ移動していく

る点を用いて近位空間の無視と遠位空間の無視の両方を治療するためのプログラムを開発している（**図 4-3-9**）．例えば，HMD 内で近位空間と遠位空間に視覚刺激を提示し，点滅した刺激に対して近位空間はリーチを，遠位空間は口頭で回答させる課題を課し，右空間から徐々にブラックアウトさせて注意を左方へ誘導するという介入を行ったところ，遠位空間の無視で有意な改善を示したと報告している．

　ほかにも自己身体を中心とする座標系の中で片側を無視する自己中心性

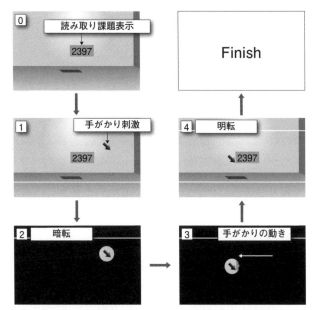

図 4-3-10　ヘッドマウントディスプレイ（HMD）による物体中心性無視の治療（文献 34) より転載）

0：そのまま数字を読ませると左側 2 桁を読み落とす
1：数字よりも右側に手がかり刺激として赤い矢印を表示する
2：矢印以外の部分を暗転する
3：矢印を数字よりも左方へ移動することによって視線を左へ誘導する
4：明転し，数字を読み上げさせると矢印の右側にある数字を読めるようになる

無視と，注目する物体の中で片側を無視する物体中心性無視があるが，Hagiwara ら[34] はこの物体中心性無視に対する治療を，HMD を使用して開発している．例えば，4 桁の数字を読み上げる課題を行う際，まず数字よりも右側に手がかり刺激として赤い矢印を表示し，矢印以外の部分を暗くした状態で矢印を数字よりも左方へ移動し，その後，明転させて 4 桁の数字を読み上げさせる（**図 4-3-10**）．このような介入の結果，物体中心性無視の改善を報告している．Sugihara ら[35] も物体中心性無視の評価方法を開発している．

　さまざまなシチュエーションを簡便に作り出せることを利用し，Ogourtsova

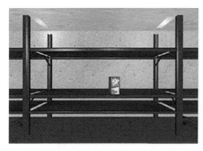 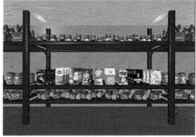

　　a．目的商品のみの低難易度課題　　　b．多種類の商品によるノイズ刺激
　　　　　　　　　　　　　　　　　　　　　　を含む高難易度課題

図 4-3-11　ヘッドマウントディスプレイ（HMD）による買い物場面を利用した評価（文献 36）より転載）

ら[36)]は日常生活の中の買い物の状況に模した空間による評価を開発している．具体的には 3 m 前方に商品棚を映し，商品数や位置を変えて難易度を変化させつつ目的の商品を発見させるという検査であった（**図 4-3-11**）．以上，紹介してきた例は VR の特徴を活かし，簡便に日常生活場面を再現しつつ，難易度調整も容易である．今後，VR 技術の発展とともに，今までのような天井効果がなく，安全で実際の場面により近いシチュエーションでの評価および治療が可能となるだろう．

● 文　献 ●

1) Rossetti Y, et al：Prism adaptation to a rightward optical deviation rehabilitates left hemispatial neglect. *Nature*　395：166-169, 1998
2) Helmholtz HLF Von：Handbuch der physiologischen Optik, Leopold Voss, Leipzig, 1867
3) Panico F, et al：Cerebellar contribution to spatial realignment：A tDCS study during multiple-step prism adaptation. *Neuropsychologia*　112：58-65, 2018
4) Welch RB, et al：Evidence for a three-component model of prism adaptation. *J Exp Psychol*　103：700-705, 1974
5) Redding GM, et al：Prism adaptation and unilateral neglect：Review and analysis. *Neuropsychologia*　44：1-20, 2006
6) Facchin A, et al：A comparison of prism adaptation with terminal versus concurrent exposure on sensorimotor changes and spatial neglect. *Neuropsychol Rehabil*　28：1-28,

2018

7) De Wit L, et al : Does prism adaptation affect visual search in spatial neglect patients : A systematic review. *J Neuropsychol* **12** : 1–25, 2016

8) Rode G, et al : Prism adaptation improves representational neglect. *Neuropsychologia* **39** : 1250–1254, 2001

9) Tissieres I, et al : For Better or Worse : The Effect of Prismatic Adaptation on Auditory Neglect. *Neural Plast* : 8721240, 2017

10) Serino A, et al : Neglect treatment by prism adaptation : What recovers and for how long. *Neuropsychol Rehabil* **17** : 657–687, 2007

11) Tilikete C, et al : Prism adaptation to rightward optical deviation improves postural imbalance in left-hemiparetic patients. *Curr Biol* **11** : 524–528, 2001

12) Jacquin-Courtois S, et al : Rehabilitation of spatial neglect by prism adaptation : A peculiar expansion of sensorimotor after-effects to spatial cognition. *Neurosci Biobehav Rev* **37** : 594–609, 2013

13) Watanabe S, et al : Generalization of Prism Adaptation for Wheelchair Driving Task in Patients With Unilateral Spatial Neglect. *Arch Phys Med Rehabil* **91** : 443–447, 2010

14) Frassinetti F, et al : Long-lasting amelioration of visuospatial neglect by prism adaptation. *Brain* **125** : 608–623, 2002

15) Vaes N, et al : Rehabilitation of visuospatial neglect by prism adaptation : effects of a mild treatment regime. A randomised controlled trial. *Neuropsychol Rehabil* **28** : 1–20, 2016

16) Goedert KM, et al : Prism adaptation and spatial neglect : the need for dose-finding studies. *Front Hum Neurosci* **9** : 243, 2015

17) Fortis P, et al : A home-based prism adaptation training for neglect patients. *Cortex* pii : S0010-9452 (18) 30288-0, 2018

18) Küper M, et al : Activation of the cerebellar cortex and the dentate nucleus in a prism adaptation fMRI study. *Hum Brain Mapp* **35** : 1574–1586, 2014

19) Chapman HL, et al : Neural mechanisms underlying spatial realignment during adaptation to optical wedge prisms. *Neuropsychologia* **48** : 2595–2601, 2010

20) Goedert KM, et al : Frontal lesions predict response to prism adaptation treatment in spatial neglect : A randomised controlled study. *Neuropsychol Rehabil* 1–22. doi:10.1080/09602011, 2018

21) Newport R, et al : The Role of the Posterior Parietal Lobe in Prism Adaptation : Failure to Adapt to Optical Prisms in a Patient with Bilateral Damage to Posterior Parietal Cortex. *Cortex* **42** : 720–729, 2006

22) Newport R, et al : Posterior parietal cortex and the dissociable components of prism adaptation. *Neuropsychologia* **44** : 2757–2765, 2006

23) Pisella L, et al : Preserved prism adaptation in bilateral optic ataxia : strategic versus adaptive reaction to prisms. *Exp Brain Res* **156** : 399–408, 2004

24) Weiner MJ, et al : Adaptation to lateral displacement of vision in patients with lesions

of the central nervous system. *Neurology* **33**：766–766, 1983

25) Werner S, et al：Visuomotor adaptive improvement and aftereffects are impaired differentially following cerebellar lesions in SCA and PICA territory. *Exp Brain Res* **201**：429–439, 2010

26) Norris SA, et al：Cerebellar inactivation impairs memory of learned prism gaze-reach calibrations. *J Neurophysiol* **105**：2248–2259, 2011

27) Danckert J, et al：Direct effects of prismatic lenses on visuomotor control：an event-related functional MRI study. *Eur J Neurosci* **28**：1696–1704, 2008

28) Lunven M, et al：Anatomical predictors of successful prism adaptation in chronic visual neglect. *Cortex* pii：S0010–9452（18）30413-1, 2018

29) 舘　暲：バーチャルリアリティとロボティクス．日本ロボット学会誌 **15**：512–515, 1997

30) 舘　暲：第 10 回を記念する新字「ばーちゃる」の提案．日本バーチャルリアリティ学会誌 **10**：208–209, 2005

31) Numao T, et al：Leftward Optical Shift Induces Bias in Line Bisection：A Study with Healthy Subjects Using a Head-mounted Display. *Prog Rehabil Med* DOI:10.2490/prm.20190008.2019

32) Wright WG：Using virtual reality to augment perception, enhance sensorimotor adaptation, and change our minds. *Front Syst Neurosci* **8**：56, 2014

33) Yasuda K, et al：Validation of an immersive virtual reality system for training near and far space neglect in individuals with stroke：A pilot study. *Top Stroke Rehabil* **24**：533–538, 2017

34) Hagiwara A, et al：Development of a Visual Cueing System Using Immersive Virtual Reality for Object-Centered Neglect in Stroke Patients. In 2018 IEEE International Conference on Systems, Man, and Cybernetics（SMC）. 2018, pp1022–1025.

35) Sugihara S, et al：Assessment of visual space recognition of patients with unilateral spatial neglect and visual field defects using a head mounted display system. *J Phys Ther Sci* **28**：332–338, 2016

36) Ogourtsova T, et al：Ecological virtual reality evaluation of neglect symptoms（EVENS）：Effects of virtual scene complexity in the assessment of poststroke unilateral spatial neglect. *Neurorehabil Neural Repair* **32**：46–61, 2018

2 体幹回旋

はじめに

　本稿では，体幹回旋（体幹の方向性）が半側空間無視（USN：Unilateral Spatial Neglect）に与える影響について述べる．しかしながら，実際にUSN症例に対して体幹回旋を利用した介入研究の報告は，非常に少ないのが現状である．そこで，USN症例の無視特性と体幹回旋との関係性について言及し，現在までに行われた介入研究のデザインと結果，そして問題点を述べた後に，今後の展望について説明していくこととしたい．

自己中心性無視と体幹回旋

　左右の判断は日常的に行われているが，何に対して（何を参照して）左または右なのかという点で，その解釈は異なる．この作業空間の範囲を参照枠（reference frame）といい，自己中心参照枠（egocentric reference frame）と後述する物体中心参照枠（allocentric reference frame）の2つに大きく分類される[1]．自己中心参照枠は，自己（眼球，頸部，体幹の情報）を正中の基準とし，その基準を参照して左右を判断しており，その中でも体幹が最も重みづけが大きいとされる[2~10]．

　USN症例の視線の動きの特性を調査したいくつかの研究では，空間性注意の方向性は左から右へ勾配をもっていると報告している[11~14]．しかし，これらの実験は水平面上の±16°〜±24°の範囲で写真や文字を提示した条件下によって視線の動きを計測しており，USN症例が実際に捉える外界の範囲よりも狭いことが指摘されている．Karnathら[15]は，その探索範囲を±140°の範囲まで拡大し，文字の探索課題を行ったところ，視線の中心は右側へ偏倚しているが，その中心から左右への視線は正規分布曲線の形になっていることを明らかにした（図4-3-12）．つまり，USN症

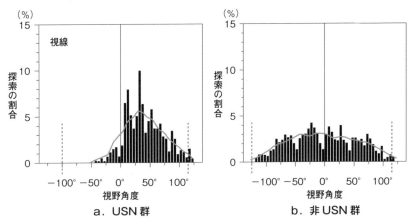

図 4-3-12 半側空間無視（USN）症例の視野特性（文献 15）より転載）
自己中心軸を0°とし，水平面上で右空間は正の値，左空間は負の値

例が単により右へ注意が引きつけられるのではなく，自己中心参照枠（中心正中軸）が右側に偏倚しており，その軸を中心として左右へ注意が分配されていることを示唆している．

Nyffeler ら[5]は，臨床でよく合併するUSNと視野障害（VFDs：Visual Field Defects）との鑑別を目的として，異なる体幹条件にて視野の特性を検討した．VFDs群，VFDs+USN群それぞれ10名ずつを対象とし，体幹正中位条件および体幹30°左回旋条件にて，視野検査を実施した結果，VFDs群では各条件で視野範囲が変化しなかったのに対し，VFDs+USN群では体幹30°左回旋条件にて左側へ視野範囲が拡大したことを報告した（図4-3-13）．

また，Schindler ら[8]はUSN症例を対象として，頭部および体幹の方向性がUSNに与える影響を調査した．対象者は，頭部・体幹正中条件，体幹20°左回旋条件，体幹20°右回旋条件，頭部20°左回旋条件，頭部20°右回旋条件の5条件（図4-3-14）にて線分二等分試験および音読課題を行った．その結果，体幹20°左回旋条件および頭部20°左回旋条件にて線分二等分試験における二等分線が左方向へと偏倚し，音読課題のエラー数が減少したと報告している（図4-3-15）．これらの結果は，体幹左回旋は

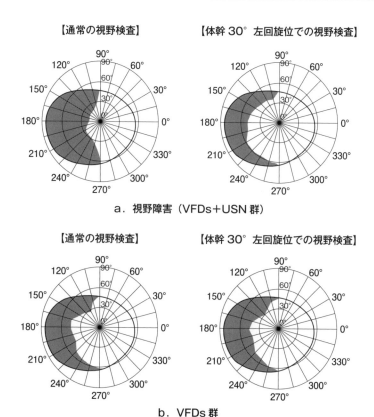

図4-3-13 体幹回旋による半側空間無視（USN）症例の視野範囲の変化（文献5)より転載）

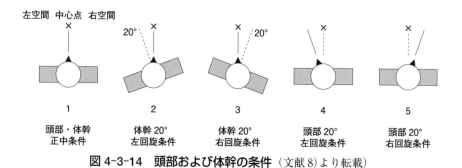

図4-3-14 頭部および体幹の条件（文献8)より転載）

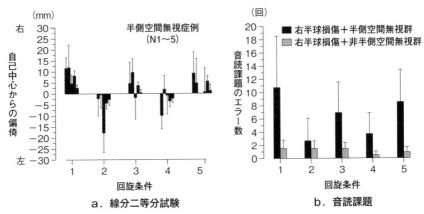

図 4-3-15　頭部および体幹の方向性による線分二等分試験と音読課題の関係
（文献 8) より転載）

頭部・体幹正中条件（ベースライン）にて二等分線は右側へ偏倚しているが，体幹20°左回旋条件（Trunk L），頭部20°左回旋条件（Head L）では二等分線が左側へ偏倚する．読み間違えの数はベースラインと比較して Trunk L），頭部20°左回旋条件（Head L）にて減少する

右側へと偏位した自己中心軸を左側へと是正し，USN 症例の空間性注意を改善させることを示唆している．

物体中心性無視と体幹回旋

　物体中心参照枠は，対象物に注意を向けた際に，左右判断の基準をその対象物とすることを意味している．自己中心参照枠を基準とした際には右空間に対象物がある場合でも，物体中心性の無視を呈した症例は，対象物へ注意を向けると，その左側を見落とすことがある．机上試験では，線分抹消試験や星印抹消試験で右側の対象物を抹消できるにもかかわらず，線分二等分試験にて右側の線分の二等分線が右へ偏倚し，これは食事の場面など，日常生活動作上で問題となることがしばしばある．

　自己中心性無視と物体中心性無視の責任病巣は異なり，前者は中前頭回，中心後回，縁上回，上側頭回が，後者は上側頭溝後部，角回，中側頭回，

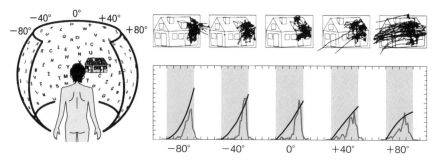

図 4-3-16 対象物の提示位置と物体中心性無視の関係（文献 4）より転載）

水平面上で-80°, -40°, 0°, 40°, 80°（正の値：右空間，負の値：左空間）の位置に提示された家の絵に対する視覚探索の特性．物体中心性の無視は，左から右へ勾配があり，右空間にある物体ほどその物体の左側へ視線を向けることが容易になる

中後頭回が関係しているとされる．また，一部の共通領域（頭頂間溝，側頭後頭接合部）や，それらの領域を連絡する白質線維の損傷により自己中心性無視と物体中心性無視は合併することがある[16]．つまり，損傷領域によるUSNのタイプの違いや回復過程によって，自己中心性無視と物体中心性無視は独立するのか，合併するのか，関係性を有するのかは異なり，自己中心性無視と物体中心性無視の関係性を調査した研究では，一定の見解を得られていないのが現状である[17〜21]．

Karnathら[18]は，USN症例3名を対象として水平面上で-80°, -40°, 0°, 40°, 80°（正の値：右空間，負の値：左空間）の位置に提示された家の絵に対する視覚探索の特性を調査した結果，中心正中軸を基準として対象物が左側に位置するほど，その対象物の左側を強く無視する傾向にあることを示した．例えば，-80°から0°条件では絵の左側へ視線を移すことが困難であるが，自己の右空間（40°および80°）に家の絵を提示した条件では絵の左端まで視線を移すことが可能であった（**図 4-3-16**）．つまり，自己中心性の無視は，空間への注意が右側へ偏倚した正規分布曲線をとるのに対し，物体中心性の無視は左から右へ勾配をもっていることになる．そして，自己を中心として右空間に提示された物体ほど，その勾配率が緩やかであるため，物体の左側へ視線を移すこと容易にしている．

212 第Ⅳ章 半側空間無視の治療アプローチ

　ここまで自己中心参照枠と物体中心参照枠との関係性について述べてきたが，物体中心参照枠と体幹の方向性の関係性についての研究は少ない．杉本ら[10]は，シングルケーススタディーにて体幹回旋が線分二等分試験に与える影響を検討している．測定条件は，体幹回旋3条件（右回旋，左回旋，正中），提示空間条件（右側，左側，正面）の組み合わせによる9条件とし，各条件での線分二等分試験の成績を調査した．その結果，正面および右空間において体幹回旋の影響は小さく，左空間においては体幹左回旋時に二等分線が左へ偏倚することを明らかにした．また，Schindlerら[8]も同様に体幹左回旋により線分二等分試験における二等分線が左側へ偏位したことを報告している．このことから，物体中心性無視と自己中心軸は関係性を有しており，体幹左回旋により物体中心性無視を改善させる可能性が示唆される．

■ 非空間性無視と体幹回旋

　非空間性無視とは，刺激の提示位置にかかわらず，その刺激を無視する，または反応時間が遅延することを指す．これまで述べた，自己中心性注意と物体中心性注意が「みているものがどこであるか（where）」「みえているものが何であるのか（what）」に関する注意であり，非空間性無視は「いつ対象物がみえたのか（when）」に関する注意である．USN症例は自己を中心とした左空間のみならず，右空間の対象物に対する反応も遅延することが知られている[22]．

　ここで，「物体中心性無視と体幹回旋」にて述べたような疑問が生じる．それは，これまで述べてきた空間性無視と非空間性注意は相互に関係するのか，そして体幹回旋はどのような影響を与えるのかということである．Battelliら[23]は，空間性注意と非空間性注意は責任病巣が異なり，完全に独立したメカニズムであると述べている．しかし，Rordenら[8]は，健常群，右半球損傷（非USN）群，USN改善群，USN群の計4群を対象とし，対象者の右前方（＋40°）または左前方（－40°）に設置したモニター上に

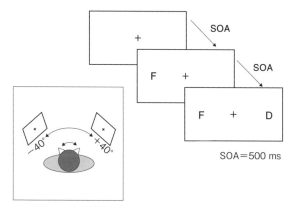

図 4-3-17　非空間性注意の実験デザイン（文献 8）より転載）

SOA：第 1 刺激から第 2 刺激までの時間間隔．対象者の右前方（＋40°）または左前方（−40°）に設置したモニター上にて刺激に対する反応時間を測定した．注視点を提示した後，注視点の左右に同時または時間をずらしてアルファベットを提示し，右か左のどちらが先に提示されたかを回答する課題を実施した

て刺激に対する反応時間を測定した（**図 4-3-17，4-3-18**）．そこでは，注視点を提示した後，注視点の左右に同時または時間をずらしてアルファベットを提示し，右か左のどちらが先行して提示されたかを回答する課題を実施した．その結果，健常群，右半球損傷（非 USN）群，USN 改善群では，左右どちらのアルファベットが先行して提示されたかをほぼ正確に回答しているのに対し，USN 群ではどちらのモニター条件においても左側に提示された刺激に対する反応時間の遅延を認めた．しかし，USN 群ではモニターの設置位置により反応時間の遅延の程度に差があり，右前方に設置したほうが遅延の程度は短かったことを報告している．この結果に対して Rorden ら[8]は，右前方にモニターを設置する条件は体幹が相対的に左回旋位であり，無視側への体幹回旋は無視空間に提示された刺激に対する反応時間を短縮させると考察している．つまり，非空間性注意と空間性注意が相互に関係しており，体幹回旋により空間性注意を変化させることは，非空間性注意にも影響を与えることを示唆しているため，Battelli ら[23]による見解とは異なっている．今後は，USN のサブタイプごとにそ

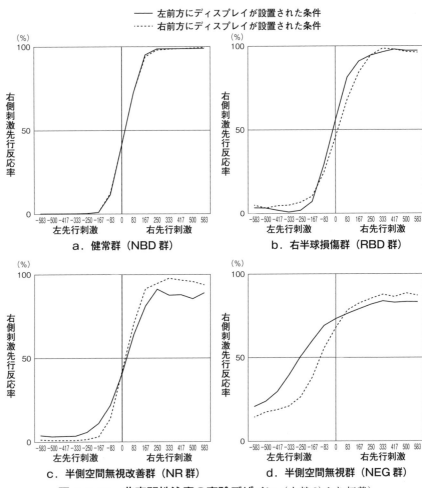

図4-3-18 非空間性注意の実験デザイン (文献8)より転載)

縦軸は右側のアルファベットが先行して提示されたと回答する確率,横軸は第1刺激から第2刺激までの時間間隔(+:右側のアルファベットが先行,-:左側のアルファベットが先行).NBD群,RBD群,NR群では,左右どちらのアルファベットが先行して提示されたかをほぼ正確に回答しているのに対し,NEG群では左側のアルファベットに対する反応時間が遅延している(左側のアルファベットが先行して提示された場合でも,右側のアルファベットが先行して提示されたと回答する割合が多い).右前方にディスプレイが設置された条件(相対的な体幹左回旋条件)では,左前方にディスプレイが設置された条件(相対的な体幹右回旋条件)と比較して左側のアルファベットへの反応時間の短縮を示した

の関係性を検証し，非空間性注意の改善に体幹回旋を利用することが有益になる症例を明らかにする必要があると考えられる．

体幹回旋の介入研究

はじめにでも述べたように，体幹回旋に着目した研究は非常に少ないのが現状である．Yang ら[24] によるシステマティックレビューでは，12件のランダム化比較試験のうち一番多かったのがプリズムアダプテーションの5件で，体幹回旋に関するランダム化比較試験は1件のみであり，その有効性に関しても同意が得られていないのが現状である．

Fong ら[2] は，発症から8週間以内の初発または2回目の USN 症例〔Behavioral Inattention Test（BIT）<51点〕を対象とし，体幹回旋とアイパッチの効果を1重盲検化ランダム化比較試験にて検証した．対象者を体幹回旋群，体幹回旋＋アイパッチ群，コントロール群の3群に分け，上肢の運動を伴う15〜35°の体幹回旋課題を背臥位，座位，立位のどれかの肢位にて，1回1時間を週5日，30日間実施した（**図4-3-19**）．体幹回旋＋アイパッチ群は，視野の右側を遮蔽するアイパッチを装着し，同様の体幹回旋課題を行った．その結果，30日後および60日後（フォローアップ）において各群の BIT，時計模写試験，Functional Independence Measure（FIM）の運動項目に有意な差を認めなかったと報告している．その理由は，左空間に体幹回旋を伴いながらリーチする目標指向性な課題であるが，姿勢が統一されていない（背臥位，座位，立位）点などが問題としてあげられる．

Wiart ら[9] は，発症から3カ月以内の USN 症例11名を対象とし，体幹回旋の効果をランダム化比較試験にて検証した．対象者は**図4-3-20**のように体幹装具に取り付けたポインターにて1.5 m前方にある目標物へ体幹回旋を伴うリーチ課題を1日1時間とし，20日間実施した．その際，空間的探索は右から左へと行い，目標物へ正しくリーチできた場合には音または視覚的なフィードバックを与えた．その結果，ほぼ同様の臨床属性の

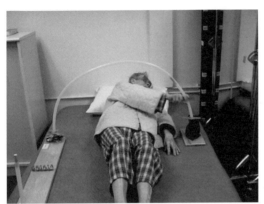

図 4-3-19　Fong らの体幹回旋課題（臥位例）
（文献 2）より転載）

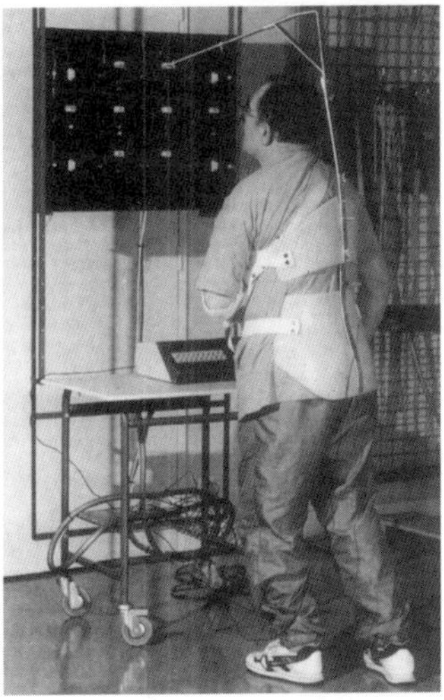

図 4-3-20　Wiart らの体幹回旋課題（文献 9）より転載）

コントロール群と比較して，線分二等分試験，抹消試験（Bell Test, Albert Test）が 1 カ月および 2 カ月後において，実験群にて有意に改善を示したと報告している．FIM の運動項目は 1 カ月後では有意に改善したが，2 カ月後では有意差を認めなかった．また，実験 2 として，発症から 6 カ月以上経過した慢性の USN 症例 5 名を対象として同様の課題を行ったところ，5 例中 2 例で USN 症状の消失を認め，2 例で改善を示したと報告している．Fong ら[2]の研究と異なり，目標指向性および探索的な課題で，かつフィードバックを与えている点が USN 症状の改善に寄与したと思われる．しかし，特殊な機器が必要である点や立位での高度な動的バランスが要求されるため，機器に制約のある環境や重症例への活用には介入方法の再考が必要である．

■ 体幹回旋の可能性

本稿では，空間的な無視と時間的な無視のタイプを紹介するとともに，

そのタイプごとに体幹回旋が与える影響を述べてきた．空間的な要因と時間的な要因を考慮すると，USN は実に多様な症状を呈することがわかる．USN と体幹回旋の関係は 1991 年の Karnath ら[3] による研究を皮切りに，多数の基礎的な研究が行われており，USN 症状自体の解釈や USN と体幹回旋との関係性について解釈は進んできている．しかしながら，基礎的な知見をもとにした臨床応用に関する研究は，非常に少ないのが現状である．体幹回旋を USN 症状の治療に応用するためには，大きく 2 つの方法が考えられる．1 つ目は，「体幹回旋の介入研究」で紹介した 2 つの研究のように，体幹回旋自体を介入課題として行う方法である．そこで重要と考えられるのは，Wiart ら[9] の研究のように体幹回旋を伴う能動的かつ目的的な行動を促し，適切な行動により生じた結果を対象者にフィードバックすることで，空間的認知を行動へ般化させる過程をより主体的に行うことである．2 つ目は，あるアプローチ方法をより効果的にするための環境設定として，体幹回旋を利用する方法である．体幹回旋は，空間的かつ時間的な認知に影響を与えるため，体幹の方向性を変える（例えば，左方向ではなく右方向へ体幹を回旋させる）ことで，認知的な負荷を調節できる可能性がある．

　筆者らは，重度の USN 症例を対象として体幹回旋位でのリーチ課題の効果を報告したので紹介する．症例は右前頭葉皮質下の脳出血症例（60 代，男性，右手利き）であり，第 58 病日に課題を施行した．その際の神経学的所見は重度の左片麻痺と感覚障害があり，神経心理学的所見は重度の USN を認めていた．デザインは前後比較研究とした．リーチ課題中の姿勢は椅座位，体幹 20° 右回旋位，下肢および頭部は正中位とし，正面にある目標物に対して 50 回のリーチ運動課題を実施し，課題前後で主観的な正中位を指し示す身体正中位定位（SAP：Straight Ahead Pointing）課題と BIT を測定した．リーチ課題前後の SAP および BIT を**表 4-3-3** に示す．課題前に右側へ偏倚していた SAP は，課題後に左方向へと偏倚し，BIT においては主に線分・文字・星印抹消試験において介入前後での得点の向上がみられた．体幹回旋にて非無視空間に自己中心参照枠を偏倚さ

218　第Ⅳ章　半側空間無視の治療アプローチ

表4-3-3　介入前後の Subjective Ahead Pointing（SAP）および Behavioral Inattention Test（BIT）

SAP		介入前	介入後
		−10.2±3.2 cm（点）	−2.0±4.0 cm（点）
BIT	・線分抹消試験	13	18
	・文字抹消試験	4	8
	・星印抹消試験	8	11
	・模写試験	0	1
	・線分二等分試験	0	0
	・描画試験	0	0
合　計		28	38

SAP（＋：左方向，−：右方向）

せた状態でのリーチ運動課題は，自己の正中を無視方向へと矯正させ，無視空間への探索範囲を拡大させると考えられた．現在，USN に対する最もエビデンスの高い治療法であるプリズムアダプテーションは，プリズムの屈折角度や目標物の位置，試行回数など，さまざまな課題設定にて効果の検証が行われているが，そのような要素の一つとして前述したような体幹右回旋を加えるのはどうだろうか．これまで述べてきたように，左方向へ体幹を回旋することは，認知的な難易度を下げることが知られているため，筆者らの研究のように逆に右方向へ体幹を回旋した状態で，プリズムアダプテーションを代表とする認知課題を行った場合に，その効果を増大させる可能性があると考えられる．これらの2つの方法，もしくは他の介入方法のどれを選択するかについては，USN 症例一人ひとりが直面している問題点を臨床症状から多角的に捉え，その適応について適宜検討していく必要があると考えられる．

● **文　献** ●

1）渡辺　学：半側空間無視に対する理学療法─半側空間無視を認識できないことに伴う各種障害の理解と理学療法介入．阿部浩明（編）：高次脳機能障害に対する理学療法．文光堂，2017，pp71-122

2）Fong KN, et al：The effect of voluntary trunk rotation and half-field eye-patching for

第3節　ボトムアップアプローチ　　*219*

patients with unilateral neglect in stroke : a randomized controlled trial. *Clin Rehabil* **21** : 729-741, 2007

3) Karnath HO, et al : Trunk orientation as the determining factor of the 'contralateral' deficit in the neglect syndrome and as the physical anchor of the internal representation of body orientation in space. *Brain* **4** : 1997-2014, 1991

4) Karnath OH : Spatial attention systems in spatial neglect. *Neuropsychologia* **75** : 61-73, 2015

5) Nyffeler T, et al : Contralesional trunk rotation dissociates real vs pseudo-visual field defects due to visual neglect in stroke patients. *Frontiers in Neurology* **8** : 411, 2017

6) Roden C, et al : Biased temporal order judgements in chronic neglect influenced by trunk position. *Cortex* **99** : 273-280, 2018

7) Rousseaux M, et al : Body representations and brain damage. *Neurophysiol Clin* **44** : 59-67, 2014

8) Schindler I, et al : Head and trunk orientation modulate visual neglect. *NeuroReport* **8** : 2681-2685, 1997

9) Wiart L, et al : Unilateral neglect syndrome rehabilitation by trunk rotation and scanning training. *Arch Phys Med Rehabil* **78** : 424-429, 1997

10) 杉本　諭，他：体幹左回旋により見かけ上の右無視（左偏位）を呈した左半側無視の1例 ―線分2等分での検討．失語症研究　**151** : 209-214, 1995

11) Bays MP, et al : Integration of goal- and stimulus-related visual signals revealed by damage to human parietal cortex. *J Neurosci* **30** : 5968-5978, 2010

12) Machner B, et al : Impact of dynamic bottom-up features and top-down control on the visual exploration of moving real-world scenes in hemispatial neglect. *Neuropsychologia* **50** : 2415-2425, 2012

13) Ptak R, et al : Looking left with left neglect : the role of spatial attention when active vision selects local image features for fixation. *Cortex* **45** : 1156-1166, 2009

14) Sprenger A, et al : Visual search in patients with left visual hemineglect. *Progress in Brain Research* **140** : 395-416, 2002

15) Karnath OH, et al : Space exploration in neglect. *Brain* **121** : 2357-2367, 1998

16) Chechlacs M, et al : Separating neural correlates of allocentric and egocentric neglect : Distinct cortical sites and common white matter disconnections. *Cogn Neuropsychol* **27** : 277-303, 2010

17) Elisabeth B, et al : Dissociation between egocentric and allocentric visuospatial and tactile neglect in acute stroke. *Cortex* **44** : 1215-1220, 2008

18) Karnath OH, et al : Object-based neglect varies with egocentric position. *J Cogn Neurosci* **23** : 2983-2993, 2011

19) Li D, et al : Egocentric representations of space co-exist with allocentric representations : evidence from spatial neglect. *Cortex* **58** : 161-169, 2014

20) Rorden C, et al : Allocentric neglect strongly associated with egocentric neglect. *Neuropsychologia* **50** : 1151-1157, 2012

21) Turgut N, et al：A study on the independence of egocentric and allocentric neglect. *Cortex* 96：95-104, 2017
22) Li D, et al："Nonspatial" attentional deficits interact with spatial position in neglect. *J Cogn Neurosci* 29：911-918, 2017
23) Battelli L, et al：The 'when' pathway of the right parietal lobe. *Trends Cogn Sci* 11：204-210, 2007
24) Yang NY, et al：Rehabilitation Interventions for Unilateral Neglect after Stroke：A Systematic Review from 1997 through 2012. *Front Hum Neurosci* 7：1-11, 2013
25) 志田航平, 他：半側空間無視患者に対する非無視方向への体幹回旋位でのリーチ運動の効果―症例報告. 高次脳機能研究 39：85-86, 2019

3 頸部電気刺激

はじめに

　半側空間無視（USN：Unilateral Spatial Neglect）に対する電気刺激は，対象者の感覚環境（sensory environment）を巧みに操作することに基づいたボトムアップアプローチの一つである．ボトムアップアプローチは，さまざまな求心性の感覚刺激を中枢神経へ作用させることで空間認知機能を調整しようとする介入であり，電気刺激による介入もこの原則に基づいている[1,2)]．1990年代にUSNに対する電気刺激の即時的効果が多く報告され，2000年以降は認知課題と電気刺激の併用効果がランダム化比較試験（RCT：randomized controlled trial）にて検証されてきた．Azouviら[2)]の2017年の報告では，USNに対する介入効果を検討した37件のRCT（n=1,027名）が採用されており，そのうち電気刺激による介入を含むものは3件[3~5)]（n=94）であった．また，Lisaら[6)]の2013年の報告（レビュー）では15件のRCTが採用されており，そのうち電気刺激による介入は2件[3,4)]（n=70）であった．いずれにおいてもUSNの改善に電気刺激は有効であると思われるが，エビデンスとしては低く，方法論として質の高い研究と，より多くのサンプルサイズが必要であると結論している．

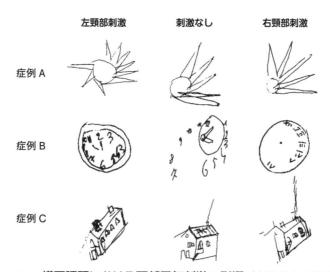

図 4-3-21　模写課題における頸部電気刺激の影響（文献7）より改変転載）
症例 A は花（daisy），症例 B は時計，症例 C は家の描画課題．左頸部刺激条件で描画の非対称性が改善している

　空間認知が改善する機序としては，中等度から重度の USN を呈した対象者へ電気刺激を実施することで，単に外的刺激の増加により覚醒水準が向上した結果として認知機能の改善が得られるという可能性もある[1]．一方で，刺激部位の違いにより認知機能検査の結果に差が生じることも報告されている．これは覚醒水準の改善だけでは説明できず，特定部位への電気刺激が中枢神経系に作用している可能性が示唆されている．図 4-3-21 は右大脳半球損傷（RBD：Right Brain Damage）により左 USN を呈した症例の描画課題の結果である．電気刺激なし条件，左後頸部への電気刺激条件，右後頸部への電気刺激条件で模写課題を行った結果，左後頸部への電気刺激にて描画の非対称性が改善している．この結果について，Guariglia ら[7]は左後頸部への電気刺激が中枢神経系へ作用し，空間表現のイメージシステムに影響を及ぼしたと考察している．

　ここでは，これまでに報告されている電気刺激に関する研究を振り返り，臨床での活用方法について検討する．なお，USN への電気刺激による介

第Ⅳ章　半側空間無視の治療アプローチ

表 4-3-4　対象者の属性と

	研究 デザイン	対 象 者	発症からの 期間	USN 重症度	刺激部位	周波数	パルス 幅
Guariglia C, et al (1998)	前後比較	RBD（n=9）	4.25カ月 （3〜8カ月）	中等度〜 重度	左後頸部	100 Hz	100 ms
Vallar G, et al (1995)	前後比較	RBD（n=14）， 1例は腫瘍	2.8カ月（腫 瘍例以外で 算出）	軽度〜重 度	左後頸部	100 Hz	100 μs
Pitzalis S, et al (2013)	前後比較	RBD（n=6）， 視覚野に病変の あるものは除外	101〜176 日	中等度〜 重度	左頸部 （僧帽筋 上部）	100 Hz	100 μs
Karnath HO (1995)	前後比較	RBD（n=4），1 例は腫瘍	5〜13日， 腫瘍の1例 の み 115 日）	中等度〜 重度	左後頸部	100 Hz	記載 なし
Schröder A, et al (2008)	RCT	RBD（n=30）	36.2日（12 〜84日）	中等度〜 重度	左僧帽筋	100 Hz	100 μs
Polanowska K, et al (2009)	RCT	RBD（n=40）	45.5日（14 〜84日）	中等度〜 重度	左手背	5 kHz	100 ms
Rusconi ML, et al (2002)	RCT	RBD（n=20）	7.5週（5〜 15週）	中等度〜 重度	左後頸部	100Hz	100 μs

RCT：ランダム化比較試験，RBD：右大脳半球損傷，VEP：視覚誘発電位

入には効果があるとする報告のほかに，少数ながらも効果がないとする報
告が存在している．各報告における対象者の属性や刺激条件の相違につい
て**表4-3-4**にまとめた．**表4-3-4**に目をとおしながら効果的な電気刺激
の実施には，どのような条件を設定することが重要であるのかを推論しな
がら読み進めてほしい．

刺激条件

刺激強度	刺激時間	評価指標	電気刺激の効果	フォローアップ
0.5 mA/mm^2	20 分間の刺激後に評価（刺激したまま評価実施）	メンタルイメージ課題（広場の陳述，模写試験，抽象的な形状比較）	即時的な改善あり	未実施
0.5 μA/mm^2	15 分間の刺激後に評価	文字抹消試験	即時的な改善あり	30 分後の再評価で効果は消失
0.5 μA/mm	15 分間の刺激後に評価	VEP，線分抹消試験，文字抹消試験，音読課題，線分二等分試験	即時的な改善あり	60 分後の再評価で効果は消失
記載なし	刺激開始直後から評価（刺激したまま評価実施）	模写試験，文字抹消試験	効果なし	—
個別に調整した感覚閾値上刺激	視覚探索課題中に電気刺激を併用（25〜40 分），4 週間で 20 セッション実施	線分抹消試験，星印抹消試験，線分二等分試験，図形模写，描画課題，読み書き課題	併用効果あり	1 週間後も成績は維持された
個別に調整した麻痺手の感覚閾値下刺激（最大 0.2 mA/cm^2）	視覚探索課題中に電気刺激を併用（30 分），4 週間で 20 セッション実施	線分抹消試験，星印抹消試験，音読課題	併用効果あり	未実施
0.5 μA/mm^2	認知課題中に電気刺激を併用（60 分），8 週間で 40 セッション実施	線分抹消試験，文字抹消試験，線分二等分試験，音読課題，描画課題，レーヴン色彩マトリクス検査，顔認識課題，深部感覚検査	併用効果なし（電気刺激の有無にかかわらず両群で改善）	—

■ 電気刺激の即時効果に関する報告

　まず，電気刺激の即時効果に関して効果があるとする報告を紹介する．Vallar ら[8] は左 USN を呈する症例への左後頸部への電気刺激効果について詳細に検討している．彼らは中等度の USN を呈する 14 名の RBD 症例（発症後 2.8 カ月）に対し，刺激部位の違いがもたらす結果について調査した．左右どちらかの後頸部を 15 分間電気刺激した後に文字抹消課題を

実施したところ，左後頸部を刺激した時にのみ成績が向上し，右後頸部の刺激ではやや増悪したことを報告した．また，この左後頸部の電気刺激による改善は，感覚障害の有無や重症度とは無関係であった．しかし，この改善は一時的であり，30分後の再検査では介入前のレベルに戻っていた．次に彼らは追加実験として身体の左半側内で刺激部位を変更し，左頸部と左手背への刺激について比較した（n＝6，発症後2カ月）．その結果，どちらの部位においても課題成績が改善したと報告している．以上より，Vallar ら[8]は左半側からの体性感覚入力が右大脳半球を活性化させ，身体外空間における自己中心座標調整システムに影響を及ぼしたと考察している．同グループは，左後頸部への電気刺激効果について視覚誘発電位（VEP：visual evoked potentials）を用いた検証も実施している[9]．VEPは視覚刺激を与えた時に大脳皮質視覚野に生じる電位であり，VEPの半球非対称性はUSNの指標となることが知られている．Pitzalis ら[9]は視覚野に病変のない6例のRBD症例（発症後101〜176日）において線分抹消試験，線分二等分試験，文字抹消試験，文章音読課題，およびVEPについて電気刺激前後で比較した．その結果，15分間の電気刺激直後にはすべての机上課題において改善を認めた．また，電気刺激前は左視野におけるVEPの潜時が右と比較して延長していたが，刺激後に左視野の潜時が短くなり，左右視野の潜時における非対称性が改善したと報告している．なお，この報告においても60分後の再評価では，すべてのステータスが元のレベルに戻っていた．以上の調査結果は，一時的ではあるものの電気刺激が空間認知機能の改善に有効であることを示すものである．

　一方，Karnath ら[10]は電気刺激と振動刺激の効果を比較した報告の中で，電気刺激の効果はほとんど認めなかったと結論している．この報告では，4例のRBD症例に左後頸部への電気刺激を実施している．刺激強度の詳細については記載がないため不明であるが，刺激開始直後から模写試験と文字抹消試験を開始し，その成績を比較している（その他，前述した報告との相違に関しては**表4-3-4**を参照）．有効性を述べた Vallar や Pitzalis ら[8,9]の介入では，評価前に15分の刺激時間を設定したのに対し，Karnath

ら[10]は刺激開始直後より評価中にかけて刺激を継続した点が異なっており，臨床で実施する場合は電気刺激に関するパラメーターの設定が重要であることが推察される.

半側空間無視に対する視覚探索課題と電気刺激の併用効果に関する報告

　電気刺激の併用効果を検討した RCT においても，効果があるとする報告が2件，効果がないとする報告が1件存在する. ここでも，併用効果があるとする報告から紹介する. Schröder ら[3]は中等度から重度の USN を呈した急性期の RBD 症例 30 名（発症後 12～84 日）を対象として，視覚探索課題に組み合わせた左頸部電気刺激と視運動性刺激（OKS：Optokinetic Stimulation）の効果を検証している. その際，対象者を視覚探索課題のみを実施する群，視覚探索課題中に左頸部電気刺激を併用する群，視覚探索課題に OKS を組み合わせた群に分類し，1セッション 25～40 分程度の介入を4週間で 20 回実施した. 視覚探索課題としては，モニター上のさまざまな位置に表示されるターゲットを探索する課題を実施した. 介入前，介入 10 回目，介入終了時および介入終了から1週後の机上課題成績（線分抹消試験，星印抹消試験，線分二等分試験，図形模写試験，描画試験，読み書き試験）を比較したところ，視覚探索課題のみを実施した群では改善を認めなかったのに対し，左頸部電気刺激と OKS を併用した群では介入期間をとおして改善を認めた. また，1週後のフォローアップにおいても介入終了時の得点が維持されていたことを報告している. このことから，彼らは USN の介入に際しては視覚探索課題を単独で行うよりもよりも，頸部電気刺激や OKS を組み合わせた介入方法を推奨している. あとに Lisa ら[6]が実施した研究において，Schröder ら[3]の研究の質と効果量が示された. 研究の質としてはランダム化の手順が明記されていないことや，盲検化が実施されていないため，この研究の質的評価はデルファイ法にて2点（low quality）とされているものの，探索課題と電気刺激を

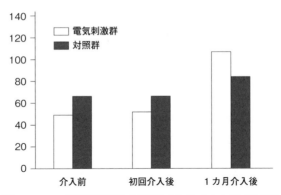

図 4-3-22　課題正答数の比較（文献7）より改変転載）

縦軸は線分抹消試験，星印抹消試験，文字の音読試験における正答数合計（最大144点）を表す．視覚探索課題における電気刺激併用の即時効果（初回介入後）は認めないものの，1カ月間の介入で電気刺激併用群が対照群よりも改善した

併用した介入は大きな効果量（d＝0.87）が報告されている[6]．

Polanowska ら[4]も視覚探索課題と電気刺激を併用した RCT を実施している．中等度から重度の USN を呈した RBD 症例 40 名（発症後 14～84日）を対象とし，1セッション 45 分からなる視覚探索課題を中心とした治療を 4 週間で 20 回実施した．電気刺激を併用した時間は 1 セッションあたり 30 分間であり，刺激部位は左手背，また刺激強度は感覚閾値以下としている．視覚探索課題はコンピューター上でのサッケード課題や注意課題が実施され，さらに視覚探索能力の改善を目的とした机上課題（新聞の見出しの読み書き，絵の中の特定の要素の検索など）も実施された．対照群は同様の視覚探索課題にプラセボ（sham stimulation：電極はセットされたが通電せず）が併用された．介入前，初回介入後，1カ月の介入後に 2 群間の机上課題成績を比較したところ，初回介入後の時点では電気刺激の影響は少ないものの，1カ月介入後の比較では対照群よりも電気刺激を併用した群において机上課題成績が改善していたことを報告している（**図 4-3-22**）．一方，日常生活動作能力（Barthel index）は両群で改善したが群間差は認めなかった．また，感覚障害を呈した USN 症例だけで分

析しても同様の結果が得られたと報告しており，感覚障害は電気刺激の効果を減弱させる要因とはならないと結論している．のちの報告において，このRCTの質的評価はdelphi listで7点（good methodological quality），またUSNに対する介入効果についてはd＝1.63と大きな効果量が報告されている[6]．以上の調査結果は，視覚探索課題と左身体への電気刺激併用が，視覚探索課題を単独で行うよりも有効であることを示している．

　一方，Rusconiら[5]の実施した認知課題と電気刺激を併用した介入の効果を検証したRCTでは，認知課題単独で実施した群と電気刺激併用群の改善度に変化を認めなかったことから電気刺激の併用効果は認めないと結論している．彼らが用いた認知課題は，音読課題，点つなぎ課題（ドットをつないで描画する課題），キューブを使用した構成課題，物品と名称のカードマッチング課題であり，先に述べたRCTで実施された視覚探索課題とは内容が異なっていた．特に物品と名称のマッチング課題は，左半球の言語野の賦活が必要となることが考えられ，左後頸部への電気刺激が作用していた中枢神経の領域と異なっていた可能性もある．**表4-3-4**に示したように，刺激条件の相違については3件のRCTそれぞれで異なっているため検討が困難ではあるものの，電気刺激を併用する場合は実施する認知課題内容への配慮も重要であることが示唆される．

■ 臨床における電気刺激の活用方法

　今回紹介した報告が示しているように，USNを呈したRBD症例において，左身体からの電気刺激入力は空間イメージや自己中心座標における空間認知に好影響をもたらす可能性がある．電気刺激の効果を引き出すためには，刺激時間・強度などのプロトコル設定，また併用する課題内容の設定も重要であることが示唆されている．**表4-3-4**からもわかるように，多くの報告が対象としているのは中等度から重度のUSNを呈した症例であり，臨床でも介入に難渋することの多い症例である．電気刺激は対象者の随意的な努力を必要としない受動的な刺激であるため，探索課題の遂行

が困難な症例であったり，集中力に障害のある症例においても容易に実施できることが最大の利点である．機器さえあれば，訪問リハビリテーションなどで自宅での運動療法にも併用可能である．これまでの報告では，机上課題を評価指標として用いているものが多く，日常生活動作などの動作レベルでの改善については，まだ不明確である．そのため，電気刺激を実施しながら自己中心座標の調整を試みると同時に，食事や整容など課題志向的な日常生活動作の運動課題を行うような試みも興味深く，今後の報告が望まれる分野である．RCTの質とサンプルサイズの問題からエビデンスレベルとしては高くないが，現状ではこれらの知見に基づき，個々の症例の状態に合わせて効果を厳密に判定していく視点をもちつつ積極的に電気刺激を活用していく価値はあると思われる．

● 文 献 ●

1) Rossetti Y, et al：Reducing spatial neglect by visual and other sensory manipulations：non-cognitive（physiological）routes to the rehabilitation of a cognitive disorder. Karnath HO, et al（eds）：The cognitive and neural bases of spatial neglect. Oxford Univrsity Press, New York, 2002, pp375-396

2) Azouvi P, et al：Rehabilitation of unilateral neglect：Evidence-based medicine. *Ann Phys Rehabil Med* **60**：191-197, 2017

3) Schröder A, et al：TENS and optokinetic stimulation in neglect therapy after cerebrovascular accident: a randomized controlled study. *Eur J Neurol* **15**：922-927, 2008

4) Polanowska K, et al：Left-hand somatosensory stimulation combined with visual scanning training in rehabilitation for post-stroke hemineglect—a randomized, double-blind study. *Neuropsychol Rehabil* **19**：364-382, 2009

5) Rusconi ML, et al：Different cognitive trainings in the rehabilitation of visuo-spatial neglect. *Eura Mediphys* **38**：159-166, 2002

6) Lisa LP, et al：The effectiveness of different treatment modalities for the rehabilitation of unilateral neglect in stroke patients：a systematic review. *NeuroRehabilitation* **33**：611-620, 2013

7) Guariglia C, et al：Somatosensory stimulation improves imagery disorders in neglect. *Cortex* **34**：233-241, 1998

8) Vallar G, et al：Improvement of left visuo-spatial hemineglect by left-sided transcutaneous electrical stimulation. *Neuropsychologia* **33**：73-82, 1995

9) Pitzalis S, et al：Transcutaneous electrical nerve stimulation effects on neglect: a visu-

al-evoked potential study. *Front Hum Neurosci* 7：1-9, 2013
10) Karnath HO：Transcutaneous electrical stimulation and vibration of neck muscles in neglect. *Exp Brain Res* 105：321-324, 1995

 振動刺激

振動刺激の特性

　固有感覚は，運動および姿勢の変化や外部接触などによる圧迫で起こり，皮膚，筋腱，関節の変化を受容する固有受容器を介して知覚される．皮膚受容器であるパチニ小体やマイスナー小体と骨格筋の筋紡錘や腱紡錘は，振動刺激に対して異なる応答周波数をもち[1]，ヒトが知覚する振動刺激の周波数は0.1～500 Hzの範囲とされる[2]．

　振動刺激に応答する固有受容器の特性を利用して，Hagbarthら[3]は振動刺激が被刺激筋の筋紡錘内線維からのⅠa求心性入力によって反射性収縮（緊張性振動反射）を引き起こし，拮抗筋を抑制することを明らかにした．また，Goodwinら[4]は筋腱に関節運動を制動しながら100 Hzの振動刺激を与えると，筋の収縮方向と逆の方向に，あたかも関節が動いたかのような錯覚が創出されることを報告した．この錯覚は，皮膚上からの筋腱への振動刺激により随意運動を行わずとも，四肢が動いたかのように創出される脳内錯覚であり，振動刺激が筋紡錘からのⅠa求心性感覚線維やⅡ求心性感覚線維を活動させることによって生じる[5]．さらにLacknerら[6]は，親指と人差し指で鼻をつまんだ状態で，上腕二頭筋の腱に振動刺激を与えると，鼻が伸びるような錯覚が得られることから，運動錯覚が刺激環境の文脈に影響を受けることを明らかにした（図4-3-23）．

　これらの基礎的な研究を背景に，ニューロリハビリテーションにおける局所的な振動刺激（focal vibration）の効果について述べた報告[7]では，固有受容器の刺激による痙縮筋の抑制と運動制御の促進，運動錯覚を用い

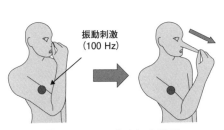

図 4-3-23 ピノキオ錯覚
上腕二頭筋の腱に振動刺激を与えると，鼻が伸びるような錯覚が得られる

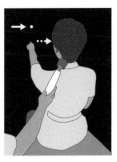

図 4-3-24 頸部振動刺激によって生じる錯覚
頸部振動刺激によってレーザーポインター（丸印）の錯視と示指の方向が刺激と対側方向へ偏倚する

た運動の誘導などに振動刺激が応用されていると総括している．また，局所的な振動刺激のほかに，低周波数（～30 Hz 程度）の振動を発生させるプラットホームの上で，振動刺激を受けながら姿勢維持や運動を行う全身振動刺激（whole-body vibration）は，痙縮筋の抑制やバランス能力の向上などの効果が認められ，中枢神経疾患にも適応が広がっている[8]．

頸部振動刺激

Biguer ら[9]，健常者を対象に，視覚的フィードバックが得られない暗室の環境の中で前方へ照射されたレーザーポイントに対して，頭部と体幹をまっすぐに保持するように指示した．次いで，左後頸筋に振動を与えると，レーザーポイントがあたかも右へ動いたかのように感じることを報告した．さらに，対象者に前方のレーザーポイントへ左示指を向けるように要求すると，対象者は錯覚による偏倚と同じ右側へ左示指を向けた（**図 4-3-24**）．これらの結果は，後頸筋への振動刺激による頭部の求心性感覚情報が，左後頸筋が伸ばされているという錯覚を生じさせ，中枢神経系によって推定される自己身体の正中を，右方向へ偏倚させたと考えられている．

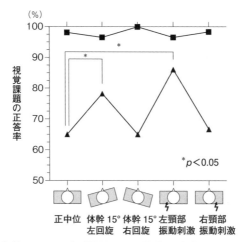

図 4-3-25　5 条件における視覚課題の正答率の変化（文献 10）より改変転載）
3 症例のうち代表 1 例の 5 条件における視覚課題の正答率の変化が示されている．
▲は左視野へ，■は右視野へ視覚課題を提示した条件の正答率．左後頸部へ振動刺激を実施した条件では，体幹を左へ 15°回旋した条件と同様に，正答率が有意に向上した

半側空間無視症例への応用

　Karnath らは[10]，半側空間無視（USN：Unilateral Spatial Neglect）を呈した脳卒中患者 3 名（年齢は 84 歳・69 歳・53 歳，発症から 51 日・20 日・26 日に研究参加）について，前方のスクリーンへ瞬間的に（10 msec）投影した幾何学図形の形と色を識別する課題の正答率を求めた．5 つの条件を設け，条件①はスクリーンに正対，条件②は体幹を 15°左回旋，条件③は体幹を 15°右回旋，条件④は左後頸部に振動刺激，条件⑤は右後頸筋に振動刺激を実施した．結果として，左後頸部へ振動刺激を実施した条件では，体幹を左へ 15°回旋した条件と同様に，その他の 3 条件と比較して正答率が有意に向上したと報告している（**図 4-3-25**）．つまり，体幹左回旋位では相対的に頸部右回旋位となり左後頸筋が伸張される．したがって，左後頸筋が伸張される実際の感覚情報と，振動刺激によって創出される錯覚は，USN 症状を軽減する可能性が示唆された．

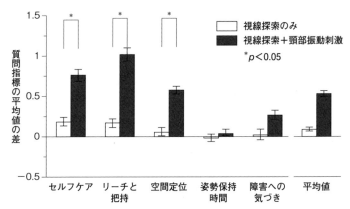

図 4-3-26 視線探索と頸部振動刺激の組み合わせが日常生活動作に及ぼす効果
(文献 14) より改変転載)

日常生活動作の質問指標 (German vesion of the questionnaire of Towle and Lincoln) は，全 30 項目（5 つの大項目ごとに 6 つの下位項目）について日常生活における頻度を 0〜3 点で採点した．また，視線探索のみの介入および視線探索と頸部振動刺激を組み合わせた介入前後の各大項目の平均値の差について統計解析した．セルフケア，リーチと把持，空間定位の項目について，視線探索と頸部振動刺激を組み合わせることによって有意な改善が認められた

　Karnath ら[11,12)]のはじめての報告から，頸部振動刺激を用いた USN 症例への治療効果が，2 編にわたって報告されている．しかしながら，頸部振動刺激によって USN 症状の一時的な改善（刺激中のみ）を認めるものの，機能的な回復には般化されにくいため，頸部振動刺激の反復や他療法との組み合わせによって，持続的な効果がもたらされるかが問われていた[13)]．

　そこで Schindler らは[14)] USN 症例を対象に頸部振動刺激と標準的な視線探索トレーニングを組み合わせ，3 週間にわたり 15 回の介入を反復した．結果として，頸部振動刺激なしの視線探索トレーニングと比較して，頸部振動刺激と視線探索トレーニングを組みわせることによって，一様により大きな治療成果を得たことを報告している．特に，日常生活動作における無視症状を問う質問紙表のスコアに改善が認められたことから，頸部振動刺激を組み合わせることによって，継続的な効果が得られる可能性が指摘された（**図 4-3-26**）．

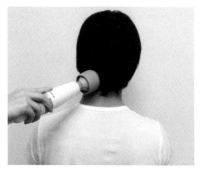

図 4-3-27 頸部振動刺激の刺激位置と刺激機器（文献 18）より転載）

その後，USN 症状にかかわる頸部振動刺激の効果について，ランダム化比較試験などの統制された研究計画を経た報告はなされていない．したがって，近年のシステマティックレビューでは[15〜17]，頸部振動刺激について言及されておらず，頸部振動刺激の持続的効果，日常生活動作への般化について，科学的根拠は不十分であるといえる．

頸部振動刺激の応用と禁忌

海外の報告によると，頸部振動刺激は振動機器の貼付に手間がかかるため，セラピストが頸部振動刺激を選択することの妨げになると考えられてきた[13]．一方，わが国では家庭用電気マッサージ器として比較的安価に振動期器が入手でき，また，振動機器は一般的な健康器具として認識されており，リハビリテーションの臨床に併用する親和性は高いと考えられる．Kamada らは[18]，USN 症状を呈した脳卒中症例の作業療法介入前に，左後頸部を 5 分間振動刺激したことで，作業療法のみを行うより USN 症状が軽減したことを報告している．なお，振動刺激には特殊な研究器具ではなく，ハンディーマッサージャー（MD-01，大東電機工業）を使用している（**図 4-3-27**）．ハンディーマッサージャーの振動は，108 Hz（High）と 91 Hz（Low）に切り替えられ[19]，先行研究の介入で用いられる至適周波数と同等といえる．

振動刺激の禁忌については，他の物理療法と同様に，医師に指示を仰ぎ，十分に配慮して実施する必要がある[2]．周波数 200 Hz，振幅 1.5 mm の振動刺激を 2 分以上実施すると熱が発生し，熱傷の恐れがあると報告されており，感覚障害を呈する症例への実施には十分に注意する必要がある[20]．

● 文 献 ●

1) 伊藤　忠, 他：慢性腰痛を有する高齢者への固有感覚に対する局所振動刺激時の姿勢動揺. 理学療法科学　**31**：527-533, 2016
2) 喜多頼広：振動刺激療法. 庄本康治（編）：エビデンスから身につける物理療法. 羊土社, 2017, pp283-294
3) Hagbarth KE, et al：Tonic vibration reflexes（TVR）in spasticity. *Brain Res*　**2**：201-203, 1966
4) Goodwin GM, et al：The contribution of muscle afferent to kinesthesia shown by vibration induced illusions of movement and by the effect of paralyzing joint afferents. *Brain* **95**：705-748,1972
5) 児玉隆之, 他：振動刺激による運動錯覚時の脳内神経活動および機能的連関. 理学療法学 **41**：43-51, 2014
6) Lackner, JR：Some proprioceptive influences on the perceptual representation of body shape and orientation. *Brain*　**111**：281-297, 1998
7) Murillo N, et al：Focal vibration in neurorehabilitation. *Eur J Phys Rehabil Med*　**50**：231-242, 2014
8) Yang X, et al：The effect of whole body vibration on balance, gait performance and mobility in people with stroke：a systematic review and meta-analysis. *Clin Rehabil* **29**：627-638, 2015
9) Biguer B, et al：Neck muscle vibration modifies the representation of visual motion and direction in man. *Brain*　**111**：1405-1424, 1988
10) Karnath HO,et al：Decrease of contralateral neglect by neck muscle vibration and spatial orientation of trunk midline. *Brain*　**116**：383-396, 1993
11) Karnath HO：Transcutaneous electrical stimulation and vibration of neck muscles in neglect. *Exp Brain Res*　**105**：321-324, 1995
12) Karnath HO, et al：Ocular exploration of space as a function of neck proprioceptive and vestibular input—Observations in normal subjects and patients with spatial neglect after parietal lesions. *Exp Brain Res*　**109**：333-342, 1996
13) Kerkhoff G, et al：Rehabilitation of neglect：an update. *Neuropsychologia*　**50**：1072-1079, 2012
14) Schindler I,et al：Neck muscle vibration induces lasting recovery in spatial neglect. *J Neurol Neurosurg Psychiatry*　**73**：412-419, 2002

15) Liu KPY, et al：A Systematic Review and Meta-Analysis of Rehabilitative Interventions for Unilateral Spatial Neglect and Hemianopia Poststroke From 2006 Through 2016. *Arch Phys Med Rehabil* 100：956-979, 2019
16) Bowen A, et al：Cognitive rehabilitation for spatial neglect following stroke. *Cochrane Database Syst Rev* 7：CD003586, 2013
17) Yang NY, al：Rehabilitation Interventions for Unilateral Neglect after Stroke：A Systematic Review from 1997 through 2012. *Front Hum Neurosci* 7：187, 2013
18) Kamada K,et al：Effects of 5 minutes of neck-muscle vibration immediately before occupational therapy on unilateral spatial neglect. *Disabil Rehabi* 33：2322-2328, 2011
19) スライヴ MD-01（https://daito-thrive.co.jp/store/products/detail.php?product_id=163）2019年7月3日閲覧
20) Collado Mateo D, et al：Effects of Whole-Body Vibration Therapy in Patients with Fibromyalgia：A systematic Literature Review. Evid Based Complement Alternat Med：719082, 2015

5 直流前庭電気刺激（GVS）

 はじめに

　前庭系は，内耳（**図4-3-28**）の骨迷路と前庭器官にて生成される．骨迷路は，側頭骨の錐体部にある中空の構造で，その中には膜迷路が存在する．膜迷路には，前庭系と聴覚系の2種類の感覚器があり，内リンパで満たされている．内リンパは，ナトリウムイオン（Na^+）濃度が低くカリウムイオン（K^+）濃度が高い液体で，その組成は特殊な細胞にあるイオンポンプによって維持されている．また膜迷路の周囲，すなわち骨迷路の骨壁と膜迷路の間は外リンパで満たされている．外リンパは，脳脊髄液のように Na^+ 濃度が高く K^+ 濃度が低い組成になっている[1]．一方，迷路の前庭器官は蝸牛の後方にあり，5つの感覚器からなる．そのうち，水平（外側）半規管，前（上）半規管，後半規管という3つの半規管は頭部の回転を感知し，卵形嚢と球形嚢という2つの耳石器は直線運動を感知する．なお，直線運動は重力の直線加速度の一種であるため，耳石器は重力に対す

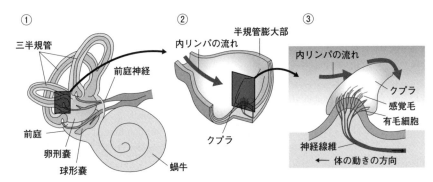

図 4-3-28　内耳の構造と傾きの知覚

①：内耳は三半規管，前庭，蝸牛から構造されている
②：内リンパの流動によりクプラが偏倚する
③：その結果，感覚毛も屈曲して有毛細胞の膜電位が変化し，感覚線維の発火頻度が変化する

る頭部の傾きも感知する[1]．

　物理的加速度によらない前庭器官への刺激は，これまで医療分野では前庭疾患の検査のために利用されており，古くはカロリック刺激により，身体動揺と視覚への影響（眼振など）の有無をもって前庭器官の検査が行われた．また，後頸部に電気刺激を加えると，身体が一方に傾く現象を利用した検査も行われており，この現象は右前庭へ正方向の電流を流すと，身体は右側に傾き，左前庭へ正方向の電流を流すと左側へ傾くというものである．これは，姿勢を平衡に保とうとして眼球が回旋運動を反射的に起こすため，その結果として視界が傾いたように知覚されることによって生じる現象である[2]．

前庭刺激による半側空間無視への応用

　Rubensら[3]は，カロリック刺激を応用し半側空間無視（USN：Unilateral Spatial Neglect）の軽減をもたらすと報告した．カロリック刺激では，一側の外耳道の中に体温と異なる温度の水を注水した際，温度刺激が注水側の外側半規管に伝わり，内リンパ液の比重が変化して，半規管内で冷温

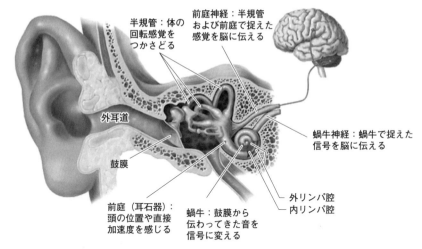

図 4-3-29　前庭神経から大脳皮質への投射経路

が相反する内リンパの流れが生じる．この内リンパ流によって半規管膨大部の感覚細胞の感覚毛は偏倚して神経興奮が生じ，前庭神経を刺激する．このように刺激された前庭神経から大脳皮質への投射をすることにより，空間性注意のネットワークや運動・感覚表象メカニズムに影響を及ぼす可能性が示唆されている（図 4-3-29）[4]．実際の報告にて，注意処理機構の変化を引き起こし，USN[3,5] や病態失認[6] を即時的に改善させるとされている．例えば，Rubens ら[3] は USN を伴う 9 人の右脳損傷片麻痺症例と USN を伴わない 9 人の右脳損傷片麻痺症例を対象とし，カロリック刺激前・刺激中・刺激後にて，①ベッド周囲に人が何人いるかを右手にて指し示す課題，②顔の真正面に文字を提示し読み上げてもらう課題，③ランダムに間隔を空けた線を抹消する課題を実施した．結果として，前述した課題の無視症状を変化させるという報告が認められる[3]．しかし，カロリック刺激は実施時にめまいや眼振などを起こすため，対象者に不快感を与え，副作用の影響も大きい．また，その効果の持続は 10〜15 分間と即時的な効果にとどまると報告されている[3]．

半側空間無視に対する直流前庭電気刺激

　USN に対する前庭刺激の方法として，カロリック刺激のほかに直流前庭電気刺激（GVS：Galvanic Vestibular Stimulation）が検証されている．GVS は両側の乳様突起間に微弱な直流電流を通電することで，前庭器官を刺激する電気刺激法である（図 4-3-30，4-3-31）．GVS は刺激強度の調整が可能であり，カロリック刺激と比べて副作用も少ない方法であるとされる．なお，1.5 mA や感覚閾値以下の強度での GVS によって生じる可能性がある副作用には，電極に生じる軽度のかゆみや疼きがあり，めまいや吐気は生じなかったと報告されている[7]．近年，USN に対して GVS を実施し，線分抹消試験や線分二等分試験に即時的な改善を認めることや[8,9] 24 時間後にも効果が持続したとの報告がある[10]．

　GVS により USN が改善するメカニズムとしては，USN と前庭機能の関連性についての報告がある．USN に関連するとされる右大脳半球の下頭頂小葉，側頭頭頂接合部，上側頭回，島などは前庭情報処理にも関わるとの報告や[11]，人の前庭皮質領野は島後部，上側頭回，下頭頂葉，頭頂間溝の深部，中心後回，中心前回，島前部，下前頭回近傍，前帯状回，楔前部，海馬であり，両側性に存在するとの報告がある[12]．例えば，USN 症例は眼球と頭部の障害側への偏倚が生じるが，一側の前庭機能障害においても頭部と眼球の障害側への偏倚が生じることが報告されている[11]．これらのことからも USN と前庭機構との関連がある可能性があり，USN は前庭皮質を含む領域の損傷により空間表象における前庭感覚や視覚，頸部の固有受容感覚などの多様な感覚入力を統合させる処理の破綻が生じている可能性があると推測されている[11]．GVS を実施すると島前部，島後部，上側頭回および中側頭回，下頭頂小葉，前帯状回，視床，被殻，前頭前野，運動前野，小脳半球が賦活することが報告されており[13,14]，GVS により前庭感覚を入力し，前庭皮質および周辺領域を賦活させることにより，注意機能，空間認知機能を高め，USN の改善を認めた可能性が示唆される．また，健常者における GVS 実施中の fMRI の変化を調査した研究では，

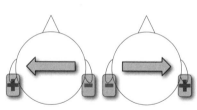
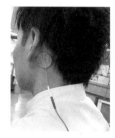
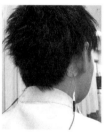

a. 左GVS　　b. 右GVS　　　　a. 陽性電極　　b. 陰性電極

図4-3-30　従来から用いられる直流前庭刺激（GVS）

a：左乳様突起陽極，右乳様突起陰極で左方向へ加速度感覚が惹起される
b：左乳様突起陰極，右乳様突起陽極で右方向への加速度感覚が惹起される

図4-3-31　直流前庭刺激（GVS）の電極位置（左右乳様突起に電極を設置）

図では，aが陽性電極，bが陰性電極で，左方向へ身体傾斜が生じる．設置電極を逆にすることで，右方向への身体傾斜が生じる

右GVSでは右側の前庭皮質が賦活したのに対して，左GVSでは両側の前庭皮質が賦活したとしている[15]．この結果より，右GVSよりも左GVSは広範囲に前庭皮質，近接領域の活動を高めることでUSNに効果がある可能性が示唆された．しかし，先行研究では6例のUSN症例に対し左乳様突起を陰極・右乳様突起を陽極とした左GVS条件，右乳様突起を陰極・左乳様突起を陽極とした右GVS条件にて，線分二等分試験の結果が右GVSにて有意な改善を認め，左GVSでは改善傾向を示しているとの報告や[9]，右GVSよりも左GVSのほうが線分抹消試験，線分二等分試験にて改善を認めた[10]と報告により異なるため，刺激極性による効果の違いは明らかとされていないため，今後更なる研究が期待される．

4極性前庭直流電気刺激療法

近年，Aoyama[16]らの報告により4極性前庭直流電気刺激によって，頭部の右または左回旋の加速度感覚が惹起されることが示唆された．従来の2極性前庭直流電気刺激（以下，2極性GVS）は，両側乳様突起間に電極を貼り付けて刺激していたのに対し，4極性前庭直流電気刺激（以下，4

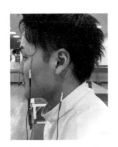 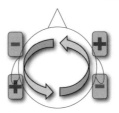 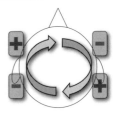

a．電極位置の実際　　b．左回旋方向　　c．右回旋方向

図 4-3-32　4 極性前庭直流電気刺激の電極位置と回転方向

a：左右乳様突起および左右側頭部に電極を設置する
b：左乳様突起と右側頭部に陽極，左側頭部と右乳様突起に陰極を設置し，左回旋方向への加速度感覚が惹起される（左回旋 GVS）
c：右乳様突起と左側頭部に陽極，右側頭部と左乳様突起に陽極を設置し，右回旋方向への加速度感覚が惹起される（右回旋 GVS）

極性 GVS）では，左右乳様突起＋左右側頭部に電極を貼り付ける．また，2 極性 GVS は前額面上での加速度感覚の惹起に対し（図 4-3-30），4 極性 GVS は回旋方向への回転加速度感覚が惹起されると報告されている[16]（図 4-3-32）．4 極性 GVS は，電極の貼り付け位置により左右回旋方向が変化する．例えば，左乳様突起と右側頭部に陽極，右乳様突起と左側頭部に陰極の電極を貼り付けることで，左回旋方向へ加速度感覚を惹起する左回旋 GVS，右乳様突起・左側頭部に陽極，左乳様突起と右側頭部に陰極の電極を貼り付けることで右回旋方向への加速度感覚を惹起する右回旋 GVS となる．

自験例の紹介

筆者は，4 極性 GVS を用いて健常若年成人 20 名（男 10 名，女 10 名），平均年齢 25 歳を対象とし，左右回旋方向への 4 極性 GVS の効果を検証した．アウトカムとしては，主観的正中認知課題（SSA：Subjective Straight Ahead）と閉眼立位時の重心動揺を 4 極性 GVS 実施前・実施中・実施 10 分後に評価した．SSA とは，閉眼位にて示指を胸骨柄からタッチパネル

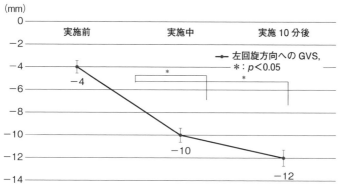

図 4-3-33　主観的正中認知課題（SSA）の結果

実施前と比べ，実施中にて有意に数値が低い（左方偏倚）．また，実施前と実施10分後でも有意に数値の低下（左方偏倚）を示した（0をタッチパネルディスプレイ上の中点とし，−が左方向への偏倚）

ディスプレイ上の自己中心を指し示す課題で10回試行した平均値にて比較する．4極性GVS刺激機器としては，電気刺激装置NM-F1（伊藤極超短波）を使用し，評価機器としては32インチタッチパネルディスプレイ（iiyama社），重心動揺計（アニマ社）を用いた．刺激強度・時間は二相性のパルス電流を用い先行研究[17]に準じてパルス幅200 ms，周波数100 Hz，3 mA，10分間の刺激にて行った．その結果，左回旋方向への4極性GVSは右回旋方向への4極性GVSに比べ，SSAにて左側へ実施中・実施10分後には有意に偏倚を認めた（図4-3-33，4-3-34）．重心動揺については，実施中は前方へ偏倚し，実施10分後は後方へ偏倚を認めた．右回旋方向への4極性GVSは，SSA・重心動揺とともに有意な変化は認められなかった．閉眼時の実施中・実施後にては，自己中心位置の左方偏倚を認め，Utz[9]らによる2極性GVSによる検証の結果と類似した変化がもたらされた．重心動揺では，上野ら[18]の先行研究として両側乳様突起，第7頸椎両外側へ電極を貼り付けて前後方向の立位制御に与える影響について健常若年者を対象に行った研究や，岡田ら[19]によるパーキンソン病の前屈姿勢異常に対する症例報告が散見される．そこでは，乳様突起を陽極および第7頸椎外側を陰極することにより圧中心の後方偏倚を，乳様突

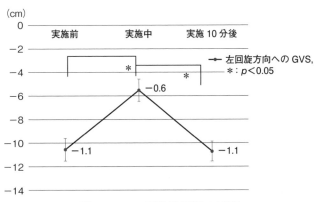

図 4-3-34　重心動揺計の結果
実施前より実施中にて有意に前方偏倚を認めた．実施中より有意に後方偏倚を認めた

起を陰極および第7頸椎外側を陽極にすることにより圧中心の前方偏倚を誘発することが可能であると報告されている．

　また，筆者は左USN症例に対しても4極性GVSを実施した．回復期病院に入院中の初回脳卒中発症後の左USNを呈した1例を対象とし，年齢は40代の男性，診断名は脳出血で，病巣は右視床出血（**図4-3-35**），発症から介入までは103病日であった．Behavioural Inattention Test（BIT）では126/146点，Catherin Bergego Scale（CBS）では観察評価法にて13点，自己評価法にて14点，Mini Mental State Examination（MMSE）では30点，改訂長谷川式簡易知能評価スケールでは29点で，刺激は車いす座位にて安静位にて実施した．左乳様突起陽極，左側頭部陰極，右乳様突起陰極，右側頭部陽極を設置し，左回旋方向の加速度感覚を誘発させる左回旋方向への4極性GVS条件と，電極を貼ったまま刺激を実施しない偽刺激条件にて比較検討した．アウトカム評価は，SSAと線分二等分試験を，①刺激前，②刺激中，③刺激10分後にて評価した．結果は，SSAでは左回旋方向への4極性GVS条件にて画面中央を原点（左－，右＋）とし，X軸が①+17.4 mm，②+8 mm，③+7 mm，偽刺激条件では，①+4 mm，②+28 mm，③+29 mmとなった．線分二等分試験は，左回旋方向への4極性GVSにて①10.5 cm，11 cm，11.5 cm，②9.2 cm，

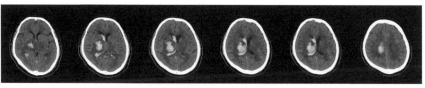

| 側脳室前角・後角レベル | 側脳室前角・後角レベル | 側脳室前角・後角レベル | 側脳室体部レベル | 側脳室体部レベル | 側脳室よりやや上のレベル |

図 4-3-35　症例の頭部 CT

　空間性の注意は，一般に右の側頭-頭頂-後頭葉接合部（TPJ）の損傷で起こるとされるが，ほかにも前頭葉，視床（特に視床枕），大脳基底核（特に被殻，尾状核），内包後脚の損傷などでも生じることがあると報告されている．また，白質神経路の損傷としては上縦束のⅡ，Ⅲの重要性が指摘されている．本症例では，右視床出血で脳室穿破を生じ，血種が視床から内包後脚および上方へ進展した結果，半側空間無視の症状を認めた可能性がある

　11 cm，12 cm，③ 12.7 cm，11.9 cm，12.3 cm，偽刺激条件にて① 10.8 cm，13.1 cm，13 cm，　② 10.5 cm，12.5 cm，14.8 cm，　③ 15.2 cm，14 cm，15.1 cm となった．今回，偽刺激条件と比べて左回旋方向への4極性 GVS 条件にて刺激中，刺激10分後に SSA の改善を認めたが，線分二等分試験では，左回旋方向への4極性 GVS 条件，偽刺激条件ともに変化は認められなかった．また，閉眼位で実施する SSA では左方偏倚を認め，開眼位で実施する線分二等分試験では左方偏倚は認めなかった．二極性 GVS では，線分二等分試験でも左方偏倚が改善したと報告があるが[9,10]，本研究とは異なる結果となった．

　今回は USN に対する GVS の効果を述べた．デメリットとしては刺激装置が必要なため，実施できない施設もあること，国際的に確立したガイドラインや安全基準がないことが現状としてある．メリットとしてはカロリック刺激よりも副作用も少なく効果が長期間持続し行えること，刺激装置があれば容易に刺激ができる点があげられる．また，最後に症例報告を行ったがシングルケースのため，症例数を増やし検証していく必要がある．今後も GVS の有効なアプローチ方法について研究を進めていくことが望まれる．

● 文 献 ●

1) Kandel ER, 他（著）, 金澤一郎, 他（日本語版監修）：カンデル神経科学. メディカル・サイエンス・インターナショナル, 2014

2) 安藤英由樹, 他：前庭電気刺激を利用した平衡感覚インタフェース. 映像情報メディア **62**：837-840, 2008

3) Rubens AB：Caloric stimulation and unilateral visual neglect. *Neurology* **35**：1019-1024, 1985

4) 石合純夫：USN へのアプローチ. 高次脳機能研究 **28**：247-256, 2008

5) Storrie-Baker HJ, et al：Improvement of hemispatial neglect with cold-water calorics：an electrophysiological test of the arousal hypothesis of neglect. *J Int Neuropsychol Soc* **3**：394-402, 1997

6) Cappa S, et al：Remission of hemineglect and anosognosia during vestibular stimulation. *Neuropsychologia* **25**：775-782, 1987

7) Utz KS, et al：Minor adverse effects of galvanic vestibular stimulation in persons with stroke and healthy individuals. *Brain Injury* **25**：1058-1069, 2011

8) Rorsman I, et al：Reduction of visuo-spatial neglect with vestibular galvanic stimulation. *Scand J Rehabil Med* **31**：117-124, 1999

9) Utz KS, et al：Galvanic vestibular stimulation reduces the pathological rightward line bisection error in neglect-a sham stimulation-controlled study. *Neuropsychologia* **49**：1219-1225, 2011

10) 中村潤二, 他：空間無視に対する直流前庭電気刺激の即時効果および持続効果—3 症例による検討. 日本物理療法学会会誌 **20**：59-63, 2013

11) Karnath HO,et al：Spatial neglect—a vestibular disorder? *Brain* **129**(Pt2)：293-305, 2006

12) Dieterich M,et al：Functional brain imaging of peripheral and central vestibular disorders, *Brain* **131**(Pt10)：2538-2552, 2008

13) Bense S, et al：Multisensory cortical signal increases and decreases during vestibular galvanic stimulation. *J Neurophysiol* **85**：886-899, 2001

14) Lobel E, et al：Functional MRI of galvanic vestibular stimulation. *J Neurophysiol* **80**：2699-2709, 1998

15) Fink GR, et al：Performing allocentric visuospatial judgments with induced distortion of the egocentric reference frame：an fMRI study with clinical implications. *Neuroimage* **20**：1505-1517, 2003

16) Aoyama K,et al：Four-pole galvanic vestibular stimulation causes body sway about three axes. *Sci Rep* **5**：10168, 2015

17) Perennou DA, et al：Biased postural vertical in humans with hemispheric cerebral lesions. *Neurosci Lett* **252**：75-78, 1998

18) 上野奨太, 他：直流前庭電気刺激における極性と刺激強度が前後方向の立位制御に与える影響. 第 48 回日本理学療法学術大会, 2013

19) 岡田洋平, 他：パーキンソン病の前屈姿勢異常に対する直流前庭電気刺激の試み. 第 48 回日本理学療法学術大会, 2013

第4節

リハビリテーションの実際

1 座位バランス・立位バランス

半側空間無視の座位・立位の特性

　半側空間無視（USN：Unilateral Spatial Neglect）の座位や立位の特性として，自己身体に対する注意や視空間認知の誤りによって姿勢制御障害が起こることがあげられる[1,2]．

　座位における姿勢制御の研究でPérennouら[3]は，USNにより姿勢の非対称的姿勢を呈することを報告した．この研究では頸部に対する経皮的電気神経刺激（TENS：Transcutaneou Electrical Nerve Stimulation）を用いることで，身体の姿勢対称性を修正でき有用であったことが指摘されている．また，USNの重症度と感覚障害は関連性（r＝0.66）を示し，感覚障害が身体非対称性に影響することが示唆された．一方，視空間に関する研究ではHolmes[4]は，視空間定位障害6症例の脳損傷後の報告をした．彼は，視覚空間の障害および異常な眼球運動や視線が追従困難な視空間定位障害の症例において，視覚的な課題を行おうとしても困難であり，空間に視線すら向けることができなったと述べた．また，目標物に手を伸ばしても触ることはできず，垂直位および側方位の距離において誤りが起こり，常に空間的判断の誤りが大きかったことを示した．この報告により，視空間定位障害では座位および立位姿勢の障害や，その動作に誤りが起こる可能性を示した．

　バランス障害は，視覚，体性感覚，前庭感覚の感覚機能の障害によって

姿勢調節機能が障害され，姿勢制御障害が認められるが USN は身体機能と自己身体の注意，認知の統合が障害され，高次脳機能やその後の文脈に合わせた動作の実行に誤りが生じる．すなわち，機能障害というより高位中枢の障害が起こり，さらに身体認知に関与する身体失認の合併によって重症化する．Pusher 現象と USN の合併例として，Karnath ら[5] は，主観的に姿勢がどのように呈しているのか，非麻痺側に主観的身体垂直（SPV：Subjective Postural Vertical）傾斜していることを報告し，姿勢の修正を図ろうと声かけを行うと余計に麻痺側に傾斜してしまう病態を示した．

　立位における研究では，Karnath ら[5,6] は Pusher 症例の USN 合併例に対して島後部皮質の損傷による前庭機能障害と損傷側と同側に身体垂直が18° 傾斜した症例を報告し，Pusher 症例と USN の合併例の姿勢制御障害として示唆した．

　Honore ら[7] は，USN による視覚注意の誤りが姿勢制御や身体中心に悪影響を及ぼし，Pusher 現象に影響を及ぼしたと報告した．このような非対称姿勢は，視覚と空間注意の処理障害によって垂直性の誤りも生じさせることが報告されている[8]．また，視覚垂直と座位バランスに中等度の関連性を認め[9]，USN 症例においてその関連性は，特に日常生活動作（ADL：Activities of Daily Living）の獲得とも関連が示され[8]，ADL 場面に般化させることは重要なポイントとなる．

■ 座位・立位バランス獲得のための一般的アプローチの原則

　プリズムアダプテーションは，視覚−体性感覚の観点から座位および立位でのアプローチが報告されており[10]，即時効果や長期効果も示されている[11,12]．臨床場面の治療アプローチでも各種感覚刺激（視覚−体性感覚，視覚−前庭感覚，体性感覚−前庭感覚）を入力し，順応させることで座位や立位バランスの獲得を図る．特に Karnath ら[14] は，左 USN 症例の無視兆候が残存し長期化しやすいことや身体空間，近位空間，遠位空間の無視や

重症度を示していることから，課題は非麻痺側の近位から遠位空間，麻痺側では遠位空間から近位空間へ促すことで難易度調整することが重要であると述べている．

　座位と立位バランスにおいて，非麻痺側の身体空間および近位空間から麻痺側の介入を行い体性感覚へ入力をし，課題に対する注意や介助量の調整を図る．留意点として，二次的な注意の誤りが生じないように二重課題や分配性の注意障害を助長させない工夫や注意が散漫とならないよう疲労にも考慮しながら実施する．また，持続性の注意課題の段階づけや難易度の調整によって学習の向上を高め，異なる刺激を入力（異種感覚入力）しても誤りが生じなくなる．さらに，課題内や課題間の難易度の段階づけを行い，教示の有無により学習効果の表れに差異が生じるのか，その誤りの種類（バイアス）も評価する．その際，感覚や運動（行動）の学習効果の表れを捉え，ADL 活動場面において般化させることが重要である．

■ 症例紹介

1）症例①

　本症例は，中大脳動脈領域の脳梗塞にて重度のバランス障害を呈し，Pusher 現象を合併した左 USN 例で，視覚と体性感覚の障害による姿勢制御障害を呈していた（**図 4-4-1**）．そこで，姿勢制御に対しては体性感覚性のモダリティにアプローチし，座位および立位の姿勢制御とバランスにどのような影響を及ぼしたのかを検討したため，ここに報告する．

a．一般情報

　80 代，女性，発症から 82 日経過で，右中大脳動脈領域の心原性脳塞栓症，入院前 ADL は自立していた（**図 4-4-2**）．

b．リハビリテーション評価

　Bruunstrom Recovery Stage（BRS）Ⅱ-Ⅱ-Ⅱ，Stroke Impairment Assessment Set（SIAS）15 点，ADL は Functional Independence Measure（FIM）18 点と重症であり，歩行動作における介助量を示す Functional

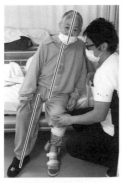

図 4-4-1　半側空間無視と Pusher 現象
　　　　　合併例の姿勢制御

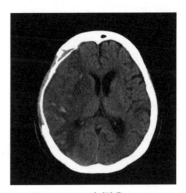

図 4-4-2　症例①の CT

Ambulation Category（FAC）5点と全介助レベルであった．また，Behavior Inattention Test（BIT）27点，Catherine Bergego Scale（CBS）27点で能動的注意および行動性無視が重度の左 USN 症例であった．さらに Pusher 評価スケール（SCP：Scale for Contraversive Pushing）6点と，重度の Pusher 現象を同時に示していた．また，座位姿勢は体幹および頭頸部が麻痺側に傾斜し，視線注視は右側に偏倚していた．重度の感覚障害と Modified Ashworth Scale（MAS）1＋にて筋緊張の亢進，左身体失認，左側四肢の疼痛症状も認めた．なお，Trail Making Test（TMT）検査は不可であった．

　介入前，身体および視覚による主観的な垂直を判断する検査である開眼時の SPV（SPV-EO：Subjective Postural Vertical-Eyes Open），閉眼時の SPV，視覚における主観的な垂直を判断する検査である主観的視覚垂直（SVV：Subjective Visual Vertical），座位姿勢時における左右の座面圧，BIT，CBS，SCP，Functional in Sitting Test（FIST），Functional Balance Scale（FBS），FIM を評価した．

　その結果，SPV-EO の平均値である方向性 1.1°，標準偏差である動揺性 12.1°，SPV の平均値である方向性 -2.7°，標準偏差である動揺性 12.0°，SVV の平均値である方向性 7.4°，標準偏差である動揺性 11.3°，麻痺側の座面圧 4,947 mmHg，非麻痺側の座面圧 1,638 mmHg，BIT 27点，CBS

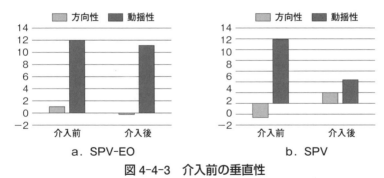

図 4-4-3 介入前の垂直性

SPV-EO：開眼時の主観的身体垂直，SPV：閉眼時の主観的身体垂直

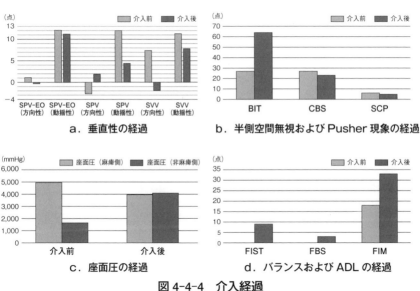

図 4-4-4 介入経過

SPV-EO：開眼時の主観的身体垂直，SPV：閉眼時の主観的身体垂直，SVV：主観的視覚垂直，BIT：Behavior Inattention Test，CBS：Catherine Bergego Scale，SCP：Pusher 評価スケール，FIST：Functional in Sitting Test，FBS：Functional Balance Scale，FIM：Functional Independence Measure

27 点，SCP 6 点，FIST 0 点，FBS 0 点，FIM 18 点であった（**図 4-4-3〜4-4-6**）.

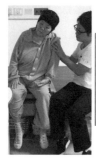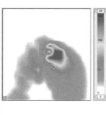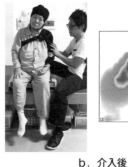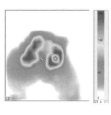

a．介入前 b．介入後

図 4-4-5　座位姿勢制御と座面圧の介入経過

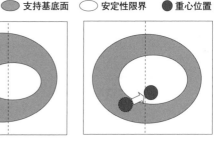

a．左片麻痺例の重心位置　b．Pusher 現象と左半側空間 c．修正された重心位置
　　　　　　　　　　　　　　無視症例の重心位置

図 4-4-6　Pusher 現象を合併した半側空間無視例の支持基底面と重心位置関係

c．治療および経過

リハビリテーションでは，通常のリハビリテーションのほかに特異的な介入として，介入期間 14 日間，姿勢制御およびバランス動作練習として端座位にて麻痺側の坐骨下に 10°ウェッジを挿入し（図 4-4-7），体幹を同側に最大限傾斜させる介入（60 回，0.25 Hz）を行い（図 4-4-8），自己身体を正中化することを目的に実施した．また，下肢装具を用い立位における姿勢制御練習および視覚探索課題を併用して行った（図 4-4-9〜4-4-11）．

その結果，SPV-EO の平均値である方向性 −0.3°，標準偏差である動揺

第4節 リハビリテーションの実際　251

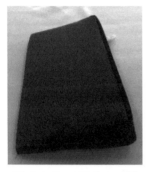

図 4-4-7　10°ウェッジ

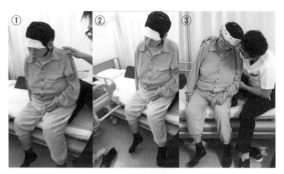

図 4-4-8　体幹傾斜練習

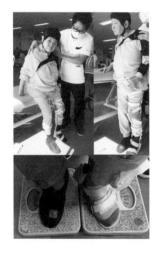

図 4-4-9　立位姿勢制御および荷重練習

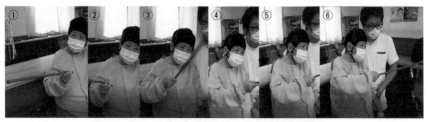

図 4-4-10　左右方向から自己身体正中課題

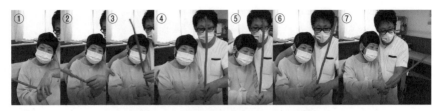

図 4-4-11　左右傾斜課題と垂直課題

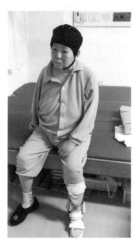

図 4-4-12　介入後の座位姿勢

性 11.2°, SPV の平均値である方向性 1.9°, 標準偏差である動揺性 4.4°, 麻痺側の座面圧 3,962 mmHg, 非麻痺側の座面圧 4,091 mmHg, BIT 64 点, CBS 23 点, SCP 4.75 点, FIST 9, FBS 3, FIM 33 と改善を認めた（**図 4-4-3～4-4-6, 4-4-11～4-4-12**）が, FAC のみは 5 点と改善を示さなかった.

d. 考　察

本症例は中大脳動脈領域損傷により側頭葉, 頭頂葉, 前頭葉の広範な損傷によって USN 症状が顕在化したと考えられる. そのため重度の身体麻痺が生じ, さらに脳損傷部位からは腹側と背側の 2 つの経路が障害され, 高次脳機能障害として受動的にも能動的にも注意障害が起こり, 重度の USN がみられると予測できた. 座位姿勢制御と立位姿勢制御に関わる前

庭感覚に関与する島皮質や網様体系のシステムの障害として視床, 体性感覚の障害として中心後回の損傷も考えられる.

そこで本症例は, 側頭-頭頂領域および視床-頭頂葉領域が障害されていたことから, 体性感覚性と USN 症状からみられる視覚性のモダリティ障害によって, 座位姿勢制御および立位姿勢制御の障害が考えられる. すなわち, 重度の左 USN および Pusher 現象を合併する症例では, 姿勢制御やバランス能力が ADL や QOL に影響を及ぼすことが予測されるため, より早期に姿勢制御およびバランス能力の獲得に向けて介入する必要がある.

2) 症例②

a. 一般情報

50 代, 男性, 発症から 171 病日で, 右半球損傷, 右視床出血, 脳室穿破を生じ, 入院前の ADL は自立していた (**図 4-4-13**).

b. リハビリテーション評価

Japan Coma Scale (JCS) Ⅰ-1, BRS Ⅲ-Ⅱ-Ⅲ, SIAS 21 点で, ADL は FIM 28 点と重症であった. 歩行動作における介助量を示す FAC は 4 点と最大介助レベルであった. また, BIT 15 点および CBS 29 点で, 受動的注意が重度の左 USN 症例であった. さらに SCP 3 点, 中等度の Pusher 現象を示し (**図 4-4-14**), 重度の感覚障害と身体失認を認めた. なお, TMT 検査は未実施.

c. 治療および経過

リハビリテーションは, 1 カ月間 (1 日 40~60 分) 介入し, 端座位にて症例①と同様のバランストレーニングを行った. また, 立位練習では長下肢装具 (KAFO : Knee Ankle Foot Orthosis) にて自己身体を正中化することを目的に非麻痺側への感覚刺激の促通として荷重練習, 姿勢制御練習および歩行練習を実施した. 発症から 201 病日後の評価結果は, BIT 35 点, CBS 21 点, SCP 2 点, FAC 2 点, FIM 43 点と改善を認めた (**図 4-4-14**).

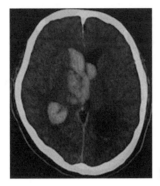

図 4-4-13　症例②の CT

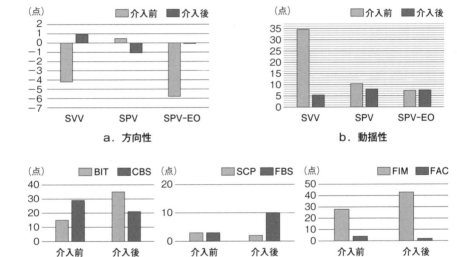

a．方向性

b．動揺性

c．半側空間無視の経過　　d．Pusher 現象とバランス評価の経過　　e．日常生活動作と歩行介助量の経過

図 4-4-14　介入経過

SVV：主観的視覚垂直，SPV-EO：開眼時の主観的身体垂直，SPV：閉眼時の主観的身体垂直，BIT：Behavior Inattention Test，CBS：Catherine Bergego Scale，SCP：Pusher 評価スケール，FBS：Functional Balance Scale，FIM：Functional Independence Measure，FAC：Functional Ambulation Category

d．考　察

症例②は，刺激誘発性注意機能の障害による USN 例であった．刺激誘

発性注意機能には，意図しない急な刺激に対する応答が乏しい病態像がある．このような症例には，姿勢調整と探索課題を意識的に行い，立位姿勢制御や歩行動作において能動的な練習場面を増やしていく必要性があると考える．また，視覚-体性感覚の統合する入力が可能であったため，SVVやSPV-EOは障害されていたが，閉眼時のSPVは比較的良好であったことから（**図4-4-14**），歩行練習量を増やし，姿勢制御学習から運動学習に重きをおいて，早期より歩行アプローチを図った．さらに麻痺側による探索も可能であったため，早期に上肢・下肢による運動での感覚入力が可能であったことから，改善を予測することができた．しかし，ADLの改善には，転倒リスクによって自立度を上げることに難渋した．一般に，USN症例のFIMの改善は長期に及ぶが，在宅に向けてどのような身体および環境設定が必要となるのかを十分に，把握しておく必要があると考えられる．

　特に回復期リハビリテーションにおける重度の脳血管障害では，症例ごとに予後を予測し，どのような回復過程をたどり可能性を引き出すことができるのか検討する必要がある．そのためには，より早期から姿勢制御およびバランスを改善させることは重要である．それにより，その後の機能や能力の向上，活動と参加の拡大につながり，その人らしい生活を取り戻すことができるきっかけとなる．

■ 治療アプローチのまとめ

1）共通点

　症例①および症例②に共通して認められたこととして，SPVとSVVの評価より，身体座標と空間座標の乖離が生じていた．座位での非麻痺側への荷重練習や10°ウェッジにて身体座標および空間座標を知覚認知する方法は，体性感覚の入力，身体正中軸の認知を促すことができ，座位姿勢の改善をもたらす．特に10°ウェッジ（**図4-4-7**）は，麻痺側と非麻痺側の体性感覚の均衡を促し，麻痺側体幹には求心的な，非麻痺側体幹には遠心

的なバランス活動を生じさせ，そのため感覚認知における左右対称性の促通を図ることを目的として行う．次いで開眼位による課題を行い，視覚-体性感覚を一致させながら複合感覚入力によって知覚認知を促し，運動学習に般化させることが重要である．また，ADL 場面では視覚環境にて課題を遂行している．すなわち，視覚条件下での課題や目標を定めることが望ましく，さらに慣れている場所などでの環境調整により注意と認知の難易度が下げられ，各感覚間を統合および一致させる一つのポイントとして重要である．

2）相違点

症例①，②の相違として，症例②は SVV および SPV-EO では視覚の障害があったものの，SPV では比較的良好であった．また、積極的な長下肢装具を用いた歩行練習が可能であったため，早期より良好な姿勢アライメントによる視覚-体性感覚入力を可能にし，感覚情報が集約されることで姿勢制御と運動学習に貢献したと考える．その結果，垂直位姿勢における荷重（重心移動）と立ち直り反応、および平衡反応の向上につながったと考えられる．立ち直り反応および平衡反応について Kluzik[17]は，健常者 7 例を対象として床面を 2.5°～10°（/2.5 分間）傾斜させる課題を実施したところ，姿勢筋活動が変化し，その環境に順応したことで重心位置や姿勢定位の偏倚を認めたと報告している．立位における環境下での課題の順応が起こったことで，姿勢制御の変化がフィードバックされ，フィードフォワード制御による身体内部モデルの変更が行われたと考えられる．また、Scott ら[18]は視覚-体性感覚の一致性は重要であることを示した．一般に視覚からの運動が起こる反応時間は 200～300 ms あり，視覚-体性感覚の時間的な差が生じる．この時間の差を埋めるために予測フィードバックによって，運動行動を円滑にさせる役割を担っている．Heuvel ら[19]は，視覚フィードバックにて COP 移動距離を算出し，遅延フィードバックの影響を調査した．結果，およそ遅延が大きい 500 ms，750 ms，1000 ms によって，COP の前後偏倚の誤差を生じさせ，左右偏倚の誤差も同様の

傾向であった．USN 症例では，脳血管障例の中でも視覚的誤差が生じやすいことから，視覚情報から体性感覚の予測が困難である．フィードバック制御の破綻とその後のフィードフォワード制御の誤りが生じることで，さらに動作や ADL に誤りを生むと考えられる．そこで視空間と注意的な誤りを修正することにより，運動を実行する体性感覚への良好なフィードバック制御へと導かれ，予測学習系の強化につながると考えられる．

　感覚刺激や外部環境における反応を導く必要があると考えられる．また，左側方への注意の誘導を行い，運動に対し体性感覚と注意が合致している状態で，自らの制御下で運動が行われている感覚を時間的に一致していることが重要である．

● 文 献 ●

1) Karnath HO, et al：The anatomy of spatial neglect. *Neuropsychologia* **50**：1010–1017, 2012

2) Lunven M, et al：Attention and cognition：Neural and anatomical substrates of visual neglect. *Ann Phys Rehabil Med* **60**：124–129, 2017

3) Pérennou DA, et al：Transcutaneous Electric Nerve Stimulation Reduces Neglect-Related Postural Instability After Stroke. *Arch Phys Med Rehabil* **82**：440–448, 2001

4) Holmes G：Disturbance of visual orientation. *Br J Ophthalmol* **2**：506–516, 1918

5) Karnath HO, et al：The neural representation of postural control in humans. *Proc Natl Acad Sci U S A* **97**：13931–13936, 2000

6) Rode G, et al：Semilogy of neglect：An update. *Ann Phys Rehabil Med* **60**：177–185, 2017

7) Karnath HO：Spatial attention systems in spatial neglect. *Neuropsychologia* **75**：61–73, 2015

8) Honoré J, et al：The pusher syndrome reverses the orienting bias caused by spatial neglect. *Neuropsychologia* **47**：634–638, 2009

9) Saj A, et al：Subjective Visual Vertical in Pitch and Roll in Right Hemispheric Stroke. *Stroke* **36**：588–591, 2005

10) Barra J, et al：Perception of longitudinal body axis in patients with stroke：a pilot study. *J Neurol Neurosurg Psychiatry* **78**：43–48, 2007

11) Michel C, et al：After-effects of visuo-manual adaptation to prism on body posture in normal subjects. *Exp Brain Res* **148**：219–226, 2003

12) Rossetti Y, et al：Prism adaptation to a rightward optical deviation rehabilitates left

hemispatial neglect. *Nature* 395：166-169, 1998
13) Rode G, et al：Long-term sensorymotor and therapeutical effects of a mild regime of prism adaptation in spatial neglect. A double-blind RCT essay. *Ann Phys Rehabil Med* 58：40-53, 2015
14) Karnath HO, et al：Space exploration in neglect. *Brain* 121：2357-2367, 1998
15) Bonan IV, et al：Influence of subjective visual vertical misperception on balance recovery after stroke. *J Neurol Neurosurg Psychiatry* 78：49-55, 2007
16) Dieterich M, et al：Dominance for Vestibular Cortical Function in the Non-dominant Hemisphere. *Cerebral Cortex* 13：994-1007, 2003
17) Kluzik J：Adaptation of postural orientation to changes in surface inclination. *Exp Brain Res* 178：1-17, 2007
18) Scott SH, et al：Feedback control during voluntary motor actions. *Curr Opin Neurobiol* 33：85-94, 2015
19) van den Heuvel MR, et al：Delayed visual feedback reveals distinct time scales in balance control. *Neurosci Lett* 452：37-41, 2009

2　歩行（装具療法を含む）

はじめに

　右半球損傷による左半側空間無視（USN：Unilateral Spatial Neglect）は，発症から約1カ月前後の右半球損傷症例で約36.2％にみられ，USNの存在は入院時の運動機能やリハビリテーションのアウトカム，そして在院日数に影響する重要な要因である[1]．USNは空間性注意の障害といわれており，近年の報告では脳内の腹側および背側注意ネットワークの機能的結合障害が，その病態メカニズムといわれている[2]．すなわち，USNは脳内の2つの空間注意ネットワークの破綻に端を発しているが，臨床ではこれに付随したさまざまな症状を呈するケースが多い．例えば，自己の身体と空間情報の統合ができていないためか，麻痺側の車いすや身体を壁に衝突させたり，身体の運動に関する認識が欠如し，日常生活動作（ADL：Activities of Daily Living）への麻痺肢の参加ができていない場合などが，そうである．このようにUSNは，サブタイプとして認識されているもの

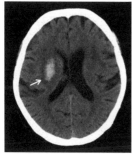
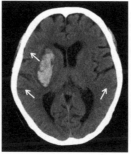
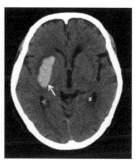

a. 放線冠レベル　　　b. 放線冠下部レベル　　　c. 基底核レベル

図4-4-15　発症日の頭部CT像

　基底核レベル（c）のスライスでは被殻およびその前方，放線冠レベル（a）では放線冠の前外側に血腫の進展がみられ，上縦束の損傷と上肢の皮質脊髄路の損傷が予想された．また，放射冠下部レベル（b）では右下前頭回や両側の上側頭回に脳浮腫がみられていた．さらに，基底核レベル（c）の内包や視床は圧迫を受けているが，直接出血は及んでいない

だけでも多岐にわたるため，症状が複雑である[3]．特に車いすや歩行という移動においては，USNによる半側空間への注意・反応・認識の変容が道に迷う，あるいはモノや壁にぶつかってしまうなどの問題点として顕在化する．このため，ここでは歩行時の麻痺側身体の衝突などが問題となる症例に対して経皮的末梢電気神経刺激（TENS：transcutaneous electrical nerve stimulation）を組み合わせた運動療法を実施したので紹介する．

症例紹介

- ▶ 年齢・性別：70代，女性．
- ▶ 診断名：右被殻出血（左片麻痺，構音障害，半側空間無視）
- ▶ 現病歴：左片麻痺，構音障害，USNが残ったため25病日で当院の回復期病棟へ入院した．
- ▶ 画像所見：発症日の頭部CT像（図4-4-15）

260   第Ⅳ章　半側空間無視の治療アプローチ

■ 介入前のリハビリテーション評価（25 病日目）

➤ 全体像：回復期病棟へ転院後も配膳されたお盆の左側にあるスプーンの見落としや，歩行時の壁への衝突がみられていた．また，話し始めると途中で，他者が左側から近づいても気づかないといった無視症状がみられていた．

➤ Brunnstrom Recovery Stage（BRS）：左上肢Ⅲ，手指Ⅳ，下肢Ⅴ.

➤ Stroke Impairment Assessment set（SIAS）：上肢運動項目 1-3，下肢運動項目 5-5-5，視空間認知は中心から 3 cm 以内，上肢触覚 1，下肢触覚 1，上肢位置覚 3，下肢位置覚 3.

➤ 基本動作介助量：起居動作は一部介助，端座位は見守り，立ち上がりおよび立位は一部介助である．

➤ Functional Independence Measure（FIM）：運動項目 27 点，認知項目 21 点，合計 48 点．移動（歩行，車いす）は歩行全介助，車いす駆動は手順が理解できず不可である．

➤ Functional Balance Scale（FBS）：33/56 点（32 病日目に測定）.

➤ Motor Activity Log（MAL；**表 4-4-1**）：使用頻度（AOU：Amount of Use）3.5 点，動作の質（QOM：Quality of Movement）2.3 点．なお，MAL は 78 病日目に測定.

➤ Mini Mental State Examination（MMSE）：24 点．減点項目は，時間の見当識（日にち），計算（93 まで OK），図形模写（26 病日）.

➤ Behavioural Inattention Test（BIT）：135/146 点（29 病日）

➤ 線分抹消試験：すべての線分を抹消可.

➤ 星印抹消試験（**図 4-4-16**）：2 つ見落としあり.

➤ Ota テスト（**図 4-4-17**）：ミスなく 63 秒で完了（41 病日）.

➤ Trail Making Test A（TMT-A）：266 秒（47 病日）.

➤ Trail Making Test B（TMT-B）：253 秒（47 病日）.

➤ Catherine Bergego Scale（CBS；**表 4-4-2**）：観察項目 9 点，自己採点 5 点（74 病日）.

第 4 節　リハビリテーションの実際　　*261*

表 4-4-1　Motor Activity Log（MAL）の結果

動作評価項目	AOU （使用頻度）	QOM （動作の質）	除外理由/ 備考
1.　本・新聞・雑誌を持って読む	5	2	
2.　タオルを持って顔や身体を拭く	2	2	
3.　グラスを持ち上げる			A
4.　歯ブラシを持って歯を磨く			A
5.　髭剃り・化粧をする			E
6.　鍵を使ってドアを開ける			D
7.　手紙を書く・タイプを打つ	5	2	
8.　安定した立位を保持する	5	5	
9.　服の袖に手を通す	2	2	
10.　物を手で動かす	2	1	
11.　フォークやスプーンを把持して食事をとる			B
12.　髪をブラシや櫛でとかす			E
13.　取っ手を把持してカップを持つ			E
14.　服の前ボタンをとめる			B
合　　　計	21	14	
平　　均（合計÷該当動作項目）	3.5	2.3	

【評価尺度】

	AOU	QOM	除外理由
	0.　患側はまったく使用していない（発症前の0%）	0.　患側はまったく使用していない（不使用）	A：非麻痺側のみ片手で行っていた
◎ AOU 評価例 動作をするために，この一週間麻痺している手をどのくらいの頻度で使いましたか？	1.　きわめてまれ（発症前の5%）	1.　患側を動かすが助けにならない（きわめて不十分）	B：他の人がやってくれた
◎ QOM 評価例 動作をするために麻痺している手をどのくらい上手に使いましたか？	2.　ほとんどは非麻痺側を使用（発症前の25%）	2.　非麻痺側による介助が必要または動作緩慢（不十分）	C：助けがあっても絶対にやらない
◎除外について ・「×」がついた項目は除外する ・除外項目に該当しないのに非麻痺側のみで動作を行った場合や動作が全介助の場合は「0点」	3.　半分程度で患側を使用（発症前の50%）	3.　やや緩慢または力が不十分（やや正常）	D：できるかもしれないが動作を行う機会がない
	4.　発症前とほぼ同じ程度に使用（発症前の75%）	4.　速度と正確さが劣っている（ほぼ正常）	E：利き手だけで十分に行える
	5.　発症前と同じ頻度で患側を使用（発症前の100%）	5.　発症前と同様に使用可（正常）	

262　第Ⅳ章　半側空間無視の治療アプローチ

表 4-4-2　Catherine Bergego Scale（CBS）の結果（観察項目と自己採点項目）

		C B S	観察者	自己	点差	備考
1	（観）	整髪または髭剃りの時，左側を忘れる	0	0	0	
	（自）	整髪または髭剃りの時，左側を忘れることがありますか				
2	（観）	左袖を通したり，上履きの左を履くとき困難である	2	2	0	
	（自）	左袖を通したり，上履きの左を履くとき難しいと思うことがありますか				
3	（観）	食器皿の左側のものを食べ忘れる	0	0	0	
	（自）	食器皿の左側のものを食べ忘れることがありますか				
4	（観）	食事後，口の左側を拭き忘れる・左側の歯を磨き忘れる	1	1	0	
	（自）	食事後，口の左側を拭き忘れる・左側の歯を磨き忘れることがありますか				
5	（観）	左を向くのに困難を感じる	0	0	0	
	（自）	左をみるのが難しいと思うことがありますか				
6	（観）	左半身を忘れる（左下肢をフットレストに忘れる）	2	1	1	
	（自）	左半身を忘れることがありますか（左下肢をフットレストに忘れる）				
7	（観）	左からの音や左側の人に注意することが困難である	1	0	1	
	（自）	左からの声かけに気づかないことがありますか				
8	（観）	左側の人や物（ドア・家具）にぶつかる（歩行・車いす駆動時）	2	1	1	
	（自）	歩いている時や車いすをこいでいる時，左側の人や物にぶつかることはありますか				
9	（観）	よく行く場所やリハ室で左に曲がるのが困難である	1	0	1	
	（自）	よく行く場所やリハ室で左に曲がるのが難しいと感じることはありますか				
10	（観）	部屋やふろ場で左にある所有物を見つけるのが困難である	0	0	0	
	（自）	部屋やふろ場で左にものがあると見つけられないことがありますか				
合　　計			9	5	4	判定：軽度

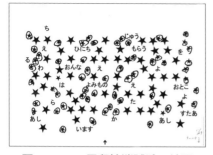

図 4-4-16　星印抹消試験の結果

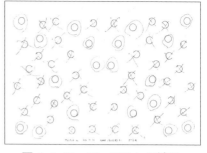

図 4-4-17　Ota テストの結果

治療経過および半側空間無視のサブタイプに対する評価

　介入当初は，立位・歩行時にバランス制御を自身で行えず介助が必要であったため，長下肢装具を使用した立位および歩行練習を実施した．運動麻痺も軽度であったため，40 病日以降は杖なし歩行で移動が可能となり，リハビリテーション時の自室からリハビリテーション室までの移動は杖なし歩行で実施した．BIT は 135/146 点でカットオフ値は超えているが，歩行時の主な問題点として麻痺側身体の衝突が多い点があげられ，ADL 向上の阻害因子となっていた．以下に，ほかにみられた症状を記載する．

1）個体外空間無視（40 病日目に評価）

　デイルーム全体が見渡せる場所に座り，みえているものをすべて説明するように指示し，説明が修了した時に「以上です」といってもらうよう伝えた．本症例は，右側から細かく説明し始め，だいたい正中から左側 30°くらいで「以上です」といい，説明を終えた．説明が終わった場所に検者が立ち，そこよりもさらに左側の説明を指示すると，少し左側の説明を補足して再び「以上です」と説明を終えた．繰り返しても左端の説明はなく，途中で説明は終わった．このことから遠位空間（extrapersonal space）の無視が強いことが示唆された．発症早期は，配膳されたお盆のスプーンを

見逃していたので近位空間（peripersonal space）も障害されていた可能性があった．

2）空間性ワーキングメモリーの障害およびナビゲーション障害（42病日目に評価）

リハビリテーション室の間取りを図面で提示し，これから通る道順を図面で追いながら記憶してもらった．左折を1度しかしない道順では迷いなく可能だったが，2回以上左折する道順となると右折してしまい間違いが生じた．右折に関しては迷いがなく，間違いもなかった．言語的な記憶を確認するため，「自室からリハビリテーション室に行くなら，どこをどう曲がるといいか」という質問には，口頭で説明は可能だったが，実際に移動すると左右を間違えるということが何度もあった．また，自宅周辺の地図をタブレットで提示し，自宅から指定した目的地までの道順を尋ねると，左折路を左折できずに目的地まで辿れなかった．このことから空間性ワーキングメモリーの低下に加え，ナビゲーション障害も合併していると解釈した．

3）麻痺側上下肢の身体無視および運動無視

更衣動作や起居動作など両上肢を動員する課題では左上肢の参加がなく，介助や声かけが必要であった（32病日；**表4-4-2**）．また，CBSにおいても左下肢をフットレストに忘れることがあった（**表4-4-2**）．MALも上肢に関してはAOUやQOMに低下がみられていた（78病日）．このことから運動無視の背景には，身体認識の変容もしくは身体無視，さらに麻痺側上下肢の使用頻度の低下が惹起され，運動感覚情報の不一致が起きている可能性があった．前述の評価結果を踏まえると，本症例のUSN症状において麻痺側身体が壁などに衝突する原因は身体無視や運動無視が考えられた．以下に，本症例に対する介入とその結果を示す．

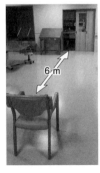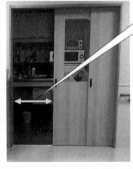

症例の肩峰幅（64 cm）の
①×0.8, ②×0.9, ③×1.02
④×1.1, ⑤×1.2 に狭路幅を設定

図 4-4-18　狭路歩行の設定方法

　電気刺激の種類はイトー ESPURGE（伊藤超短波社）の経皮的電気神経刺激（TENS）モードを使用した．2.5 cm 四方の表面電極 2 つを左の総指伸筋群のモーターポイントを挟むように貼付し，バーストモードで周波数 1 Hz，パルス幅 1 ms，強度は感覚閾値以上かつ筋収縮が確認できない程度として 1 日の通電時間は 60 分以内とした．B 期では TENS を実施しながら狭路歩行を実施した．

症例に対する介入方法と結果

1）介入方法

　介入デザインは，各期 1 週の AB デザインを用い，92 病日から 106 病日まで実施した．A 期は歩行練習や手段的 ADL 練習を中心に行い，B 期では TENS を行いながら A 期と同様のリハビリテーションを行った．

　各期で Higuchi ら[4] の方法を参考に狭路歩行の評価を実施した（**図 4-4-18**）．方法は，あらかじめ幅を設定した引き戸を 6 m 手前から歩いて通過した．狭路幅は，症例の両側肩峰幅の 0.8 倍，0.9 倍，1.02 倍，1.1 倍，1.2 倍で設定した．1.02 倍以上は，体幹を回旋せずに通過が可能であるため，通過が可能か否かを症例に問い（エラー確認），可能と判断した時に通過してもらい衝突の有無を記録した．狭路幅はランダムに行い，前述の 5 条件を 2 回ずつ試行した．衝突しそうな場合は，速度落としてもかまわず，各幅での判断のエラー数と衝突数を集計した．

266 第Ⅳ章 半側空間無視の治療アプローチ

表 4-4-3 狭路幅の違いと AB 期のエラーおよび衝突数の合計

狭 路 幅		0.8	0.9	1.02	1.1	1.2	合計
エラー	A 期	2	3	7	7	3	22
	B 期	0	0	8	8	1	17
衝 突	A 期	2	3	0	2	0	7
	B 期	0	0	3	1	1	5

2) 介入結果

SIAS の上肢運動項目（近位）は，A 期前の 1 から B 期後は 4 へ改善した．CBS は 4 点→2 点→1 点（介入前→A 期終了→B 期終了，以下も同様）に改善し，MAL は AOU が 3.5 点→3.4 点→4.2 点，QOM が 2.3 点→2.0 点→2.6 点であった．狭路歩行はエラー数が 22 回→17 回（A 期合計→B 期合計，以下も同様），衝突数が 7 回→5 回といずれも B 期終了時には改善がみられた（表 4-4-3）．ADL は，終日車いす自立から終日杖なし歩行自立となった．さらに，狭路歩行のエラーに関しては通路幅 0.8，0.9，1.2 においてエラー減少を認めた．また，狭路歩行の衝突に関しても通路幅 0.8，0.9 において改善を認めた．

a. B 期後のリハビリテーション評価（112 病日目）

➤BRS：左上肢Ⅳ，手指Ⅳ，下肢Ⅵ.

➤SIAS：上肢運動項目 4-4，下肢運動項目 5-5-5．上肢触覚 1，下肢触覚 3．上肢位置覚 3，下肢位置覚 3.

➤基本動作介助量：起居動作，端座位，立ち上がり動作，立位保持は，すべて自立.

➤FIM：運動項目 75 点，認知項目 30 点，合計 105 点（杖なし独歩自立）.

➤FBS：51/56 点

➤MAL（表 4-4-4）：AOU：4.2 点，QOM：2.6 点.

b. 神経心理学的所見

➤MMSE：26 点（減点項目は計算 93-7 が不可．99 病日）

➤CBS（表 4-4-5）：観察項目は 9 点から 4 点へ改善した.

第4節　リハビリテーションの実際　267

表 4-4-4　Motor Activity Log（MAL）の結果（B 期後）

動作評価項目	AOU（使用頻度）	QOM（動作の質）	除外理由/備考
1. 本・新聞・雑誌を持って読む	5	1	
2. タオルを持って顔や身体を拭く	5	3	
3. グラスを持ち上げる			A
4. 歯ブラシを持って歯を磨く			A
5. 髭剃り・化粧をする	1	1	
6. 鍵を使ってドアを開ける			B
7. 手紙を書く・タイプを打つ	5	2	
8. 安定した立位を保持する	5	5	
9. 服の袖に手を通す	5	3	
10. 物を手で動かす	4	3	
11. フォークやスプーンを把持して食事をとる			A
12. 髪をブラシや櫛でとかす			E
13. 取っ手を把持してカップを持つ			A
14. 服の前ボタンをとめる	5	3	B
合　　計	35	21	
平　均（合計÷該当動作項目）	4.4	3.0	

3) 考　察

　本症例は，歩行時における麻痺側身体の衝突が問題点としてあげられ，TENS を組み合わせた運動療法を実施した．AB デザインによる介入結果から，左上肢への TENS を併用した介入後は狭路歩行や CBS の項目に改善がみられた．また，壁への衝突頻度が減少したため，杖なし歩行が見守りから自立となった．

　これまで，Kerkhoff ら[5~7] の視覚-空間無視（visuo-spatial neglect）に焦点をあてた報告が多数あるが，聴覚や体性感覚，触覚，運動，表象的な視点の空間無視の検討は少ない．本症例に用いた TENS は，末梢神経刺激の一種で，術後疼痛や癌性疼痛，腰痛など，疼痛のある多様な状況において，特に鎮痛効果が報告されている．例えば，Vallar ら[8] は USN 症例の左半身に TENS を適応し，非特異的効果を検証している．その研究では，

268 第Ⅳ章 半側空間無視の治療アプローチ

表 4-4-5 Catherine Bergego Scale（CBS）の結果（B 期後）

		C B S	観察者	自己	点差	備考
1	（観）	整髪または髭剃りの時，左側を忘れる	0	0	0	
	（自）	整髪または髭剃りの時，左側を忘れることがありますか				
2	（観）	左袖を通したり，上履きの左を履くとき困難である	2	2	0	
	（自）	左袖を通したり，上履きの左を履くとき難しいと思うことがありますか				
3	（観）	食器皿の左側のものを食べ忘れる	0	0	0	
	（自）	食器皿の左側のものを食べ忘れることがありますか				
4	（観）	食事後，口の左側を拭き忘れる・左側の歯を磨き忘れる	0	0	0	
	（自）	食事後，口の左側を拭き忘れる・左側の歯を磨き忘れることがありますか				
5	（観）	左を向くのに困難を感じる	0	0	0	
	（自）	左をみるのが難しいと思うことがありますか				
6	（観）	左半身を忘れる（左下肢をフットレストに忘れる）	0	0	0	
	（自）	左半身を忘れることがありますか（左下肢をフットレストに忘れる）				
7	（観）	左からの音や左側の人に注意することが困難である	1	0	1	
	（自）	左からの声かけに気づかないことがありますか				
8	（観）	左側の人や物（ドア・家具）にぶつかる（歩行・車いす駆動時）	1	0	1	
	（自）	歩いている時や車いすをこいでいる時，左側の人や物にぶつかることはありますか				
9	（観）	よく行く場所やリハ室で左に曲がるのが困難である	0	0	0	
	（自）	よく行く場所やリハ室で左に曲がるのが難しいと感じることはありますか				
10	（観）	部屋やふろ場で左にある所有物を見つけるのが困難である	0	1		右側に物を置くようにした
	（自）	部屋やふろ場で左にものがあると見つけられないことがありますか				
		合　　計	4	3	1	判定：軽度

TENSにより固有受容感覚の活性化だけでなく，右損傷半球への体性感覚入力を可能にするとしており，こうしたTENSの非疼痛関連の報告は，認知行動的機能（注意，記憶，覚醒など）への影響に関する報告として紹介されている[9]．また，Chipchaseら[10]は末梢電気刺激が経頭蓋磁気刺激を用いて評価した大脳皮質興奮性に与える影響を紹介し，末梢電気刺激により皮質脊髄路の興奮性に影響を与えると報告している．

本症例においても，TENSにより左上肢から体性感覚が入力されたことで，上肢の身体認知が改善して身体図式の再構築がなされたため，左上肢の運動麻痺改善と使用頻度が増加し，介入後のMAL（AOU）が3.5から4.4点へ改善したと考えられた．さらに，身体認知の改善により狭路歩行の際に左半身への身体認識が般化され衝突が改善したと考えた．本症例への介入から，麻痺側上肢へのTENSがUSNの改善に寄与することが示唆された．

一方，主要アウトカムと介入方法について紹介したYangら[11]の報告では，BITが主要なアウトカムとして用いられており，最も共通の介入方法としてプリズムアダプテーションが用いられていた．BITの下位項目は効果量が大きく（ES＝0.76），BIT合計点も中等度の効果量（ES＝0.55）だったが，長期的な効果についてはBIT得点では明らかになっていない．これはBITの検査特性として近位空間無視（peripersonal space neglect）の検出には優れているが，遠位空間無視（extrapersonal neglect）の検出には向いていないためである．特にextrapersonal neglectは，入院時運動FIMと負の相関を示し，重症度を反映するという報告もあり[1]，extrapersonal neglectが日常生活に影響している可能性がある．その点，CBSはUSNのADL場面への影響を特異的に評価できるスケールであるため[12]，USNの介入効果測定にCBSは有用であったと考える．

最後に，本症例ではTENSによる体性感覚刺激の入力を加えたB期後のほうがMALやCBSの改善がみられた．末梢へのTENSによる体性感覚刺激は，筋疲労などの症例の身体負担に配慮した設定で長時間の刺激が可能なため，運動療法の相乗効果が期待できると考える．

270　第Ⅳ章　半側空間無視の治療アプローチ

● 文 献 ●

1) Spaccavento S, et al : Effect of subtypes of neglect on functional outcome in stroke patients. *Ann Phys Rehabil Med* **60** : 376-381, 2017

2) Corbetta M, et al : Spatial neglect and attention networks. *Annu Rev Neurosci* **34** : 569-599, 2011

3) Hartie W, 他（著）, 波多野和夫, 他（訳）：臨床神経心理学 第2版（原著第5版）. 文光堂, 2005, pp303-325

4) Higuchi T, et al. Locomotion through apertures when wider space for locomotion is necessary : adaptation to artificially altered bodily states. *Exp Brain Res* **175** : 50-59, 2006

5) Kerkhoff G, et al : Rehabilitation of neglect : an update. *J Rehabil Med* **50** : 1072-1079, 2012

6) Kerkhoff G, et al : Disorders of visuospatial orientation in the frontal plane in patients with neglect following right or left parietal lesions. *Exp Brain Res* **122** : 108-120, 1998

7) Kerkhoff G, et al : Smooth pursuit eye movement training promotes recovery from auditory and visual neglect : a randomized controlled study. *Neurorehabil Neural Repair* **27** : 789-798, 2013

8) Vallar G, et al : Improvement of left visuo-spatial hemineglect by left-sided transcutaneous electrical stimulation. *Neuropsychologia* **33** : 73-82, 1995

9) KRA van Dijk, et al. Effects of transcutaneous electrical nerve stimulation (TENS) on non-pain related cognitive and behavioural functioning. *Rev Neurosci* **13** : 257-270, 2002

10) Chipchase LS, et al. : Peripheral electrical stimulation to induce cortical plasticity : a systematic review of stimulus parameters. *Clin Neurophysiol.* **122** : 456-463, 2011

11) Yang NY, et al : Rehabilitation interventions for unilateral neglect after stroke : a systematic review from 1997 through 2012. *Front Hum Neurosci* **7** : 187, 2013

12) Azouvi P, et al : Rehabilitation of unilateral neglect : Evidence-based medicine. *Ann Phys Rehabil Med* **60** : 191-197, 2017

第Ⅴ章
症例提示

第1節

急性期

1 Pusher 現象に対する治療で半側空間無視の症状が改善した症例

はじめに

　半側空間無視（USN：Unilateral Spatial Neglect）に対する姿勢の影響を検証した報告では，座位よりも立位で USN が軽減したことが示されており[1]，これは筋紡錘やゴルジ腱器官からの求心性刺激の変化に伴うものと考察されている．さらに，空間性注意の右方偏倚は覚醒レベルに影響を受けることが報告されており[2]，覚醒レベルが重度であるほど USN は顕在化しやすい．このように，USN に対して姿勢や意識障害が与える影響は大きく，臨床上では留意すべき点と考えられる．

　脳血管障害症例に特徴的なバランス障害の一つである Pusher 現象は，どのような肢位であっても麻痺側に強く押し，姿勢を他動的に正そうと試みても，それに抵抗してしまう現象である[3]．Pusher 症例は，非麻痺側上下肢の積極的な使用によって麻痺側の上下肢筋や体幹筋の活動が阻害され，抗重力肢位を保持することが困難となる．また，姿勢の崩れによって支持基底面からの感覚入力や体幹筋活動による求心性刺激は減弱し，覚醒レベルにも影響を及ぼす可能性がある．すなわち，Pusher 現象は姿勢を崩壊させるだけでなく，副次的影響として USN の症状を重症化かつ遷延化させる可能性があると推察できる．Pusher 現象は，その責任病巣から USN と同時に生じる頻度は高く[4~6]，Pusher 現象が USN に与える影響を臨床的に明らかにすることは重要であると思われる．以上を背景として，今回 Pusher

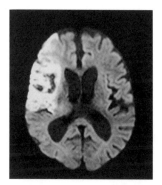

図 5-1-1　入院時の頭部 MRI 画像（拡散強調画像）

現象を合併した USN 症例において，非矯正下での座位姿勢と Pusher 現象を矯正した座位姿勢の観察を行い，その結果を基盤として Pusher 現象に対する治療で短期的に USN の症状が改善した症例を報告する．

症例紹介

- 診断名：心原性脳塞栓症（右中大脳動脈領域）．
- 基本情報：70 代，男性．
- 現病歴：食事中に左片麻痺を突然認め，当院に救急搬送された．頭部 MRI にて脳梗塞の所見を認め，血栓回収術を施行された．
- 既往歴：心房細動，糖尿病，脂質異常症，両下肢の閉塞性動脈硬化症（ASO：Arteriosclerosis Obliterans）．
- 病前の日常生活動作：歩行や日常生活動作は自立レベルであった．ASO による間欠性跛行を認め，連続歩行が可能な距離は 200 m 程度であった．
- 画像所見：入院時の頭部 MRI（拡散強調画像）では，右島皮質〜前頭葉（下前頭回から中前頭回），中心後回や放線冠の一部に出血を伴った急性期脳梗塞の所見を認めた（**図 5-1-1**）．頭部 MRA では，右中大脳動脈が閉塞していた．

274 第Ⅴ章 症例提示

➤ 入院後の経過：第3病日に脳浮腫の増悪を認めた．さらに，心房細動による頻脈（心拍数140〜160台）があり，第4病日にβブロッカーが増量され，頻脈が落ち着いたため（90〜110台），第7病日から離床を開始した．

離床開始時のリハビリテーション評価（第7病日目）

意識レベルはJapan Coma Scale（JCS）3〜10で，離握手などのごく簡単な指示であれば理解は可能であったが，呼びかけに対しては一時的に開眼するのみで常に閉眼しており発語も困難であった．Brunnstrome Recovery Stage（BRS）は，上肢Ⅱ，手指Ⅱ，下肢Ⅲと左片麻痺を認めた．端座位では，持続的な開眼が得られることもあったが，Pusher評価スケール（SCP：Scale for Contraversive Pushing）は6点と最重症のPusher現象を認めた（図5-1-2）．また，体幹コントロールテスト（TCT：Trunk Control Test）は0点であり，座位保持は困難であった．なお，意識障害のためMini Mental State Examination（MMSE）やBehavioural Inattention Test（BIT）などの認知・高次脳機能評価の実施は困難であった．

非矯正下の座位姿勢と矯正した座位姿勢の観察（第9病日目）

Pusher現象の非矯正下の座位姿勢（図5-1-2）では，右上肢の伸展・外転によって麻痺側への傾倒を認めた．また，骨盤は後傾・左回旋しており，上部体幹は左側屈，左肩甲帯は下制していたが，USNの影響で頸部は右回旋していた．この座位でのPusher現象に対して，左座骨下にセラピストの手掌を配置し，左座骨を軽く持ち上げ右座骨への荷重を促した（図5-1-3）．さらに，麻痺側肩甲帯のアライメントを徒手的に補正し，骨盤を前傾方向に誘導することで麻痺側体幹筋の抗重力活動を促した．姿勢を矯正した座位では，非麻痺側上肢の伸展や非麻痺側股関節の外旋・外転

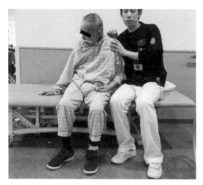 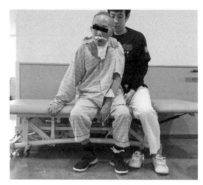

図 5-1-2　非矯正下での座位姿勢　　　図 5-1-3　Pusher 現象を矯正した座位姿勢

などの Pusher 現象が一部残存したが，体幹は正中位保持が可能であった．さらに，矯正下での座位では持続的な開眼を認め，頸部の右回旋も即時的に改善した．このことから，Pusher 現象による姿勢の崩れが意識障害や USN の症状を助長させている可能性があると判断した．さらに，意識障害や注意障害の影響でプリズムアダプテーションなどの USN に対する反復したアプローチは困難であったため，Pusher 現象に対する治療を優先的に行う方針とした．

介入内容

　Pusher 症例に対しては，直立姿勢の誤った重力知覚を認識させ，正しい垂直位を再学習させるために視覚的フィードバックを用いることが推奨さているが，本症例は意識障害や USN の影響で，そのような手がかりを適切に使用することは困難であった．そのためリハビリテーションでは，非麻痺側上下肢の過剰収縮という運動出力系の異常を抑制することに焦点をあて，腹臥位療法や座位での on elbow から on hand の反復練習を中心に行った．押す力が軽減してきた後は，介助下による座位での非麻痺側方向へのリーチ練習など，動的な要素を少しずつ取り入れていった．さらに，

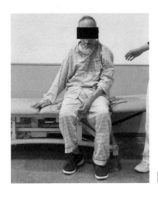

図 5-1-4 練習後の座位姿勢

病棟での車いす座位時は麻痺側殿部にウェッジやクッションなどを挿入し，非麻痺側座骨への荷重を促すようシーティングを行った．

介入後のリハビリテーション評価（第12病日目）

意識レベルは JCS 3 で，持続的な開眼はしているが，依然として発語は困難であった．BRS は上肢Ⅱ，手指Ⅱ，下肢Ⅲと離床開始時と同等であった．SCP は 4.75 点と右上肢の伸展・外転はわずかに軽減し，座位での Pusher 現象は改善した（**図 5-1-4**）．TCT は 12 点であり，手の支持による座位保持が可能となった．端座位では，上部体幹の左側屈，左肩甲帯の下制が一部残存したが，頸部の右回旋は改善した．一方，MMSE や BIT などの認知・高次脳機能評価の実施は，コミュニケーション能力低下の残存により依然として困難であった．

考 察

本症例は，島皮質や中心後回を含む右中大脳動脈領域の脳梗塞によって Pusher 現象を合併した USN 症例である．Pusher 現象を矯正することで USN の症状（頸部の右回旋）が即時的に改善したことから，Pusher 現象が USN の症状を修飾していると考え，Pusher 現象に対するアプローチを

優先して行った．その結果，Pusher 現象は短期的に改善し，それに伴い USN の症状も軽減した．この要因として，Pusher 現象の改善に伴い抗重力位での座位保持が可能となり，支持基底面である両座骨からの求心性刺激が促進され，意識レベルと姿勢保持能力が向上したことで間接的に USN の改善につながった可能性が考えられた．一方で，Pusher 現象による非麻痺側上下肢の積極的な使用は，空間性注意を過度に非麻痺側方向へ偏倚させ，麻痺側方向への注意を相対的に低下させると思われる．そのため，本症例では介入による非麻痺側上下肢の過活動の減弱が，非麻痺側空間に対する注意を低下させ，麻痺側空間への注意の向上ならびに USN の改善に直接的につながった可能性も考えられた．いずれにせよ，意識障害のある Pusher 現象を合併した USN 症例では，Pusher 現象が間接的あるいは直接的に USN に影響を及ぼしている可能性があり，治療戦略を構築する際に考慮すべき事案と思われる．

　本症例は，意識障害のため BIT のような客観的評価を行うことができなかった．さらに介入による持ち越し効果や，日常生活動作など行動場面での USN に対する効果も不明である．今後は意識障害のない症例を対象に，より客観的で能動的な評価を行い，Pusher 現象が USN に及ぼす影響に関して多方面から検討を重ねる必要がある．

● 文 献 ●

1) 尾中準志，他：姿勢の違いが脳梗塞患者の半側空間無視検査へ及ぼす影響．高次脳機能研究　**34**：218 d 225, 2014

2) Funk J, et al：Systematic biases in the tactile perception of the subjective vertical in patients with unilateral neglect and the influence of upright vs. supine posture. *Neuropsychologia*　**48**：298-308, 2010

3) Davies PM：Steps to Follow：A Guide to the Treatment of Adult Hemiplegia. Springer-Verlag, 1985

4) 網本　和，他：Pusher 現象の評価とアプローチ（脳卒中：高次脳機能障害）．理学療法学　**23**：118-121, 1996

5) 網本　和，他：左半側空間無視例における「Pusher 現象」の重症度分析．理学療法学　**21**：29-33, 1994

6) Karnath HO, et al：The neural representation of postural control in humans. *Proc Natl Acad Sci USA* **97**：13931-13936, 2000

7) Yuji Fujino, et al：Prone positioning reduces severe pushing behavior: three case studies. *J Phys Ther. Sci* **28**：2690-2693, 2016

2 右被殻出血により左片麻痺と半側空間無視を呈した症例

はじめに

半側空間無視（USN：Unilateral Spatial Neglect）は，損傷半球と対側の刺激に対して応答または視線を定位することが障害される病態と定義され，主に右半球損傷後に生じる神経学的症候である[1]．近年では，以下のような2つの注意機能に関するネットワークの知見から USN の病態を解釈する仮説が有力である．すなわち，意図的に注意を割りあてる目標指向性注意を担う背側注意ネットワークと，外発的な事象を意図によらず検出し，注意をシフトする刺激誘発性注意を担う腹側注意ネットワークである[2]．右半球に側性化しているとされる腹側注意ネットワークが損傷されることで，両側の背側注意ネットワークにアンバランスを招き，USN が生じるとされる[3]．USN は，入院期間の延長や自宅退院率の低下に関連し，退院時の Barthel Index（BI）や Functional Independence Measure（FIM）が有意に低値となると報告されている[4,5]．脳卒中後の USN は，重症例を除いた43％が急性期の2週間で自然的な回復を示す[6]．一方，慢性期脳卒中症例の15％に USN が残存している[7]．また，机上検査では USN を認めず，日常生活で USN を認める潜在的な USN 症例が存在し，そういった症例は左空間へ代償的に過剰な視線移動させることが報告されている[8]．こういった知見から，USN に対する急性期リハビリテーションでは，短絡的に「左を向かせる」のではなく，病態解釈に基づいた治療方針を組み立てる必要がある．本稿では，右被殻出血により左片麻痺に加えて左

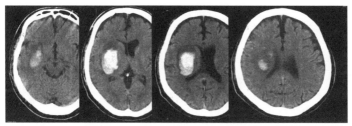

中脳レベル　　基底核レベル　　　側脳室レベル

図 5-1-5　症例の頭部 CT

USN を呈した症例に対する治療介入を紹介する．

症例紹介

- 診断名：右被殻出血．
- 基本情報：40 代，男性．
- 現病歴：自宅にて就寝中に左上下肢麻痺を自覚し，当院へ搬送された．当院での頭部 CT にて右被殻出血と診断された．インフルエンザに罹患していたため，第 5 病日よりリハビリテーション介入を開始した．第 26 病日にリハビリテーション病院へ転院となった．
- 既往歴：高血圧．
- 病前生活：独居，ビデオショップ店員．
- 画像所見（図 5-1-5）：被殻の前部と後部の 2 カ所の出血像があり，前部の出血は内包後脚中央部へ血腫の進展を認める．シルビウス溝への圧排があるが，外側方向への血腫の進展は軽度であり，正中線（midline）の偏倚は認めない．側脳室レベルから中脳レベルまで血腫を認め，背側から腹側方向へ血腫が進展していると考えられる．Verdon ら[9]は，下頭頂小葉と側頭葉深部，背外側運動前野を結ぶ脳室周囲白質線維が損傷すると無視は重度化すると報告しており，側脳室レベルまで血腫が進展している本症例の無視は重度化する可能性が考えられた．

280 第Ⅴ章 症例提示

表5-1-1 症例の理学療法評価の結果

		初回評価	転院時評価
意識（JCS）		Ⅰ-1	0
頭部運動		常時，軽度右回旋位，左回旋は最終域で困難	正　常
眼球運動		左追視にて最終域で困難	正　常
視　野		正　常	正　常
筋緊張		下腿三頭筋で軽度亢進	ハムストリングス，下腿三頭筋で軽度亢進
片麻痺機能（BRS）		上肢Ⅱ，手指Ⅱ，下肢Ⅲ	上肢Ⅲ，手指Ⅲ，下肢Ⅳ
筋力（非麻痺側，MMT）		5	5
感　覚		重度鈍麻～脱失	重度鈍麻
基本動作	寝返り	軽介助	自　立
	起き上がり	軽介助	見守り
	座位	見守り	見守り
	立ち上がり	軽介助	見守り
	立位	軽介助	軽介助
移乗・移動	移乗	中等度介助	軽介助
	歩行	長下肢装具を着用して重度介助	長下肢装具を着用して軽介助
日常生活自立度（FIM）		運動28点，認知29点	運動45点，認知31点

JCS：Japan Coma Scale, BRS：Brunnstrom Recovery Stage, MMT：Manual Muscle Testing, FIM：Functional Independence Measure

> リハビリテーション評価：症例のリハビリテーション評価の結果を**表5-1-1**に示す.

> 神経心理学的評価：症例の神経心理学的な評価結果を**表5-1-2**に示す.

> USNに関する評価：症例のUSNに関する評価結果を**表5-1-3**に示す.

> 注意ネットワークの新たな評価法：目標指向性・刺激誘発性注意を担う背側・腹側注意ネットワークの評価には，特別な機器を要することから一般化された評価方法は確立されていない．背側注意ネットワークは目標指向性（goal-directed）の注意処理で活性化するとされるのに対して，腹側注意ネットワークは刺激誘発性（stimulus-driven）の注意処理で活性化するとされている[2,10]．前者は能動的注意（top-

第1節 急性期 *281*

表 5-1-2　神経心理学的評価の結果

	初回評価	転院時評価（第 23 病日）
HDS-R	30/30（第 3 病日）	30/30
MMSE	29/30（第 3 病日）	29/30
FAB	14/18（第 8 病日）	17/18
TMT	A，B ともに左側の探索ができず測定困難（第 4 病日）	A：140 秒（40 代平均：87.2±27.9 秒） B：198 秒（40 代平均：121±48.6 秒）
三宅式記銘力検査	有関係 10，無関係 5-8-9（第 9 病日）	未評価

HDS-R：改訂長谷川式簡易知能評価スケール（cut-off：20/30），MMSE：Mini-Mental State Examination（cut-off：23/30），FAB：Frontal Assessment Battery，TMT：Trail Making Test

表 5-1-3　症例の半側空間無視に関する評価結果

	初回評価	転院時評価
BIT		
・線分抹消	30/36	36/36
・文字抹消	26/40	40/40
・星印抹消	31/54	51/54
・模写	3/4	4/4
・線分二等分線	6/9	9/9
・描画	3/3	3/3
合　計	99/146	143/146
CBS		
・自己	10	2
・観察	12	6

BIT：Behavioral Inattention Test（cut-off：131/146），CBS：Catherine Bergego Scale

down attention），後者は受動的注意（bottom-up attention）とも定義され[2]，空間注意の解釈に利用される．一般的な USN の評価としては BIT が知られているが，大部分が抹消課題であり，目標指向性注意を動員するものと考えられる．今回，特別なソフトウェアを用いず，モニターと PC のみで実施可能な注意ネットワークの機能評価を試みた．症例はモニター前で座位となり，**図 5-1-6** に示すように 2 つの音読課題を実施した．先に示した既存の机上評価に対して，課題①では文字の出現，課題②では文字の変色という刺激の提示方法が刺

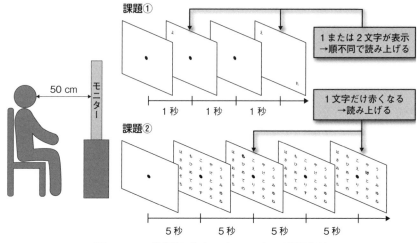

図 5-1-6　腹側注意ネットワークの評価方法

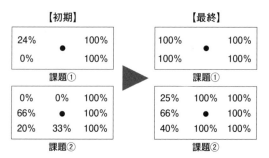

図 5-1-7　注意ネットワーク評価の結果

激誘発性の注意処理を活性することを想定している．課題①は刺激の提示が1秒と短時間であり，刺激誘発性の注意処理の中でも速度面への負荷が高いと考えられる．平易な表現では「素早く出てきた刺激に反応する」ことに対する評価と考えられる．一方，課題①が速度面への負荷を考慮した評価であったのに対して，課題②は多数の文字（妨害刺激）の中から1文字だけ変色することで刺激の密度への負荷が高いと考えられる．すなわち「たくさんの刺激の中から変化する刺激に反応する」ことの評価と考えられる．症例の注意ネットワーク評価の結果を図 5-1-7 に示す．

統合と解釈

　本症例は軽度の意識障害と全般性注意障害を認め，頸部は右回旋し，左追視時の眼球回旋は最終域にて困難であった．また，上方への血腫の進展を認めていることから急性期では，腹側注意ネットワークだけでなく背側注意ネットワークの障害の可能性もあり，実際の注意ネットワークの評価でも同様の結果が得られた．

　症例は，左上肢に重度，下肢に中等度の運動麻痺を認め，感覚は重度鈍麻であった．体幹機能障害は軽度であったため，寝返りや起き上がりは可能であるが，麻痺側上下肢の管理が不十分であった．加えて，動作においては性急さを認め，基本動作全般が粗雑となり，介助量が増大していた．立位・歩行は，非麻痺側優位に姿勢保持を行い，麻痺側下肢で荷重支持することは困難であった．左下肢の運動麻痺が中等度であるのに対し，感覚障害，視空間認知の障害による感覚面の問題と抑制障害による動作実行面の問題が，基本動作の介助量の増大に影響していると考えられた．

 ## 治療方針

　覚醒度の向上と注意資源の拡大を目的に，離床の促進や立位・歩行といった全身運動を中心に実施することとした．これらの改善に伴い，動作場面での抑制コントロールや左空間への注意走査を図ることとした．その上で，体性感覚と視空間の統合といった皮質間での処理を適正化していくこととした．

治療経過

　治療方針で示したように，軽度の意識障害および全般性注意障害に対して覚醒度の向上と注意資源の拡大を目的に積極的な立位・歩行練習を行った．1〜2週で意識清明となり，全般性注意障害の改善を認めた一方で，

左USNと抑制障害が顕在化し始めた．リハビリテーション場面と日常生活場面ともに，麻痺側の使用頻度の減少や左空間への配慮を欠いた状態で性急に動作を遂行するため，結果的に非麻痺側の過剰使用を認めた．左USNに関しては，病巣から腹側注意ネットワークの損傷が強いことと，認知・記憶面が保たれていたことから早期に背側注意ネットワークによる代償が可能となると予想された．そのため代償が過多とならないよう左空間への視覚走査や言語フィードバックは，日常生活上で必要な場面にとどめた．抑制障害に対しては，病棟内生活の上で頻度が多い起居や移乗の方法を3段階ほどに分けて学習を促し，麻痺側上下肢の管理不足の改善および動作自立度の向上を図った．

　この手続きで3週以降，基本動作は監視下で可能となった．左USNは机上検査や食事場面では検出されにくくなったが，パーソナルスペースでの無視症状は残存した．症例は，重度の感覚障害があることから遠位空間に比して，パーソナルスペースのような近位空間での無視症状の改善に難渋することが予想されたため，身体と近位空間の統合処理に留意した寝返りや起き上がり動作練習を行った．すなわち，視覚および体性感覚フィードバックを利用・統合しながら麻痺側の利用経験を増やしていき，無意識下での般化を図った．具体的には，体性感覚が重度鈍麻に加えて，左USNによる視覚情報のエラーがあるため，一方的に荷重感覚や触刺激を加えるだけでなく，視覚フィードバックの入力を行い，視覚−体性感覚の統合し，身体イメージの適正化を図った．さらに，意識下において身体への認識が向上した段階で，単関節レベルの運動から基本動作に至るまで，運動前にイメージ時間を設け，フィードフォワード情報も付加した．

■ 転院時の評価

　リハビリテーション評価の詳細を，**表5-1-1**に示す．頸部や眼球運動の制限は消失した．上下肢ともに随意性の向上を認めたが，中等度の麻痺が残存した．感覚障害は重度に残存したが，基本動作全体で自立度の向上

を認めた．移乗は，把持物のセットや車いす位置の調整が必要だが，動作遂行自体は監視下で可能であった．歩行は麻痺側下肢の遊脚に一部介助を要し，立脚は長下肢装具を使用して保持が可能であった．短下肢装具では立脚相にて股関節・膝関節が過度に屈曲し，前方推進性の減少がみられた．

神経心理学検査の詳細を**表 5-1-2** に示す．Frontal Assessmant Battey（FAB）は改善したが，行動の抑制障害は残存した．特に認知負荷が高い時や二重課題時は，抑制障害が顕在化しやすく，基本動作時の麻痺側の管理に影響した．Trail Making Test（TMT）は，USN の改善に伴い A・B ともに遂行可能であったが，完遂に平均以上の時間を要した．

USN の評価結果を**表 5-1-3** と**図 5-1-7** に示す．BIT はカットオフを超え，Catherine Bergego Scale（CBS）も改善傾向を示したが，観察評価にて無視症状の残存を示した．注意ネットワークの新たな評価では，課題①で改善を認めたが，課題②では改善が乏しかった．

■ 考　察

先に述べたように，USN は急性期の 2 週間で自然的な回復を示すとされる[6]．その一方で，机上検査では検出されないが，日常生活で無視症状を認める潜在的な USN 症例が存在する．急性期では，病期や脳損傷の程度を考慮し，USN への直接的アプローチを行うべきか判断する必要がある．さらに空間性注意障害だけでなく，非空間性注意の要素や他の高次脳機能障害との関連を踏まえて治療を選択すべきである．空間性注意障害に焦点をあてる場合，目標指向性注意と刺激誘発性注意の観点から評価し，病態を解釈する必要がある．後者の障害に対する直接的なアプローチは研究段階であり，今後の課題といえる．

本症例は，右被殻出血後に左片麻痺および感覚障害に加えて，左 USN を呈した症例である．左 USN に関しては，先行研究と同様に急性期の 2 週間で机上検査の改善を認めたが，日常生活や二重課題時では残存した．背側・腹側に進展した病巣であったため，背側および腹側注意ネットワー

クともに障害されていた．一方で，前頭葉への損傷は軽度であり，認知機能も保たれていたことから，背側注意ネットワークが機能し，目標指向型注意の活性化が生じたと考えられた．その結果，机上検査である BIT のスコアがカットオフ以上に改善したと考えられた．

さらに，課題①の改善から速度負荷が高い刺激に対して反応性が高まったと考えられた．しかしながら，CBS や課題②のスコアから日常生活や妨害刺激が多い課題での無視症状は残存していると考えられた．また，TMT の完遂に平均以上の時間を要したことも，刺激密度の程度が注意機能・無視症状に影響したと推察される．

また，BIT と CBS，注意ネットワークの新たな評価法の間には，注意の神経システムという側面だけでなく，時間制限が関係する．BIT の抹消課題では，所要時間を長くして代償的に探索する[11]ことが可能であるのに対して，CBS や注意ネットワークの新たな評価法では，この代償探索の影響を受けないため，スコアの改善には至らなかったと推察される．

加えて，目標指向性注意が活性化したことで，左半身の身体イメージに対する視覚フィードバックが有効に利用できたと考えられる．その上で，視覚と体性感覚の統合を促したことで，左半身の身体イメージが再構築され，基本動作において麻痺側上下肢の管理が向上した．加えて，抑制障害に対する動作手順の明確化・段階化により，起居・移乗の介助量軽減につながったと考えられた．

おわりに

右被殻出血後に左片麻痺，感覚障害に加えて左 USN を呈した本症例に対して，注意システムを考慮して治療介入を行った．急性期では，左USN のみが問題となることは少なく，運動・感覚障害や他の高次脳機能障害が複合し，動作能力に影響している場合が多い．とりわけ左 USN に関して，急性期の自然回復を促し，適切に代償戦略を用いながら（ときには代償戦略を抑制しながら）個別に対応していくことが重要である．本症

第1節 急性期　287

例においても，左 USN に対する目標指向性注意の適切な利用を考慮しな
がら運動麻痺・感覚障害，さらには抑制障害にアプローチを行った．単に
「左を向かせる」のではなく，病態解釈と回復過程を考慮したアプローチ
が有効であると考えられた．

● 文 献 ●

1) Heilman KM, et al：Neglect and related disorders. Semin Neurol　20：463-470，2000
2) Corbetta M, et al：The Reorienting System of the Human Brain：From Environment to Theory of Mind. *Neuron*　58：306-324, 2008
3) Corbetta M, et al：Spatial neglect and attention networks. *Annu Rev Neurosci*　34：569-599, 2011
4) Chen P, et al：Impact of Spatial Neglect on Stroke Rehabilitation：Evidence from the Setting of an Inpatient Rehabilitation Facility. *Arch Phys Med Rehabil*　96：1458-1466, 2015
5) Paolucci S, et al：The Role of Unilateral Spatial Neglect in Rehabilitation of Right Brain-Damaged Ischemic Stroke Patients：A Matched Comparison. *Arch Phys Med Rehabil*　82：743-749, 2001
6) Farnè A, et al：Patterns of Spontaneous Recovery of Neglect and Associated Disorders in Acute Right Brain-Damaged Patients. *J Neurol Neurosurg Psychiatry*　75：1401-1410, 2004
7) Linden T, et al：Visual Neglect and Cognitive Impairment in Elderly Patients Late after Stroke. *Acta Neurol Scand*　111：163-168, 2005
8) Takamura Y, et al：Intentional gaze shift to neglected space：a compensatory strategy during recovery after unilateral spatial neglect. *Brain*　139：2970-2982, 2016
9) Verdon V, et al：Neuroanatomy of Hemispatial Neglect and Its Functional Components：A Study Using Voxel-Based Lesion-Symptom Mapping. *Brain*　133：880-894, 2010
10) Corbetta M , et al：Control of Goal-Directed and Stimulus-Driven Attention in the Brain. *Nat Rev Neurosci*　3：201-215, 2002
11) 石合純夫：半側空間無視を解明する！―BIT から deep Test へ．高次脳機能研究　24：232-237, 2004

第2節

回 復 期

1 重度の注意障害と前頭葉症状を呈した半側空間無視症例

はじめに

　半側空間無視（USN：Unilateral Spatial Neglect）は，リハビリテーションを提供するうえで，麻痺側身体の使用頻度の低下，動作非対称による筋緊張の不均衡の創出，運動学習の阻害といった問題点が出現するといわれている．USN へのリハビリテーションは，無視を改善させる直接的な介入を行い，麻痺の回復と活性化，基本動作の再獲得を目指すことが中心とされる．主な介入としては，①言語的教示，②視覚的教示，③刺激介入があげられる．③刺激介入では，プリズムアダプテーションの効果が有効と報告されている[8,9]．また，USN 症状の回復過程において病態の向上に伴う左空間への意図的な視線偏向が，前頭機能によって生じることが近年報告されている[3]．

　今回，USN に加えて重度の注意障害と前頭葉症状を認め，机上課題や左空間への意図的な視線偏向が困難であるものの，姿勢や基本動作介助量の改善はみられたが，USN の机上検査や日常生活動作における改善が少なかった例を報告する．

症例紹介

➤ 診断名：脳梗塞（右基底核），右内頸動脈閉塞．

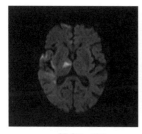 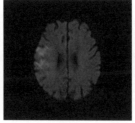 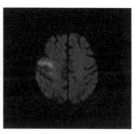

　　　a．視床レベル　　　　　b．放線冠レベル　　　　　b．頭頂レベル
図 5-2-1　血栓回収後の MRI 拡散強調像

- 基本情報：80代，女性．
- 現病歴：意識障害，左片麻痺を発症し，急性期病院に救急搬入され，脳梗塞（右基底核）・右内頸動脈閉塞の診断となり血栓回収が行われたが，広汎な右大脳半球梗塞を認めた．20病日後に当院へ入院．
- 画像所見：血栓回収後の MRI（図 5-2-1）．MRI 像：広範な右大脳半球の梗塞で，皮質脊髄路は損傷されていないため（図 5-2-1 a〜c），運動麻痺は軽度と予測される．しかし，顔面運動野および顔面感覚野の障害により，顔面の運動麻痺・感覚障害が生じる可能性がある（図 5-2-1 b）．また，USN の責任病巣である下前頭回や縁上回の損傷もうかがえる（図 5-2-1 a〜b）．さらに視床の背内側核，背外側核，前核が損傷している可能性があり（図 5-2-1 a），記憶や空間認知・遂行機能，情動面における高次脳機能障害が生じると予測される．

介入前のリハビリテーション評価（第 27 病日目）

- 全体像：周囲を見渡していることが多い．声かけにより左方向を向くこともできるが，左にいる他者には気づけずに焦点が合わない様子がうかがえる．左上肢は，車いすのアームレストからはみ出しており，自分では気づかない．介助のために左に位置し，接触しているセラピストに対して「どこかに行ってしまったのかと思った」といった発言が聞かれる．

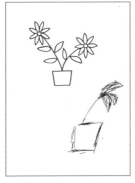
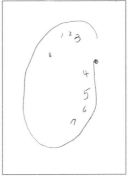

a．ダブルデイジー模写試験　　b．描画試験

図 5-2-2　机上検査の結果

- Brunnstrom Recovery Stage（BRS）：上肢Ⅲ，手指Ⅱ，下肢Ⅴ．
- 基本動作介助量：支持物を使用し一部介助であるが，座位保持は見守り．
- Functional Independence Measure（FIM）：運動項目 37 点．
- 感覚検査：左上肢重度鈍麻，左下肢軽度鈍麻．
- Berg Balance Scale（BBS）：4 点．

神経心理学的検査①

- Mini Mental State Examination（MMSE）：17 点．
- Trail Making Test A（TMT-A）：中断，観察上では全般性注意障害を認める．
- Pusher 評価スケール（SCP：Scale for Contraversive Pushing）：合計 0.25 点（座位 0.25 点）．
- Frontal Assessment Battery（FAB）：4 点．
- 線分抹消試験：8/36．
- メジャー二等分：左から 33 cm．
- Catherine Bergego Scale（CBS）：観察評価 19 点，自己評価 8 点．
- 机上検査結果：**図 5-2-2**

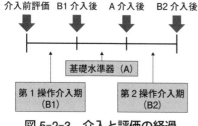

図 5-2-3 介入と評価の経過

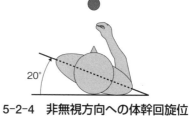

図 5-2-4 非無視方向への体幹回旋位でのリーチ運動

介入デザイン

BAB法のシングルケースデザインを用い，B1を第1操作介入期，Aを基礎水準期，B2を第2操作介入期に設定した（**図 5-2-3**）．A期は通常のリハビリテーション（40分）を行った．B期は通常のリハビリテーションに加え，非無視方向への体幹回旋位でのリーチ運動を座位（**図 5-2-4**）で50回行った（リハビリテーション中の40分に含む）．介入効果は，線分抹消試験，CBS観察評価，BBS，FIMを評価し，介入前，B1後，A後，B2後で比較検討した．B期は，非無視方向へ体幹を20°回旋し，頭部と下肢は正中位とし，正面に目標物を設置した状態で目標物へのリーチ運動を50回実施した．その際，車いす座位姿勢にて行い，背面と体幹との間にクッションを挟み体幹20°右回旋位に設定した．

結　果

CBSの他者評価およびFIMは，全期を通じて著明な変化はみられなかったが，BBSは起立および静止立位項目において僅かに改善がみられた．また，線分抹消試験も緩やかな改善を認めた（**表 5-2-1**）．座位姿勢において介入前は，空間に対して右方向を向く姿勢をとっていたが（**図 5-2-5**），介入後は正中を向きやすくなっていた（**図 5-2-6**）．介入中，上肢帯の運動麻痺に改善を認め，それによりリーチ運動に左上肢を参加しようとすることや，起立動作などで支持物を把持する際に左上肢を用いよう

表 5-2-1 線分抹消課題，CBS，BBS，FIM の推移

	介入前評価	B1 介入後	A 介入後	B2 介入後
線分抹消試験	8	12	12	14
CBS	19	17	17	16
BBS	4	7	9	11
FIM	37	37	37	37

CBS：Catherine Bergego Scale, BBS：Berg Balance Scale, FIM：Functional Independence Measure

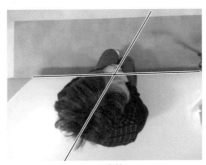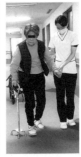

a．座位　　　　　　b．歩行

図 5-2-5　介入前の座位姿勢と歩行姿勢

a：真っ直ぐ座ってくださいの指示を行う
b：軽介助で正面に位置する目的物（椅子）に向かい，座ることができる

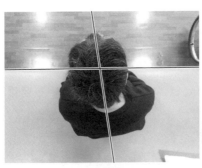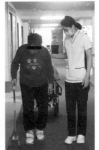

a．座位　　　　　　b．歩行

図 5-2-6　介入後の座位姿勢と歩行姿勢

a：真っ直ぐ座ってくださいの指示を行う
b：軽介助で正面に位置する目的物（椅子）に向かい，座ることができる

とする場面がみられるようになってきた.

介入後とその後のリハビリテーション評価

- 全体像：右空間への注意の向きやすさは残存している. しかし，左方向へ自発的に向くことが増えている. ただし，探索は困難である. 車いす座位では，自らの左手に触れたり，動作に参加させようとする様子がうかがえる.
- BRS：上肢Ⅳ，手指Ⅲ，下肢Ⅴ.
- 基本動作介助量：支持物を使用して軽い介助.
- FIM：運動項目 37 点.
- 感覚検査：左上肢は中等度から重度鈍麻，左下肢は軽度鈍麻.
- BBS：11 点.

神経心理学的検査②

- MMSE：21 点.
- TMT−A：中断.
- SCP：合計 0 点.
- FAB：7 点
- 線分抹消試験：14/36
- メジャー二等分：左から 30 cm
- CBS：観察評価 16 点，自己評価 3 点

考　察

1）姿勢の改善について
本症例は，安静座位においても体幹の傾斜や空間定位のゆがみが生じていた. 見守りでの座位保持は可能であったが，正中の認識が困難であり，

左空間への能動的な注意も向きにくい状態となっていたと思われる．そこでプリズムアダプテーション（PA：Prism Adaptation）を用いた介入を行った．PA は，対象物を非無視空間に偏倚させてリーチ課題をすることにより，相対的に無視空間への注意が改善する．空間定位における自己中心参照枠には，体幹が関与するとされ，体幹回旋に PA の手法を応用することで PA と同様の効果が得られる可能性が示唆されている[5]．今回の介入でも，体幹回旋とリーチ運動を行うことによって体幹機能の回復が図られ，姿勢の非対称性の改善につながったと考えた．

2）麻痺側の使用

介入当初，中等度から重度の運動麻痺および感覚障害を認めていた．特に上肢帯において重度であり，随意的な運動はほとんどみられず，基本動作においても麻痺側に介助を要していた．介入後，体幹機能と身体非対称性の改善により麻痺側へ視覚的に向きやすくなったことが刺激となり，麻痺側上肢の情報処理の改善から運動学習が成立しやすくなり，使用頻度を向上させるきっかけになったと考えられる．ただし，運動麻痺と感覚障害は残存しているため，麻痺側の使用頻度の向上はみられたが，介助は必要な状態である．運動麻痺の回復を図るには，USN へのアプローチを行い使用頻度や運動学習効果を向上させることが必要と考える．

3）日常生活動作への般化，机上課題の変化

本症例は USN 症状に加え，全般性注意障害と前頭葉症状を認めていた．USN への主な介入には，言語的教示がある．本症例においては，USN が重度であること，注意障害と前頭葉症状により言語的教示への集中や持続が困難であることから，言語的教示はあまり有効ではない可能性がある．病院での生活においては，看護師や介護士からは主に言語的な教示での介助が行われやすいことが推測される．また，本症例は情報や環境，動作に対して全般に集中することが困難であった．そのため訓練中は環境を選択し，周囲への注意がそれにくい状態での介入を行っていた．しかし，日常

生活場面においては，常に多くの刺激にさらされており，注意の容量も低下していることが考えられることから，より USN 症状が現れやすいと思われる．以上のことから，生活上での評価指標である CBS や FIM においては改善がみられにくかったのではないかと考える．

また，本症例は注意の持続性も低下していた．40 分の介入後には疲労がみられ，机上検査においては傾眠することも多くあったため，線分抹消試験などの机上検査においての改善が得られなかった可能性がある．CBS の観察評価と自己評価の差は，病態失認の程度として捉えることができるといわれている[2,4]．本症例は病態失認スコア（観察評価と自己評価）が介入前は 11 点であるのに対し，介入後は 13 点と重症化している．今回の介入により，姿勢の改善によって視覚情報を取り入れやすくなったことで，本人の自覚的には空間的な気づきが得られやすくなったのではないかと考えられる．しかし，実際には情報処理の過程においてエラーが生じ，USN の改善は図れていない．空間への気づきの拡大と情報処理の過程の相違が，病態失認をより重症化させてしまったのではないかと思われる．

■ おわりに

USN に加え，重度の注意障害と前頭葉症状を認めた本症例に対し，刺激介入を行った．机上検査における USN の改善は明らかではなかったが，USN に対するアプローチを行うことにより体幹機能や運動機能の回復，麻痺側の参加の拡大によって，その後の動作獲得の進展につながる可能性があると思われる．その後，日常生活動作への般化をさせるためには更なる介入の工夫を行う必要がある．

● 文 献 ●

1) Heilman KM, et al：Mechanisms underlying hemispatial neglect. *Ann Neurol* **5**：166-170, 1979

2) Goedert KM, et al：Psychometric evaluation of neglect assessment reveals motor-exploratory predictor of functional disability in acute-stage spatial neglect. *Arch Med Rehabil* 93：137-142, 2012
3) Takamura Y, et al：Intentional gaze shift to neglected space：a compensatory strategy during recovery after unilateral spatial neglect. *Brain* 139：2970-2982, 2016
4) 大島浩子, 他：USN（Neglect）を有する脳卒中患者の生活障害評価尺度—the Catherine Bergego Scale（CBS）日本語版の作成とその検討. 日本看護科学会誌 25：90-95, 2005
5) 志田航平, 他：USN患者に対する非無視方向への体幹回旋でのリーチ運動の効果—症例報告. 第42回日本高次脳機能障害学会学術総会講演抄録, 2018
6) 杉本 論, 他：体幹回旋がUSNに及ぼす影響の経時的変化. 理学療法学 24：11, 1997
7) 森岡 周, 他：脳科学に基づいたUSNに対するリハビリテーションの実践. 理学療法研究 35：3-9, 2018
8) 渡辺 学, 他：USN患者に対する理学療法. *MB Med Reha* 129：39-44, 2011
9) 渡辺 学, 他：半側空間無視の姿勢バランスに対するプリズム順応の影響. 日本私立医科大学理学療法学会誌 24：21-24, 2006

2 さまざまな空間位置で左半側空間無視を呈した症例

はじめに

　半側空間無視（USN：Unilateral Spatial Neglect）の症状は，自己中心空間（personal space），近位空間（peripersonal space），遠位空間（extrapersonal space）で起こるといわれている[1]．これらは，単独で現れる場合や合併して現れる場合があり[2]，日常生活動作（ADL：Activities of Daily Living）や移動の自立度に影響を与えると考えられる．そのため，どこの空間で無視症状が存在しているのかを考慮し治療を行う必要がある．今回，さまざまな空間位置で左USNを呈した症例に対し，車いす駆動と移乗動作の介助量軽減を目指し治療を行った経過を紹介する．

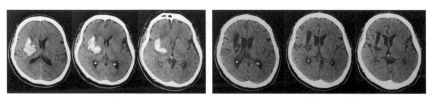

a．発症時　　　　　　　　　b．USN 介入時

図 5-2-7　発症時と半側空間無視（USN）介入時の CT 画像

症例紹介

- 基本情報：50代，男性．
- 診断名：右被殻出血．
- 併存疾患：高血圧．
- 現病歴：左上下肢麻痺で，意識障害が出現して急性期病院へ搬送される．出血量は 18 mL で，脳室穿破はなく保存的加療となった．第 19 日病目で当院の回復期病棟へ入院された．

画像所見

1）発症時（図 5-2-7 a）
- 脳梁体部〜脳梁膨大レベル：上縦束と放線冠に高吸収域．
- 松果体レベル：被殻，島皮質，内包に高吸収域．

2）事前情報から予測される障害
- 放線冠への血腫による上下肢の左運動麻痺．
- 島後部への血腫による左上下肢の感覚障害や Pusher 現象．
- 上縦束や島，被殻への血腫による USN．
- 被殻や島への血腫による認知機能低下や注意障害．

初回評価におけるリハビリテーション評価 （表 5-2-2）

　座位および立位となると右上下肢による Pusher 現象，左側体幹から股関節・膝関節周囲にかけての筋緊張低下による体幹前傾・左側屈がみられ重度介助を要した．左 USN に関しては，全般性注意障害により詳細な評価は困難であったが，車いす駆動時に左側の壁に衝突したり，寝返り時には左上肢を忘れることが多くみられた．そのため，自己身体と外部環境の左側への注意は乏しいことが動作観察から予測された．

1）治療方針

　入院時の状態から，まず基本動作と移乗動作の介助量軽減とリハビリテーション時間以外に車いす座位による離床時間の確保を目標とした．そのため，この時期の介入としては左 USN への治療よりも座位・立位練習を中心に行い Pusher 現象，左側体幹から股関節・膝関節周囲の筋緊張低下への治療を中心に行った．

2）治療内容

　右側体幹から股関節・膝関節周囲にかけての筋緊張低下に対しては，麻痺側下肢に長下肢装具を装着しての立位保持により足底からの感覚入力，および麻痺側下肢への荷重練習を行った．Pusher 現象に対しては，右前腕支持による座位・立位保持を行い，右側への重心移動を促した．また，高さ調節可能なベッドを高くし，麻痺側下肢に長下肢装具を装着して右前腕支持による歩行も実施した．

治療経過① （第 65 病日目）

　発症から 2 カ月が経ち，Pushing 現象および左側体幹から股関節・膝関節周囲にかけての筋緊張低下は改善した．それに伴い，基本動作は監視，移乗は軽介助で可能となった．歩行は短下肢装具を装着し中等度介助で可

能となったが，重度感覚障害により麻痺側下肢への荷重に対する極度の恐怖心があり膝折れがみられた．車いす駆動は，左側の壁や障害物への衝突がみられ中等度介助であり，実用的な移動の獲得には至っていなかった．注意障害は，入院時より改善傾向を示し，左USNの詳細な評価が可能となった．

1）左半側空間無視に関する評価のまとめ

　Clinical Assessment for Attention（CAT）の視覚抹消試験では，実施時間が延長し選択的注意障害の影響がみられた．この時，左側の見落としはみられなかった．Behavioural Inattetion Test（BIT）は，通常検査の総合得点でカットオフ以上となっていたが，項目ごとにみると文字抹消試験ではカットオフ以下となっていた．内容としては，左側を主に見落としているのではなく，全体的に文字の見落としがみられた．これらの結果から，机上検査では左USNの症状は比較的目立たなかった．しかし，ADLの左USN症状を評価するCatherine Bergego Scale（CBS）では17点と中等度の無視がみられ，セルフケアと車いす駆動時，移乗時に左上下肢や左空間の無視が確認された．Frontal Assessment Battery（FAB）では，抑制コントロールで得点の低下がみられた．

2）左半側空間無視症状の病態解釈

　本症例は，机上検査では左USNの症状はみられなかったが，ADLでは顕著に確認された．これらについては，机上課題は狭い空間で行う課題であるため，一つのことに集中しやすいのに対し，ADLは環境を取り巻くさまざまなものに注意を分配し，切り替えながら行動する必要があり，それぞれの課題遂行において必要な注意機能の相違が関連している可能性があるとされている[3]．本症例は，CATの視覚抹消試験より選択的注意障害，FABより抑制コントロール障害がみられた．そのため右空間優位の注意を抑制できず，左空間を選択的に注意することができなかった可能性が考えられる．よって，本症例は机上課題と比較して視覚的な情報量の

300 第Ⅴ章　症例提示

表 5-2-2

	入院時	第65病目	
JCS	Ⅰ-2	意識障害なし	
全体像	注意が転動しやすい，左側からの声かけには反応が鈍い，自発的な発言は少ない	自発的な発言は少ないが理解は良好 左側からの声かけへの反応は乏しい	
眼球運動	能動的に左側へ眼球を向けることができない	能動的に左側へ眼球を向けること可能となっているが，外的刺激が多いと右側優位となる	
視　野	対座試験よりなし	対座試験よりなし	
BRS	左上肢Ⅱ，手指Ⅰ，下肢Ⅱ	左上肢Ⅱ，手指Ⅱ，下肢Ⅱ	
感　覚	左上下肢重度鈍麻	左上下肢重度鈍麻	
筋緊張	左側体幹，左股関節，膝冠絶周囲筋低下，左足関節底屈筋亢進	左側体幹筋低下，左股関節内転筋，膝関節伸展筋，足関節底屈筋亢進	
高次脳機能	認知機能	非実施	MMSE：22点
	注　意	全般性注意障害	CAT：視覚抹消試験の遂行時間遅延
	前頭葉機能	非実施	FAB12点（主な減点項目：抑制コントロール1点）
	空間認知	左USN（行動評価から）	BIT：通常検査131点（減点項目：文字抹消），CBS：17点
	Pusher現象	SCP 5.75/6点	SCP 1.5/6点
基本動作	寝返り	中等度介助	監視
	起き上がり	重度介助	監視
	座　位	重度介助	監視
	立ち上がり	重度介助	軽介助
	立　位	重度介助	軽介助
移乗・移動	移　乗	重度介助	軽介助
	移　動	平行棒と長下肢装具にて重度介助	四点杖と短下肢装具にて中等度
	車いす駆動	重度介助	中等度介助
姿勢	背臥位	頸部軽度右回旋位	頸部中間位
	座　位	頸部屈曲・軽度右回旋位，体幹前屈・左側屈位	体幹軽度前屈・左側屈位
	立　位	頸部屈曲・軽度右回旋位，体幹前屈・左側屈位，左膝関節軽度屈曲位	体幹前屈・左側屈位，左膝関節軽度屈曲位

JCS：Japan Come Scale，BRS：Brunnstrom Recovery Stage，MMSE：Mini Mental State Examination，CAT：Clinical Assessment for Attention，FAB：Frontal Assessment Battery，

評　価

第 92 病日	第 123 病日
意識障害なし	意識障害なし
左側からの声かけへの反応が行え始める	変化なし
外的刺激が多い中でも，左側へ眼球を向けることがある	変化なし
対座試験よりなし	対座試験よりなし
左上肢Ⅱ，手指Ⅱ，下肢Ⅲ	変化なし
左上下肢中等度鈍麻	変化なし
変化なし	変化なし
MMSE：27 点	MMSE：30 点
CAT：非実施	CAT：視覚抹消試験の遂行時間の短縮
FAB12 点（主な減点項目：抑制コントロール 1 点）	FAB14 点（抑制コントロール 3 点へ改善）
BIT：非実施，CBS：9 点	BIT：141 点，CBS：3 点
SCP 0/6 点	SCP 0/6 点
自立	自立
自立	自立
自立	自立
監視	自立
監視	自立
監視	自立
四点杖と短下肢装具にて軽介助	四点杖と短下肢装具にて軽介助
軽介助	自立
変化なし	変化なし
体幹軽度前屈	変化なし
体幹軽度前屈，左膝関節軽度屈曲位	変化なし

↗ BIT：Behavioural Inattetion Test，CBS：Catherine Bergego Scale，SCP：Pusher 評価スケール

多い ADL 上では，右側への注意が優位となり，ADL で顕著化されたものと考える．

　想定どうり ADL 上の左 USN 症状において，3 つの空間のすべてにおいて無視が認められた．自己中心空間の無視は感覚統合に寄与する下頭頂小葉が関与し，近位空間と遠位空間の無視は前頭葉と上側頭回のネットワークが関与していると報告されている[4]．特に，上側頭回は後頭葉から情報を受け取り視覚探索に関与するとされている[5]．また，遠位空間は刺激誘発性注意を司る腹側ネットワークとの関連が示されており，責任病巣に関しても類似している[6]．本症例は，前頭葉と上側頭回を連絡するネットワークや腹側ネットワークの一つである島皮質に低吸収域が存在しており，実際に CBS では近位空間と遠位空間の無視がみられ，車いす駆動時の左側から向かってくる他患者や病院スタッフ，壁に注意を向けることができなかった．また，車いすの左側ブレーキ忘れがみられた．自己中心空間の無視に関しては整容，更衣，口周りを拭く，フットプレートに左下肢の置き忘れがみられたが，日常生活における無視の程度や病巣により自己中心空間の無視よりも近位空間と遠位空間の無視が残存することが予測された．

3) 半側空間無視に対する治療方針
　先行研究において，腹側ネットワークの損傷による無視からの回復は，構造的な損傷を受けていない背側ネットワークの再活性化により引き起こされるとある[7]．本症例は，背側ネットワークは残存しており，右空間からの視覚刺激の量を減らした空間であると，目標指向的な左側の眼球運動は可能であった．そのため，個室で治療を実施するなど環境調節を行い自ら能動的に左側へ注意を行える課題を実施することとした．

4) 左半側空間無視に対する治療内容
a．左上肢の使用
麻痺側の上肢を他動的または受動的に左空間内で動かし，それをみると

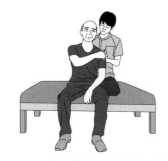 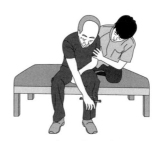

図 5-2-8　右上肢による左肩・肘・手関節へのリーチ動作　　図 5-2-9　下衣に洗濯ばさみを挟み，外してもらう課題

USN 症状が改善するといわれており[8]，近位空間や遠位空間の無視の改善を報告している[9]．本症例は，わずかながら感覚が残存しており自身の左上肢の運動を持続的にみることは可能であったことから実施した．課題としては，まず座位にて症例の左上肢をセラピストが把持して他動的に動かした．この時，症例は自分の左上肢を観察し，一緒に動かそうとするように指示した．運動方向は，前方から徐々に左側へと変えていき，症例が疲労により注意が切れないように回数を調節した．

b．左身体の探索課題

自己中心空間の無視に対しては，自己の左身体を能動的に探索する課題を行い左半身体への注意を促すこととした．右上肢による左肩・肘・手関節へのリーチ動作（**図 5-2-8**）や下衣に洗濯バサミを挟み，それをすべて外してもらう課題を行った（**図 5-2-9**）．症例は，課題開始時は洗濯バサミの外し忘れがみられたが，日を追うごとに左上下肢への眼球運動，頸部左回旋が出現して左身体へ探索的に注意を行えていた．

c．車いす駆動

左側にセラピストが位置し，聴覚・視覚的な刺激を与えながら車いす駆動を行った．この時，左側への衝突や左側の道を探すことができなかった．そこでその都度，介助や声かけをして修正を促した．環境設定については，左側ブレーキに延長バーを設置した．

治療経過② (第 92 病日目)

1) 経 過

　整容，更衣，口まわりを拭く行為については，ほぼ左身体の無視はみられなくなった．車いす移乗動作においては，左下肢の随意性向上や感覚障害の改善により安定性が向上し監視で可能となった．しかし，移乗前のフットプレートへの左下肢の置き忘れや左側のブレーキ忘れはみられ，口頭指示を要したが回数は軽減した．車いす駆動は，耐久性が向上して軽介助で可能となり，徐々に人どおりの多い病棟廊下やリハビリセンターでも左空間からの突発的な聴覚刺激に反応できるようになっていた．ただし，車いす駆動時の左側への衝突はみられ，左側の道の探索は困難であった．よって，自己中心空間と近位空間は比較的に改善傾向を示し，CBS においても軽度の左無視となったが，依然として遠位空間の無視は残存していた．

2) 治療方針

　自己中心空間と近位空間の無視への治療は，環境を変えてリハビリセンターで行い，刺激の多い中で引き続き自身の左上下肢の探索課題，左空間における左上肢を使用する課題を行い，左上下肢と左空間への目標指向性注意を促した．遠位空間の無視に関しては，今まではセラピストから聴覚・視覚的情報を与えられて修正をしながら行っていたため，能動的に左側遠位空間に視覚的注意を払う課題を行うこととした．

3) 半側空間無視に対する治療 (車いす駆動)

　実際の車いす駆動中の左側への注意を促すため，左側に障害物を置き，その周りを左回りで駆動してもらった．障害物に衝突することもあったが，症例自身が障害物をみようと頸部左回旋を行い，障害物との距離感を確認しながら行おうとしていた．

治療経過③（123 病日目）

1）経 過

　車いす移乗前のフットプレートへの左下肢の置き忘れや左側のブレーキ忘れはみられなくなり，自己中心空間と近位空間の無視は改善した．その結果，車いす移乗動作は自立となった．車いす駆動に関しては，能動的に左側を注意しようと症例自身が意識しており，刺激の多い環境でも頸部左回旋や左空間への眼球運動がみられた．そのため，左側の道を探索することが可能となった．たまには，左側の障害物には近くなることもあったが，自己修正が可能であった．そのため，車いす駆動においても自立となった．

2）考 察

　今回，3つの空間に左 USN 症状をきたしていた症例に対し，左上肢の運動や環境設定による目標指向性注意を用いて，視覚と運動の統合を目的に治療を行った．第65〜92病目にかけては，自己中心空間と近位空間は比較的に改善傾向を示したが，遠位空間の無視が顕著に残存していた．自己中心空間と近位空間は身体図式と関連しており，触覚や固有感覚の影響を受けるといわれている[9]．本症例は，重度感覚障害であったが中等度鈍麻まで改善を示した．そのため，左上肢の使用と左上下肢の探索課題を行った結果，左上肢からの感覚情報が入力され，さらに左上下肢への注意によって身体図式の再形成が促されたと考えられる．そのため，左側自己身体への気づきや自己身体と近位空間での対象物との相互関係が形成されたと推察される．

　第92〜123病目にかけては，車いす移乗時のフットプレートへの左下肢の忘れや左側ブレーキ忘れが消失し，自己中心空間と近位空間の無視のさらなる改善がみられた．さらに，車いす駆動時の左空間への注意も向上し，遠位空間の無視の改善がみられた．本症例は92病日時点で，整容，更衣，口まわりを拭く行為など自己中心空間と近位空間の無視の改善はみられたが，車いす移乗前には左身体と空間に無視が生じた．車いすのフットプ

レートやブレーキ操作などの移乗準備動作は，操作対象の注意の切り替えや行動の自己抑制が必要とある[10]．本症例は，CAT と FAB の評価から選択的注意と抑制コントロールの障害が生じていたが，第123病目では改善しており，多くの注意を要する移乗準備動作においても右側優位の注意を抑制し，目標指向性に左上下肢や左空間に注意を向けることが可能となったと考えられる．車いす駆動時の遠位空間の無視に対しては，左側に障害物を置き左空間に注意を向けながら車いす駆動を行った．前述に述べた，注意障害の改善も寄与していると考えられるが，課題により症例自身が車いす駆動時に左側を意識するように頸部を左回旋する動作がみられ，左空間への目標指向性注意が向上したと考えられる．

● 文 献 ●

1) Guarigla C, et al：Personal and extrapersonal space：a case of neglect dissociation. *Neuropsychologia* **30**：1001–1009, 1992

2) Spaccavento S, et al：Effect of subtypes of neglect on functional outcome on stroke patients. *Ann Phys Rehabil Med* **60**：376–381, 2017

3) 菅原光晴，他：左半側空間無視患者に対する全般性注意訓練の有用性についての検討．認知リハビリテーション **15**：52–61, 2010

4) Committeri G, et al：Neural bases of personal and extrapersonal neglect in human. *Brain* **130**：431–441, 2007

5) Rousseaux M, et al：Anatomical and psychometric relationships of behavioral neglect in daily living. *Neuropsychologia* **70**：64–70, 2015

6) Corbetta M, et al：Control of goal-directed and stimulus-driven attention in the brain. *Nat Rev Neurosci* **3**：201–215, 2002

7) Corbetta M, et al：The reorienting system of the human brain：from environment to theory of mind. *Neuron* **58**：306–324, 2008

8) Frassinetti F, et al：Passive limb movements improve visual neglect. *Neuropsychologia* **39**：725–733, 2001

9) Reinhart S, et al：Limb activation ameliorates body-related deficits in spatial neglect. *Front Hum Neurosci* **6**：188, 2012

10) 澤村大輔，他：脳血管障害後注意障害例の車椅子移乗前準備動作における行動療法の効果．北海道作業療法 **28**：55–63, 2011

第2節 回復期 307

3 Head Mounted Display(HMD)による介入で改善がみられた症例

■ はじめに

　症例は，右被殻出血を呈し，回復期病院へ転院後，重度の半側空間無視（USN：Unilateral Spatial Neglect）を合併していた．そこで Head Mounted Display（HMD）を用いて，30 日間の治療介入を行い，USN の改善がみられた症例を紹介する．

■ 症例紹介

- ➤ 診断名：右被殻出血．
- ➤ 基本情報：50 代，男性．
- ➤ 現病歴：X 日に自宅内の自室で倒れ，2 日後に倒れているのを父親が発見して，救急要請される．前述の診断で入院となり，翌日に開頭血腫除去術を施行した．その後，リハビリテーション目的で回復期病院へ転院となった．
- ➤ 既往歴：高血圧症，糖尿病．
- ➤ 病前生活：父親と 2 人暮らし．会社員．
- ➤ 画像所見（**図 5-2-10**）：発症当日の CT．右被殻出血を広範囲（最大横幅 55 mm，縦幅 46.4 mm）に認める．正中線（midline）は左に偏位している．また，脳室内血腫を認められる．上方への血腫は，半卵円中心より前頭葉皮質まで進展している．

■ 発症 47 日目および発症 120 日目のリハビリテーション評価（表 5-2-3）

　発症 47 日目におけるリハビリテーション評価は，回復期病院への転院

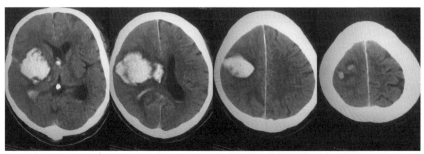

モンロー孔レベル　　側脳室レベル　　半卵円中心レベル　　皮質レベル

図 5-2-10　症例の頭部 CT 画像

後で重度運動麻痺，感覚障害，Pusher 現象もあり，基本動作に全介助を要していた．まずは，離床機会の向上と基本動作の介助量軽減を目的にリハビリテーションを開始した．次に発症 120 日目におけるリハビリテーション評価では，身体機能の向上に伴い，基本動作の介助量は軽減してきた．Behavioural Inattention Test（BIT）や Catherine Bergego Scale（CBS）や正中認知テストの評価により重度の USN を認めた．なお，座圧および立位の足底圧は右に集中していた（図 5-2-11，5-2-12）．

■ Head Mounted Display（HMD）アダプテーションによる介入

研究デザインは，シングルケースデザイン（ABA デザイン）で，A1 を第 1 操作介入期，B を基礎水準期（ベースライン），A2 を第 2 操作介入期として各 10 日で設定した．A 期は通常のリハビリテーションに加え，HMD を用いてセラピストが出した風船を 48 回打ち返させる課題を行った（図 5-2-13）．B 期は通常のリハビリテーションに加え，HMD を用いて掲示してある文字へ指差しをさせる課題を行った（図 5-2-14）．介入効果を介入前，A1 期後，B 期後，介入後で比較検討した（図 5-2-15）．

A 期の HMD アダプテーションは，車いす上で胸部前方に風船をセラピストが左上方・下方，右上方・下方へ，ランダムに計 48 回投げ，それ

表 5-2-3 発症 47 日目および発症 120 日目のリハビリテーション評価

	理学療法評価 (発症 47 日目)	理学療法評価 (発症 120 日目)
Brunnstrom Recovery Stage (BRS)	左上肢Ⅰ, 手指Ⅰ, 下肢Ⅱ	左上肢Ⅱ, 手指Ⅱ, 下肢Ⅱ
表在・深部感覚	左上下肢ともに重度鈍麻	左上下肢ともに重度鈍麻
Stroke Impairment Assessment Set (SIAS)	14 点	27 点
基本動作	座位全介助, 起居動作および立ち上がり動作全介助	座位軽介助, 起居動作および立ち上がり動作中等度介助
体幹コントロールテスト (TCT)	0 点	87 点
Functional Balance Scale (FBS)	0 点	4 点
Pusher 評価スケール (SCP)	合計 6 点 (座位 3 点, 立位 3 点)	合計 1.5 点 (座位 0.25 点, 立位 1.25 点)
改訂長谷川式簡易知能評価スケール (HDS-R)	17 点	28 点
Functional Independence Measure (FIM)	運動項目 19 点, 認知項目 10 点, 合計 33 点	運動項目 41 点, 認知項目 17 点, 合計 58 点
Frontal Assessment Battery (FAB)	実施困難	13 点
Behavioural Inattention Test (BIT)	実施困難	通常検査 77 点, 行動検査 35 点
Catherine Bergego Scale (CBS)	実施困難	観察評価 22 点, 自己評価 3 点病識評価 19 点
正中認知テスト	実施困難	胸骨正中より右へ 60.8 mm, 上へ 107.3 mm

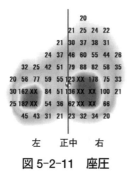

図 5-2-11 座圧

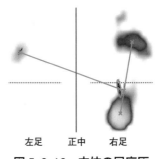

図 5-2-12 立位の足底圧

310   第Ⅴ章　症例提示

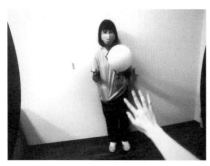
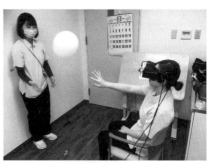

　　a．対象者からみた視野　　　　　　　　b．訓練場面
図 5-2-13　A1 期と A2 期（風船バレーアダプテーション）
症例に風船を投げ，セラピストへ風船を打ち返している

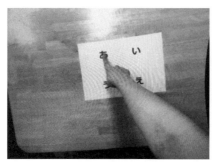
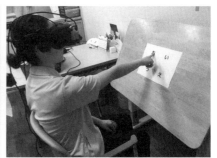

　　a．対象者からみた視野　　　　　　　　b．訓練場面
図 5-2-14　B 期（指差しによるアダプテーション）
目標のターゲット（あ・い・う・え）に対し，右示指でタッチしている

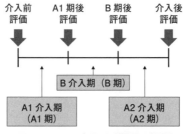

図 5-2-15　介入と評価の経過

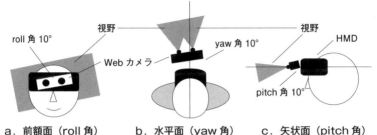

図 5-2-16 Web カメラによる偏倚

表 5-2-4 介入後のリハビリテーション評価（発症 150 日目）

評価項目	介入後の理学療法評価（発症 150 日目）
Brunnstrom Recovery Stage（BRS）	左上肢Ⅱ，手指Ⅱ，下肢Ⅲ
表在・深部感覚	左上下肢ともに中等度鈍麻
Stroke Impairment Assessment Set（SIAS）	33 点
基本動作	座位見守り，起居動作・立ち上がり動作見守り，立位見守り，歩行中等度介助
体幹コントロールテスト（TCT）	100 点
Functional Balance Scale（FBS）	18 点
Pusher 評価スケール（SCP）	合計 0 点
改訂長谷川式簡易知能評価スケール（HDS-R）	26 点
Frontal Assessment Battery（FAB）	10 点
Behavioural Inattention Test（BIT）	通常検査 92 点，行動検査 39 点
Functional Independence Measure（FIM）	運動項目 50 点，認知項目 18 点，合計 68 点

を対象者が目視しつつ，右手で打ち返させた．B 期の HMD アダプテーションは，車いす上で胸部前方に 4 点のターゲットを表示し，48 回指差しをさせた．その際，HMD に装着したカメラを水平面上で右へ，前額面上で時計回りへ，矢状面上で上にそれぞれ 10°傾けた（**図 5-2-16**）．

介入結果（表 5-2-4）

150 日目におけるリハビリテーション評価では，介入前に比べると基本

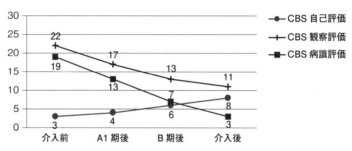

図 5-2-17　Catherine Bergego Scale（CBS）の推移

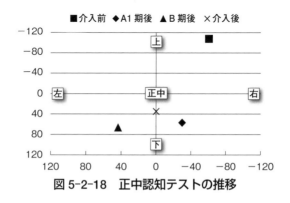

図 5-2-18　正中認知テストの推移

動作の介助量は軽減してきた．CBS は介入前に比べて，介入後では自己評価および観察評価が改善し，病識の改善も認めた．全期を通じて、改善傾向がみられた（**図 5-2-17**）．正中認知テストは介入前が胸骨正中より右上に偏倚し，A1 期後では介入前より左下へ偏倚した．さらに、B 期後では A1 期後よりも左下へ偏倚し，介入後では胸骨正中より下へ偏倚して正中に近づく結果となった（**図 5-2-18**）．座圧は A1 期後で右に座圧が集中しており，介入後で左に最も座圧がのっていることが確認された．介入前に比べると，全期を通じて改善を示した（**図 5-2-19**）．立位の足底圧は、A1 期後から B 期後で最も左下肢への足底圧が確認された．B 期後から介入後は変化を認めなかったが、介入前に比べると左下肢への荷重量が確認された（**図 5-2-20**）．

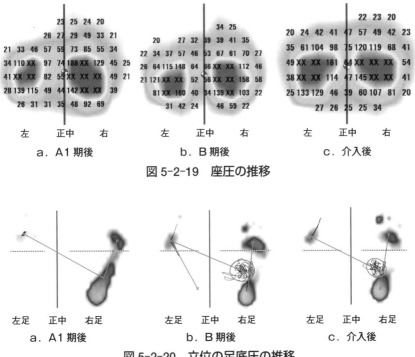

図 5-2-19　座圧の推移

図 5-2-20　立位の足底圧の推移

■ 考　察

1）正中認知テスト

　本症例は，右被殻出血により重度の USN に加え，運動麻痺，感覚障害を呈し，基本動作や日常生活動作に介助が必要であった．介入前の正中認知テストでは，胸骨正中より右上に偏倚していた．Karnath ら[1] は，USN 症例の方向性注意が眼球および顔面の向きではなく，体幹に依存していると報告し，また Rossetti ら[2] は USN 症例に体幹正中認知テスト（straight ahead pointing）による主観的正中位を測定した結果，プリズムアダプテーション前に主観的正中位が右に偏倚していた．今回，右上に偏倚していた原因として，USN 症例は主観的視覚垂直（SVV：Subjective Visual Vertical）と主観的身体垂直（SPV：Subjective Postural Vertical）が反

時計回りに傾き，矢状面上の垂直性は後方へ偏倚を示すといわれているが[3]，本症例は主観的正中位が右上方へ向けられた結果，正中認知テストが胸骨正中より右上に偏倚していると考えられた．HMD と Web カメラを用いて，視野を水平面上で右，前額面上で時計回り，矢状面上で上に，それぞれ 10° 偏倚させ，HMD アダプテーションを 48 回実施することで，左下へ適応されたと考えられる．A1 期後よりも B 期で最も左下へ偏倚した要因は，風船バレーよりも，指差し課題のほうがより近位空間であり[4]，正中認知テストと課題が類似していたからとも考えられる．介入前に比べ，胸骨正中に近づく結果となったことから主観的正中位の改善が得られたと判断できる．

2) Behavioural Inattention Test (BIT) と Catherine Bergego Scale (CBS)

本症例は，介入前の BIT の通常検査 77 点，行動検査 35 点，CBS の観察スコア 22 点から，介入後の BIT の通常検査 92 点，行動検査 39 点，CBS の観察スコア 11 点となった．先行研究では，BIT の行動検査 55 点以下の症例にプリズムアダプテーションを 2 週間実施した結果，BIT の通常検査，行動検査ともに改善を認めなかった[5]．本症例も BIT の行動検査 35 点であり，HMD アダプテーションを 30 日間実施したが改善には至らず，先行研究同様の結果が出たと考えられる．USN の改善には注意力，全般的認知機能や知的レベルが関与するといわれている[6~8]．本症例は 50 代で，改訂長谷川式簡易知能評価スケールが 26 点，Frontal Assessment Battery（FAB）10 点であり，全般的認知機能と知的レベルが低下しているため，BIT の通常検査および行動検査の改善に至らなかったと考えられる．

一方，CBS が改善した要因の一つは，HMD アダプテーションによって移動した視覚と到達運動による体性感覚との誤差が感覚と運動の協調関係に変容を及ぼし，それにより高次の空間表象機能を再構築し，方向性注意に影響を与えた結果，日常生活上の無視症状は改善されたと推測される[9]．

さらに運動機能の回復に加え，右方向への注意の偏倚と姿勢が改善された
ことにより，FBS が介入前に 4 点から介入後に 17 点へと向上した．また
バランス能力だけでなく，左右の不均等も同時に修正されたことにより
CBS の改善に至ったと考えられる．USN 症例にプリズムアダプテーショ
ンを実施すると，右に偏倚した主観的正中定位が左側へシフトするだけで
なく，立位での足底圧中心が中央へ修正されるとの報告がある[10]．本症例
は立位での足底圧だけでなく，座圧も介入前に比べて介入後で中央へ修正
された．座圧と立位足底圧が右偏倚していた原因は，身体機能の低下に加
え，右方向への注意の偏倚が安静時および運動中における筋緊張の左右差
に影響を及ぼしていたと推定された[11]．

3）風船による Head Mounted Display（HMD）アダプテーションについて

　本症例の HMD アダプテーション課題では，風船バレーを導入した．風
船バレーによる HMD アダプテーション課題を導入した理由は，従来のプ
リズムアダプテーションやロッドアダプテーション課題は，静止している
物を目視または触る課題が多く[2,12~14]，動いているものに対してもタッチ
をすることで，同様に適応が起こると考えたからである．実際の治療場面
で，USN 症例に風船を投げると打ち返せることが多くみられる．これは
風船を投げるセラピストが遠位空間に存在するため，USN 症例からする
と近位空間よりも風船を認識しやすい状況であるからと考えた[15~18]．プ
リズムアダプテーションやロッドアダプテーションは，集中力や運動耐容
能のない症例への適応は難しいといわれており[19,20]，風船バレーは比較的
に，モチベーションを維持しながら課題を実施できる可能性があると思わ
れる[21]．さらに，偏倚した視野の中で風船を打ち返すには，姿勢保持が必
要なためバランス反応も同時に引き出すことが可能になると推定してい
た[22]．

　本症例は 30 日間，HMD アダプテーションを行い，介入後には正中認
知テストやバランス能力，CBS の改善を認めた．特に，正中認知テスト

や座位・立位の足底圧がB期後で改善を認めた．また，指差し課題によっても姿勢を改善する結果となった．その要因は，遠位空間から動いている物への到達運動であると，体性感覚との誤差が少なくなる可能性があると考えられる．しかし，本症例は重度USNであり，HMDアダプテーションを使用した研究も少ないため，今後はUSN症例の重症度やサブタイプ，個人間のばらつきなども考慮しつつ治療を行っていく必要性があると考えられる[23]．

● 文 献 ●

1) Karnath HO, et al：Trunk orientation as the determining factor of the 'contralateral' deficit in the neglect syndrome and as the physical anchor of the internal representation of body orientation in space. *Brain* **114**：1997-2014, 1991

2) Rossetti Y, et al：Prism adaptation to a rightward optical deviation rehabilitates left hemispatial neglect. *Nature* **395**：166-169, 1998

3) 松田雅弘：半側空間無視の垂直性．網本 和（編）：傾いた垂直性．ヒューマン・プレス，2017, pp154-171

4) 榎本玲子, 他：空間認知の身体化過程とその機序をめぐって．専修人間科学論集心理学篇 **1**：61-69, 2011

5) Mizuno K, et al：Prism Adaptation Therapy Enhances Rehabilitation of Stroke Patients With Unilateral Spatial Neglect：A Randomized, Controlled Trial. *Neurorehabil Neural Repair* **25**：711-720, 2011

6) Seki K, et al：Why are some patients with severe neglect able to copy a cube? The signifcance of verbal intelligence. *Neuropsychologia* **38**：1446-1472, 2000

7) 森田秋子, 他：半側空間無視の長期経過とmini-mental stateの関連について．神経心理学 **18**：212-218, 2002

8) Robertson IH, et al：Sustained attention training for unilateral neglect; Theoretical and rehabilitation implication. *J Clini Exper Neuropsychol* **17**：416-430, 1995

9) Redding GM, et al：Applications of prism adaptation：a tutorial in theory and method. *Neurosci Biobehav Rev* **29**：431-444, 2005

10) Tilikete ,et al：Prism adaptation to rightward optical deviation improves postural imbalance in left-hemiparetic patients. *Current Biology* **11**：524-528, 2001

11) 渡辺 学, 他：交叉性失語と半側空間無視合併例に対するプリズム適応の効果．理学療法科学 **22**：167-170, 2007

12) 網本 和：高次神経機能障害の理学療法―評価と治療アプローチ．理学療法科学 **22**：13-18, 2007

13) Ronga I, et al：Leftward oculomotor prismatic training induces a rightward bias in normal subjects. *Exp Brain Res* **235**：1759-1770, 2017

14) Ronga I, et al：Leftward oculomotor prismatic training is effective in ameliorating spatial neglect：a pilot study. *Exp Brain Res* **235**：1771-1780, 2017

15) Berti A, et al：When far becomes near：Re-mapping of space by tool use. *J Cogn Neurosci* **12**：415-420, 2000

16) Gamberini L, et al：Processing of peripersonal and extrapersonal space using tools：Evidence from visual line bisection in real and virtual environments. *Neuropsychologia* **46**：1298-1304, 2008

17) Iriki A, et al：Coding of modified body schema during tool use by macaque postcentral neurons. *Neuroreport* **7**：2325-2330, 1996

18) Longo MR, et al：On the nature of near space：effects of tool use and the transition to far space. *Neuropsychologia* **44**：977-981, 2006

19) 沼尾　拓，他：半側空間無視の視覚・運動知覚からの治療アプローチ．PT ジャーナル **51**：883-891, 2017

20) 渡辺　学：理学療法の実際―症例掲示．網本　和（編）：傾いた垂直性．ヒューマン・プレス，2017, pp265-274

21) 甲斐義浩，他：難病支援教室の取り組みとその効果．理学療法科学　**23**：615-618, 2008

22) 青柳敏之：Sensory Interaction に変化をきたしたと考えられる視野障害症例．脳科学とリハビリテーション　**13**：53-58, 2013

23) Karnath HO, et al：The anatomy of spatial neglect based on voxel wise statistical analysis：a study of 140 patients. *Cereb Cortex* **14**：1164-1172, 2004

夢幻の空間―半側空間無視の評価と治療の考え方

発　　行　2019年9月14日　第1版第1刷 ©
編　　集　網本　和
発行者　濱田亮宏
発行所　株式会社ヒューマン・プレス
　　　　〒244-0805　横浜市戸塚区川上町167-1
　　　　TEL 045-410-8792　FAX 045-410-8793
　　　　https://www.human-press.jp/
装　　丁　柳川貴代
印刷所　株式会社双文社印刷

本書の無断複写・複製・転載は，著作権・出版権の侵害となることがありますのでご注意ください．

ISBN 978-4-908933-24-0　C 3047

JCOPY　＜出版者著作権管理機構　委託出版物＞

本書の無断複製は著作権法上での例外を除き禁じられています．
複写される場合は，そのつど事前に，出版者著作権管理機構
（電話 03-5244-5088，FAX 03-5244-5089，e-mail：info@jcopy.
or.jp）の許諾を得てください．

傾いた垂直性

● 編集　網本 和

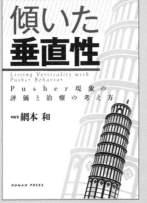

1985年、Daviesの著書「Steps to Follow」においてPusher現象という概念が登場し、ときは同じく網本らもPusher現象と垂直性の謎に取り組んでいた。あれから30年余が過ぎ、ときは移りリハビリテーションにおいて耳目を集めている。これまで、半側空間無視の関連症の一つであったが、現在は独立した徴候として捉えられるようになった。しかし、臨床的には脳血管障害における阻害因子と知られているにもかかわらず、その病態、経過、責任病巣、発生メカニズム等については、まだまだ十分に明らかでなく仮説的検証が端緒についたばかりである。

本書は、Pusher現象と関連徴候について臨床評価、実験方法、メカニズム、治療に焦点を絞った世界的にも類をみない本邦初の書籍化である。ここでの内容は、多くの医療関係者に緻密なデータに基づいた知見、およびメカニズムの解明、効果的な治療方法に一筋の光を必ずもたらすであろう。最先端の医療で活躍する筆者たちが語る、この分野の発展と寄与を肌で感じてほしい。

A5判　320頁　2017年　定価（本体3,700円＋税）
ISBN 978-4-908933-05-9

Pusher現象の謎と新しい治療概念の扉が、いまここに開く!!

目　次

第Ⅰ章　序論―傾いた垂直性
- はじめに
- 健常者を対象とした垂直性研究
- 脳損傷例を対象とした垂直性の研究

第Ⅱ章　Pusher現象の臨床像
第1節　Pusher現象の臨床特性
- 臨床症状
- 発生頻度
- 経過予後
- Loss of base of support

第2節　Pusherの病巣分析
- はじめに
- Pusher現象の責任病巣
- 白質の重要性
- まとめ

第3節　Pusher現象の臨床評価
- はじめに
- 網本らによるPusher評価チャート
- Scale for Contraversive Pushing (SCP)
- Burke Lateropulsion Scale (BLS)
- 側方突進とその他の徴候との関係
- それぞれの評価表の長所と短所
- まとめ

第Ⅲ章　Pusher現象の垂直性
第1節　垂直性の検査法
- 視覚的垂直 (SVV)
- 主観的身体垂直 (SPV)
- 主観的徒手的垂直 (SHV)
- 主観的行動的垂直 (SBV)
- 垂直性検査の具体例

第2節　垂直性の特性
- Pusher現象の垂直性の特性

第Ⅳ章　半側空間無視の垂直性
- 半側空間無視の病態
- 半側空間無視の垂直性は右側へ傾いているか

第Ⅴ章　パーキンソン病の垂直性
- パーキンソン病の病態と神経メカニズム
- パーキンソン病の姿勢障害
- パーキンソン病の垂直性障害
- パーキンソン病の脳神経機構と垂直性

第Ⅵ章　Pusher現象の治療アプローチ
第1節　姿勢・基本動作障害に対する治療アプローチ
- 基本的方針
- 座位
- 移乗（起立・回転・着座）
- 立位
- 歩行

第2節　腹臥位療法
- はじめに
- Pusher現象に対する腹臥位療法
- 腹臥位療法の注意点
- 腹臥位への誘導方法
- 腹臥位療法の適応
- なぜ、腹臥位によってPusher現象が改善するのか
- まとめ

第3節　外的刺激
- はじめに
- アウベルト効果 (Aubert effect)
- 筋腱振動刺激
- 経皮的末梢神経電気刺激 (TENS)
- 直流前庭電気刺激 (GVS)
- 今後の展望

第Ⅶ章　理学療法の実際―症例提示
第1節　急性期①―純粋例
- はじめに
- 症例
- 画像所見
- 事前情報から予測される障害
- 初回における理学療法評価
- Pusher現象に関する詳細な検査
- Pusher現象に対する治療経過
- 退院時における理学療法評価
- 考察

第2節　急性期②
　　　―半側空間無視合併例
- はじめに
- 症例
- 画像所見
- 事前情報から予測される障害
- 初回における理学療法評価
- Pusher現象に関する詳細な検査
- Pusher現象に対する治療経過
- 退院時における理学療法評価
- 考察

第3節　回復期①―純粋例
- はじめに
- 症例提示
- 介入前の理学療法評価
- 神経心理学的検査
- 初期評価時の垂直認知能力とその解釈
- 研究デザイン
- 結果
- 介入後とその後の理学療法評価
- 神経心理学的検査
- 考察
- おわりに

第4節　回復期②
　　　―半側空間無視合併例
- はじめに
- 症例提示
- 介入前の理学療法評価
- 神経心理学的検査
- 初期評価時の垂直認知能力
- 研究デザイン
- 結果
- 介入後とその後の理学療法評価
- 神経心理学的検査
- 考察
- おわりに

索　引

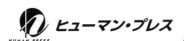

〒244-0805　神奈川県横浜市戸塚区川上町167-1
TEL：045-410-8792　　FAX：045-410-8793
ホームページ：https://www.human-press.jp